Werner Bartens
**Körperglück**

Werner Bartens

# Körperglück

Wie gute Gefühle gesund machen

DROEMER

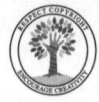

Originalausgabe Februar 2010
Copyright © 2010 by Droemer Verlag
Ein Unternehmen der Droemerschen Verlagsanstalt
Th. Knaur Nachf. GmbH & Co. KG, München.
Alle Rechte vorbehalten. Das Werk darf – auch teilweise –
nur mit Genehmigung des Verlags wiedergegeben werden.
Umschlaggestaltung: ZERO Werbeagentur, München
Umschlagabbildung: FinePic®, München
Satz: Adobe InDesign im Verlag
Druck und Bindung: GGP Media GmbH, Pößneck
Printed in Germany
ISBN 978-3-426-27475-0

5  4

»Mein Magen tuat mir weh, die Füaß tuan mir weh, der Kopf tuat mir weh, mein Hals ist entzunden – und i selbst befind mich aa net wohl.«

KARL VALENTIN

»Der vorherrschende Gesundheitsbegriff beschreibt das gute Funktionieren einer Maschine – einer sehr komplizierten Maschine, die man aber zerlegen kann in Teilmaschinchen. Es fehlt der Medizin eine Definition des erlebenden Körpers. Eine Definition für Seele hat sie auch nicht, wenn beides getrennt formuliert wird. Das Menschenbild der Medizin ist technokratisch. Der biotechnisch nicht fassbare Inhalt geht verloren, um den kümmern sich die meisten Mediziner nicht.«

THURE VON UEXKÜLL

# Inhalt

# Einleitung

Sie war Ende fünfzig und hatte ihr Leben lang »immer nur funktioniert«, wie sie es nannte. Ihre eigenen Bedürfnisse hatte sie zurückgestellt, ihre Gefühle unterdrückt. Irgendwann hat sie sich dann gar nicht mehr selbst gespürt. Als Kind war sie gezwungen, im elterlichen Betrieb mitzuarbeiten – »die Zeiten waren halt so«. Die Mutter war früh gestorben, deshalb musste sie schon als Neunjährige in der Pension aushelfen. Um halb sechs stand sie damals auf, machte Frühstück für die Feriengäste, deckte die Tische, räumte hinterher auf und hetzte um halb acht in die Schule, ohne selbst gefrühstückt zu haben. Nach der Schule ging es weiter mit den Arbeiten in Haus und Hof. In den Ferien hatte sie keinen Urlaub, sondern nur mehr Arbeit.

Jetzt liegt die freundliche Dame auf dem Bett in einer Psychosomatischen Klinik und ist ziemlich guter Dinge. Sie lacht. Wo sie sich befindet, das tut nichts zur Sache, denn sie möchte nicht erkannt werden. Vor zweieinhalb Monaten, sie war gerade dabei, einen Wäschekorb wegzuräumen, war plötzlich Schluss. Sie konnte nicht mehr. Erst bekam sie kaum noch Luft, dann wurde ihr schwarz vor Augen. Ihr Mann konnte sie gerade noch auffangen, dann alarmierte er den Notarzt.

Von Blaulicht und Martinshorn und den hektischen Bemühungen der Ärzte um ihr Leben bekam sie nichts mit. Erst Stunden später erlangte die schlanke Dame im Krankenhaus wieder das Bewusstsein. Die Diagnose Herzinfarkt war ein Schock für sie. Sie kam auf die Intensivstation, dann zur Überwachung auf eine Station der Inneren Medizin. Doch mit der Zeit fingen die Ärzte an herumzudrucksen. Die Symptome sprachen zwar eindeutig für einen Infarkt – nur im EKG, im Ultraschall, anhand der Blutwerte und sogar in der Darstellung der Kranzgefäße mit Kontrastmitteln ließ sich erstaunlicherweise kein Schaden nachweisen.

Die Mediziner waren zunächst ratlos. Einem der Ärzte fiel jedoch eine seltene Krankheit mit einem unaussprechlichen japanischen Namen ein, das Takotsubo-Syndrom[1]. Takotsubo ist der Name für eine altmodische Tintenfisch-Falle, die wie ein Krug mit einem engen Hals und starker Taille geformt ist, weil so der Fisch hinein-, aber nicht mehr herauskommt. Die japanischen Mediziner, die 1990 die Erkrankung erstmals beschrieben haben, erinnerte das Röntgenbild der linken Herzkammer zum Zeitpunkt des Infarktes an ein solches Gefäß. Im Deutschen und Englischen ist die Herleitung des Namens weniger kompliziert – »Broken Heart« heißt die Störung – das gebrochene Herz.

Bei Patienten mit gebrochenem Herzen ziehen sich der Herzmuskel und oft auch die Kranzgefäße krampfartig zusammen.[2] Auslöser für die bedrohliche Lage ist aber nicht, wie typischerweise beim Infarkt, ein Blutgerinnsel, das die Koronarien verstopft, oder eine Herzrhythmusstörung, sondern seelische Überlastung. In den bisherigen Schilderungen der Fachliteratur wird fast immer ein erschreckendes oder traumatisches Ereignis erwähnt, das dem Infarkt vorausgegangen ist.[3] Die Patienten erlebten vor dem Infarkt emotionale oder auch körperliche Belastungen – häusliche Auseinandersetzungen, schlechte Nachrichten über ein Familienmitglied, finanzielle Sorgen oder die Diagnose einer schweren Erkrankung. Gemeinsam war den Patienten, dass sie nur wenige der typischen Risikofaktoren für ein Herzleiden, wie Bluthochdruck, Diabetes oder erhöhte Blutfettwerte, aufwiesen.

Obwohl ein kleiner Teil der Kranken bewusstlos wird, künstlich beatmet werden muss und an Herzrhythmusstörungen leidet, werden die Patienten im Mittel schon nach vier Tagen wieder aus der Klinik entlassen. Wer die dramatische Einweisung durch den Notarzt erlebt hat, die Infarktsymptome und die Lebensgefahr, kann das kaum glauben. Auch die Patientin, die sich nun in der Psychosomatischen Klinik befindet, wurde nach fünf Tagen aus dem Krankenhaus entlassen.

Jetzt scheint sie ein neuer Mensch zu sein. Sie hat den vermeintlichen Infarkt als Warnschuss verstanden, endlich ihr Leben zu
ändern. Nach ihrer anstrengenden Kindheit war sie zwar als
junge Erwachsene oft ausgegangen. Sie feierte viel und hatte
Beziehungen zu mehreren Männern – aber auch in dieser Phase
ihres Lebens achtete sie nicht darauf, was ihr guttat. Später fand
sie dann zwar einen verständnisvollen Mann, aber der war genauso ein Workaholic wie sie, und beide schufteten im Akkord.
Er hatte eine leitende Position inne, sie eröffnete ein kleines
Geschäft und kümmerte sich zusätzlich um Haushalt und Familie. Ihr Leben war voll gepackt, anstrengend und ruhelos wie
zu Kindertagen, bloß dass sie jetzt das Gefühl hatte, diesen Takt
selbst vorzugeben. Als sie weitere Aufgaben im Geschäft über-
nehmen sollte und ihr Mann einen Karriereknick erlitt, wurde
selbst ihr alles zu viel. Sie brach zusammen. Einfach so, aus
heiterem Himmel. Ohne Vorankündigung.

Für Psychosomatiker gab es Vorzeichen.»Das ganze Leben
über war diese Frau einem unglaublichen Druck ausgesetzt«,
sagt ihr behandelnder Arzt.»Es ist ein Wunder, dass sie so lange
ausgehalten hat.« Zwar erzählt die Patientin, dass sie seit Jahren
Rückenschmerzen hatte, Schlafstörungen und furchtbare Kopfschmerzen. Aber sie hat das nicht zugelassen, weitergekämpft,
die Zähne zusammengebissen. So hatte sie es ja gelernt.

In der Psychosomatischen Klinik übt sie, sich Gutes zu tun. Das
ging am Anfang nur schrittweise. Geholfen hat ihr dabei»eine
wunderbare Therapeutin«, von der sie schwärmt wie ein junges
Mädchen von einem Popstar. Die Therapeutin beherrscht Krankengymnastik, Massage und viele andere Körpertechniken und
achtet darauf, was ihren Patienten am besten tut. Der Oberkörper und die Schulterpartien der Patientin mit dem gebrochenen
Herzen waren sehr verspannt. Nach mehrmaliger Massage ließen sich die Blockaden lösen. Die Patientin weinte – nicht vor
Schmerzen, sondern vor Freude, weil sie merkte, wie sie sich
erstmals seit langer Zeit öffnen konnte und frei atmete. Auch

die Rückenschmerzen und vor allem das schreckliche Kopfweh
ließen nach und waren nach wenigen Wochen ganz verschwunden.

Ihr ganzes bisheriges Leben lang war die Patientin eingezwängt
gewesen, jetzt genoss sie es, sich freier, entspannter und ohne
Druck zu bewegen, ohne ständig etwas leisten zu müssen. »Ich
hätte nicht gedacht, dass ich solche Gefühle noch einmal er-
lebe«, sagt sie und dabei stehen ihr Tränen in den Augen.

## Wege zum Körperglück

Die Geschichte der Frau mit dem gebrochenen Herzen zeigt,
wie empfindlich Menschen auf Belastung und Entlastung reagieren. Die seelische Not hat die Patientin krank gemacht. Die
ständige Überforderung, der Stress und die Anspannung haben
die Patientin leiden lassen. Sie hatte seit Jahren chronische
Schmerzen. Irgendwann ging gar nichts mehr. Sie hat das Glück
gehabt zu überleben und lernt gerade, sich besser um sich zu
kümmern. Ihr werden Techniken und Methoden gezeigt, um zu
gesunden. Sie erlebt ihren Körper nicht mehr nur als Last, sondern als Lust. Dieses befreiende Gefühl ist einer der vielen
Wege zum Körperglück.

Glück ist für jeden Menschen etwas anderes. Langfristig gehört
dazu: Lieben und geliebt zu werden. Gesund zu sein. Keine
finanziellen Sorgen zu haben. Gelassen und entspannt zu sein,
auch wenn es gerade etwas besser laufen könnte. Immer wieder
im Spiel, beim Sport oder im Beruf die Zeit zu vergessen und
das Gefühl zu haben, gerade genau das Richtige zu tun. Es gibt
aber auch das kurze, das »kleine« Glück: Nach einer Wanderung auf dem Gipfel zu stehen. Einen Eisbecher oder eine Scho-
koladentorte vor sich zu haben. Auf einer Wiese zu liegen oder
sich im Wasser treiben zu lassen. Zu lachen und sich mit anderen zu freuen.

Körperglück meint von alledem etwas – und für jeden etwas anderes. Denn die kleinen und großen Momente des persönlichen Glücks haben eines gemeinsam: Wer Freude, Ausgelassenheit oder innere Einkehr selbstvergessen genießt, befindet sich zumeist auch im Einklang mit seinem Körper. Der Leib macht keine Beschwerden, sondern ist einfach nur da und trägt zum wohligen Gefühl bei – ob passiv im Liegestuhl oder etwas aktiver während einer Radtour oder Wanderung. Der französische Chirurg René Leriche hat Gesundheit als das »Schweigen der Organe« bezeichnet. Schöner kann man kaum ausdrücken, was damit gemeint ist, wenn der Körper unauffällig, aber unterstützend seinen Teil zum individuellen Glück beiträgt.

Dieses Körperglück ist ein fragiler Zustand, der durch Belastungen in der Familie, im Freundeskreis oder im Beruf schnell verschwinden kann, ohne dass man deswegen krank ist. Jeder kennt die Wut im Bauch, das beklemmende Gefühl in der Brust, die Last im Kreuz oder den Wunsch, aus der Haut zu fahren. Diese Ausdrücke sind nicht bloße Redewendungen. Sie spiegeln wider, was im Körper vor sich geht, wenn der Stress überhandnimmt, der Ärger zu groß, einfach alles zu viel wird und man das Gefühl hat, nicht mehr zu können. Was dann passiert – auch darum wird es in diesem Buch gehen.

Es geht aber vor allem darum, was passiert, wenn der Körper seine guten Seiten zeigt und aus Unglück wieder Zufriedenheit wird und die Wut der Zuversicht weicht. Die Mechanismen, wie gute Gefühle gesund machen oder wenigstens die akuten Beschwerden lindern, sind manchmal überraschend simpel und zeigen in einigen Fällen erstaunlich schnell Wirkung.

Vor Jahren habe ich das selbst erfahren, damals befand ich mich in einer schwierigen Situation. Als ich mal wieder besonders stark mit meinem Unglück beschäftigt war und zudem über körperliche Beschwerden klagte, forderte eine gute Bekannte mich auf, so entspannt und gelassen wie möglich zu sitzen und ein paar Mal tief durchzuatmen. Nachdem ich ihren Rat befolgt hatte, spürte ich sofort, wie verkrampft und zusammengekauert ich vorher dagesessen hatte, mit eingeengter Atmung und zusammengedrücktem Bauch. Seitdem hilft es mir immer noch, mich manchmal in anstrengenden Momenten zu entspannen und zu ein paar tiefen Atemzügen anzusetzen. Das ist ein kleines Beispiel, aber damals hat mir der einfache Ratschlag geholfen. Obwohl ich niedergeschlagen und betrübt war, verschaffte mir eine geringe körperliche Veränderung etwas Erleichterung. Damit war zwar nicht die schwierige Gesamtsituation gelöst, aber es ging mir besser.

Der Zusammenhang von Körper und Geist ist zwar seit Jahrtausenden bekannt, doch erst in jüngster Zeit erkennen Wissenschaftler, wie stark beides zusammenhängt, miteinander verwoben ist und wie schnell und unmittelbar sich Gefühle – ob negativ oder positiv – auf den Körper auswirken können. Die Beziehung ist wechselseitig und von vielen Faktoren abhängig. Spuren von Körperglück wie auch die von Körperunglück lassen sich aber mittlerweile sogar auf der Ebene der Moleküle, Zellen, Blutgefäße, Nervenbahnen und Organe nachweisen.

In diesem Buch geht es um eine Entdeckungsreise – in den eigenen Körper wie auch in die Welt der Wissenschaft. Ich stelle neueste Ergebnisse der Forschung ebenso wie Erfahrungen mit Patienten vor, die zeigen, wie unmittelbar positive und negative Gefühle mit dem Körpererleben zusammenhängen und auf welche Weise sie gesund oder krank machen können. Dabei wird auch deutlich, wie wichtig das richtige Wort und eine gelungene Kommunikation für die Gefühlswelt und das Erleben Gesunder wie Kranker sind. Das gilt für jede Beziehung zwischen Menschen, aber besonders für die Kommunikation zwischen Arzt und Patient.

## Auf Spurensuche

In der Medizin geht es nicht allein um die physikalisch oder
biochemisch fassbaren Körpervorgänge, sondern um mehr. Das
Messbare, etwa ein Laborwert, ist nicht ein Wert an sich. Er
muss angemessen sein für den Patienten und übereinstimmen
mit dem Erleben des Einzelnen. Manche Menschen werden mit
stark erhöhten Cholesterinwerten neunzig Jahre alt, weil sie zufrieden, gelassen und ausgeglichen sind und ihr Körper genügend Schutzfunktionen entwickelt hat, sodass die vermehrten
Blutfette ihnen nicht schaden. Andere Menschen mit normalen
Blutwerten sterben im Alter von vierzig Jahren am Infarkt, ohne
dass dies eindeutig auf eine körperliche Ursache zurückgeführt
werden kann. Weil die Messwerte nur eingeschränkt etwas über
die Widerstandskräfte des Körpers und das Befinden aussagen,
überleben manche Krebspatienten auch nur sechs Monate nach
der Diagnose, andere hingegen 16 Jahre – obwohl beide ähnlich
krankhafte Röntgenbefunde und Laborwerte aufweisen.

Auch für Menschen mit medizinischen Normalbefunden gilt:
Das Erlebte, die Alltagswirklichkeit muss stimmig sein und
passen. Passt die Lebenswirklichkeit nicht, fühlt sich der
Mensch krank, auch wenn seine Gerinnungsstoffe, Röntgenbilder, die Blutwerte, das Immunsystem oder andere körperliche
Voraussetzungen vollkommen in Ordnung sind. Für Thure von
Uexküll, der die Psychosomatik in Deutschland im 20. Jahrhundert geprägt und vorangebracht hat, war Krankheit deshalb in
erster Linie eine »Passungsstörung« – das eigene Erleben passt
nicht zu dem, was die Ärzte messen.

Jede Art von Schmerz, jedes Wohlgefühl und auch jeder medizinische Eingriff – ob zur Diagnostik oder als Therapie – hat eine
eigene Bedeutung für den Einzelnen. Diese Erlebnisse berühren
nicht nur den Körper, sondern auch die Seele. Und der Zustand
der Seele berührt und beeinflusst die Zellen, Organe, Botenstoffe
und vielfältigen anderen Funktionskreise des Körpers.

Die Seele soll einem populären und gleichnamigen Film zufolge 21 Gramm wiegen, auch wenn niemand genau weiß, wo sie sich befindet und die Gewichtsbestimmung ziemlich fragwürdig ist. Wenn ich von Seele spreche, dann ist nicht die Seele im religiösen Sinn gemeint. Vielmehr geht es um das Seelische als die Welt der Gefühle, Erlebnisse und Erfahrungen – Ärzte sagen Psyche oder Geist zu dem umfangreichen Gebiet der Stimmungen und Emotionen.

Bereits der römische Arzt Galen, der im zweiten Jahrhundert nach Christus lebte, war davon überzeugt, dass bestimmte Temperamente bestimmte Krankheiten begünstigen. Und der Volksmund behauptet schon lange, dass Ärger auf den Magen schlagen oder das Herz abschnüren kann. Schwere Schicksalsschläge sind ein Kreuz. Schockierende Erlebnisse lassen das Blut stocken, gehen unter die Haut oder sind zum Aus-der-Haut-Fahren. Man hat die Nase voll, einen dicken Hals oder das Herz ist einem in die Hose gerutscht. Die Alltagssprache kennt unzählige Bilder dafür, wie die Psyche den Körper beeinflusst.

Doch erklärt diese Vulgärpsychosomatik tatsächlich, warum manche Menschen Rückenschmerzen, Herzinfarkte, Magengeschwüre oder sogar Krebs bekommen und andere trotz ständiger Belastungen gesund bleiben? Liegt es allein an der Psyche, ob sich jemand wohl fühlt oder immer wieder krank darniederliegt?

Freude und Zufriedenheit, Leid und Verzagen schlagen sich auf der Ebene der Moleküle, Zellen und Organe nieder. Die nicht verblassende Erinnerung an frühe Schmerzen, das durch Angst und Sorge geschwächte Abwehrsystem, die gestörten Wege der Hormone und Stressmoleküle, wenn das Leben nicht so verläuft, wie man es gerne möchte – all das hinterlässt Spuren. Manchmal bleiben die Spuren nur für ein paar Stunden bestehen, manchmal auch für immer.

Dieses Buch ist auch eine Spurensuche. Es zeigt, wie und wo schlechte Gedanken und Gefühle entstehen und den Körper

schädigen können. Und viel wichtiger: Mittlerweile wird immer
deutlicher, wie gute Gedanken und Gefühle gesund machen
können und zum Wohlbefinden beitragen. Indem die Wege der
freundlichen Nervenbahnen, Glücksboten und Entspannungs-
hormone nachgezeichnet werden, wird der Einfluss des Geistes
zwar auch wieder auf den Körper – und damit auf eine materielle Grundlage zurückgeführt. Aber auch wenn Moleküle, Hirn-
zentren und Organfunktionen und damit handfeste Strukturen
und Reaktionswege bezeichnet werden, geht es immer um eine
Wechselwirkung von Körper und Geist, eine gegenseitige Beeinflussung, die eben auch ihre Spuren hinterlässt.
Thure von Uexküll sieht Psyche und Körper bis in die kleinsten
Bauteile des Organismus hinein miteinander in engster Verbindung:»Keiner macht sich klar, dass auch die Gene zu einem
Zeichensystem gehören, das interpretiert werden muss. Was ge-
netisch ausgedrückt wird, muss auch vom Körper akzeptiert
werden: Die in den Genen vorgegebene Bauanleitung für ein
bestimmtes Eiweiß garantiert noch lange nicht, dass dieses auch
entsteht. Es hängt davon ab, in welcher Verfassung der Empfän-
ger ist, welche Bedeutung er dem Zeichen erteilt.«[4]
Dadurch, dass sie so starke Spuren im Körper hinterlassen, wird
deutlich, wie mächtig die Kraft der Gedanken und Gefühle ist
und wie sehr sie sich auf unser Wohlbefinden auswirken, auch
wenn längst noch nicht verstanden ist, warum manche Spuren
so tief sind und andere rasch verblassen.

## Dem Glück auf die Sprünge helfen

Die Spuren von Glück und Freude sind ebenso wie die Narben
durch Leid und Unglück nicht für alle Zeiten unauslöschbar dem
Körper eingebrannt. Manche Wunden verheilen zwar langsam
oder nie. Es gibt unterschiedlich lange Auswirkungen von psychischen Belastungen und seelischer Not. Zunächst entwickeln

sich daraus kleine Veränderungen, die anfällig für spätere Erkrankungen machen. Wird zu spät eingegriffen, helfen nur langfristige Therapien und positive Körpererfahrungen, die in Kursen
und Übungsstunden mühsam erlernt werden müssen.

Das auf diese Weise entstandene Körperleid lässt sich mit psy-
chotherapeutischen Verfahren gut behandeln. Dazu muss ein
gemeinsames Verständnis zwischen Arzt und Patienten darüber
hergestellt werden, dass das Körperleid mit aktuellen oder früheren Belastungen zusammenhängt. Dann ist es in der Regel
nicht mit ein paar Tipps zur Entspannung getan, sondern oft
folgt für die Patienten ein mehrjähriger anstrengender Prozess,
der von Erinnern, Wiederholen, Durcharbeiten, Üben und auch
manchen Rückschlägen geprägt ist.

Der Organismus ist aber ein dynamisches System, er passt sich
den Bedürfnissen an und reagiert auf die Erlebnisse und Erfahrungen in Extremsituationen wie im Alltag. Der mittel- und
langfristige Gebrauch bestimmt Größe, Umfang und Ausdif-
ferenzierung eines Organs – Plastizität nennen Wissenschaftler
auf der Ebene des Gehirns diesen ständigen Umbau. Aber nicht
nur das Gehirn kann sich verändern, anpassen, Neues lernen,
vergessen und Spuren wieder tilgen.

So wie das Risiko eines Rauchers, an Lungenkrebs zu erkranken, nach einigen Jahren des Nichtrauchens wieder auf das
eines Nie-Rauchers gesunken ist, weil sich die Lunge regene-
riert, so ist auch der Körper nach Zeiten von Trauer und Niedergeschlagenheit wieder empfänglich und aufnahmebereit für
Hochgefühle, Lebensfreude und Körperglück. Dann prägen sich
positive Signale und Spuren immer stärker ein, so wie die Muskeln eines Leistungssportlers mit der Zeit kraftvoller werden als
die eines Stubenhockers. Diese Mechanismen funktionieren
ähnlich wie beim Trainieren oder beim Lernen.

Sind die Nervenbahnen, auf denen Zufriedenheit und Freude
signalisiert und weitergeleitet werden, oft in Gebrauch und
rasen die Moleküle und Glückshormone häufig ihrem Bestim-

mungsort entgegen, verbreitern sich diese »positiven« Nervenbahnen und die Zentren für Belohnung, Lustgewinn und Über-
schwang im Gehirn werden größer und stärker ausgeprägt. Wie
sich die Wege des Glücks im Körper permanent verändern, ist
am besten mit einem interaktiven Stadtplan zu vergleichen, der
ständig zurückgemeldet bekommt, wie viel Verkehr wo unterwegs ist, und der sich entsprechend anpasst. Anfangs sind die
Straßen, auf denen ein paar frohe Botschaften verkündet werden, womöglich noch eng und schmal und in dem riesigen Netz
kaum zu finden. Je öfter sie befahren – das heißt übertragen auf
die Nervenbahnen: benutzt – werden, desto breiter und statt-
licher werden sie jedoch. Man kann die Wege der guten Gefühle im Körper bahnen und ihnen so auf die Sprünge helfen, dass
sie zu Hauptverkehrswegen und prachtvollen Alleen werden. Es
dauert eine Weile, aber es lohnt sich.

Während ein liebevolles Wort, Freude und aufmunternde Gesellschaft sofort segensreich wirken, muss man manchmal etwas Geduld haben, um positive Effekte zu erzielen. Forscher
der University of Kentucky haben Tagebuchaufzeichnungen
von Nonnen untersucht, die aus einer Zeit stammen, als die
Klosterschülerinnen 22 Jahre alt waren. Sie werteten aus, wer
über freudige Ereignisse berichtete, optimistisch, dankbar, zufrieden und zuversichtlich war und wer sich eher beklagte. Inzwischen waren die Nonnen zwischen 75 und 95 Jahre alt. Die
Wissenschaftler erkannten, dass jene Nonnen, die in jungen
Jahren von positiven Gefühlen geschrieben hatten, länger lebten
und seltener krank wurden.[5] Mehr als 50 Jahre später hatte sich
ihre Zuversicht ausgezahlt.

## Schluss mit den Schuldvorwürfen

Wer krank ist, braucht Therapie, Trost und Zuwendung. Wer
chronisch krank ist, umso mehr. Ist jemand dauerhaft von einem

Leiden betroffen, sucht er nach Erklärungen. Oft durchforsten Kranke die eigene Biographie nach möglichen Auslösern ihres Leidens, kurz: nach dem falsch gelebten Leben. Zum Leid kommen die Selbstvorwürfe. Warum wird man krank? Die Idee, alles sei »psychosomatisch«, ist weit verbreitet. Es gibt etliche Bücher mit Titeln wie »Krankheit als Sprache« oder »Was Dir Deine Krankheit sagen will«. Wer so etwas liest und krank ist, bekommt unweigerlich ein schlechtes Gewissen, die eigene Malaise selbst verursacht zu haben. Das ist fast nie der Fall. Der Frankfurter Chirurg Bernd Hontschik hat wunderbar beschrieben, wie es Kranken dann geht: »Was aber soll man als Kranker machen, wenn einem die Krankheit partout nichts sagen will? Man hat Schmerzen, man verliert Funktionen und Fähigkeiten, man ist hilfsbedürftig, vielleicht sogar hilflos, eben krank. Aber man versteht es nicht. Sie spricht einfach nicht, die Krankheit. Jetzt ist man krank, und hat außerdem noch ein Problem.«[6]

Viele populäre Therapiekonzepte unterstellen nicht nur, dass Kranke selbst schuld an ihrem Leid sind. Sie unterstellen auch, dass die Patienten ihre Gesundung selbst in der Hand hätten. Diesen Eindruck will ich in diesem Buch vermeiden. Es gibt zwar viele Wege zum Körperglück und manchem Leser mag es helfen, die Mechanismen zu verstehen, mit denen der Organismus auf Leid und Lust reagiert. Deshalb gibt es aber noch lange kein Patentrezept zum gelungenen oder gesunden Leben. Innere Ausgeglichenheit und Optimismus können zwar helfen, sich besser zu fühlen. Eine Krankheit kann auf diese Weise trotzdem nicht automatisch besiegt werden. Es gibt Schicksal und Tragik und manchmal einfach Körperunglück, ohne dass irgendjemand etwas dafürkann.

Wer Kranken unterstellt, dass sie nur nicht gesund werden, weil sie es vielleicht nicht genug wollen oder zu wenig darum kämpfen, ist nicht nur perfide – er verkennt auch die komplexen Zusammenhänge von Krankheit und Gesundheit. Was Kranke deshalb nicht gebrauchen können, sind Schuldzuweisungen von außen. Nach dieser Logik resultiert Krankheit aus mangelnder Investition in die eigene Gesundheit. Aus zu wenig positiven Gedanken. Aus zu wenig »Auseinandersetzung« mit dem Leid und zu wenig Verarbeitung. Das ist falsch. Zwar gibt es Gewohnheiten, die bestimmte Erkrankungen wahrscheinlicher machen. Doch die meisten Krankheiten sind Schicksalsschläge. Krebs ist ungerecht; ein Tumor kann jeden treffen. Für die Mehrzahl der anderen Erkrankungen gilt das ebenfalls. »Victim blaming«, die Beschuldigung der Opfer, sollten Ärzte und Angehörige vermeiden, wenn sie mit Kranken zu tun haben.

Das Denken, wonach Krankheit selbstverschuldet ist, kann auch für Gesunde schädlich sein. Wer sich ständig fragt, ob er genug für seine Gesundheit getan hat, fühlt sich bald nur noch gesund auf Probe – und belastet sich auf der Suche nach Beweisen für seine Gesundheit und dem Ringen um den richtigen Lebensstil umso mehr.

# Warum negative
# Gefühle so schädlich sind

In Indien wurde in den 1930er Jahren ein erstaunliches medizinisches Experiment zugelassen. Opfer des Versuchs war ein Verbrecher, der zum Tod durch den Strang verurteilt war. Ein Arzt überzeugte den Gefangenen vor der Hinrichtung jedoch, dass es angenehmer für ihn sei, zu verbluten, da der Tod dann zwar nur langsam, aber dafür schmerzlos eintreten würde. Der Gefangene willigte ein, ließ sich an sein Bett fesseln und die Augen verbinden.

Der Arzt hatte mehrere mit Wasser gefüllte Behälter vorbereitet, die er so an den vier Bettpfosten anbrachte, dass das Wasser zu Boden tropfte. Dort wurde es in Schüsseln aufgefangen. Der Mediziner ritzte die Haut des Gefangenen an Händen und Füßen ein, aber nur so geringfügig, dass er kaum verletzt wurde und kein Tropfen Blut zu Boden fiel. Im selben Moment, in dem er dem Mann in die Haut schnitt, ließ der Arzt das Wasser in die Schüsseln tropfen. Zuerst schneller, dann immer langsamer.

Der Gefangene fühlte sich bald schwächer und schwächer. Der Arzt verstärkte diesen Eindruck noch, indem er einen monotonen Singsang anstimmte, der immer leiser wurde. Als alles Wasser in die Schüsseln getropft war, hörte der Arzt auf zu singen. Im Zimmer herrschte jetzt absolute Stille. Der Arzt war mit seinem Experiment am Ende und hatte den Eindruck, dass der Gefangene eingeschlafen oder gar in Ohnmacht gefallen war, obwohl es sich um einen gesunden, jungen Mann handelte. Der Arzt irrte sich gewaltig. Der Gefangene war gestorben, dabei hatte er nicht einen einzigen Tropfen Blut verloren.[7]

Dieses Beispiel zeigt die enorme Kraft negativer Gefühle und Vorstellungen. Sie können sogar einen Gesunden umbringen. Jeder kennt aus seinem Bekanntenkreis Ereignisse, die von einer solchen Wucht sind, dass sie krank machen oder töten können.

Der Verlust eines geliebten Menschen, der Schmerz über eine furchtbare Diagnose oder andere Schreckensnachrichten können gewaltig an die Substanz gehen. Ein besonders einprägsames Beispiel dafür ist auch aus der Literaturgeschichte überliefert.[8] Es war der 15. Juli 1929, der Schriftsteller Hugo von Hofmannsthal wollte gerade seinen Hut nehmen, um zur Beerdigung seines Sohnes Franz zu gehen. Ein schwerer Gang, denn Franz hatte sich zwei Tage zuvor im Alter von 26 Jahren erschossen. Nach allem, was man weiß, war er oft unglücklich und hatte weder beruflich noch privat Fuß fassen können. Sein berühmter Vater hatte hingegen bereits als Heranwachsender Gedichte veröffentlicht, für die er gefeiert wurde, und galt als herausragender Dichter des Fin de siècle.

Hugo von Hofmannsthal erreichte die Trauergesellschaft seines Sohnes jedoch nicht. Noch an der Garderobe in seinem Haus erlitt er einen Schlaganfall, an dem er kurz darauf starb. Es ist nicht erwiesen, liegt aber nahe, dass der für seine einfühlsamen Gedichte bekannte Hofmannsthal von dem Schmerz übermannt wurde und daran zerbrach, den ihm der überraschende Verlust seines Sohnes bereitete.

Schwere Schicksalsschläge, wie der Tod geliebter Menschen, können krank machen und, wie Hofmannsthals Fall, sogar das Leben kosten. Der Gram, der das Herz peinigt und manchmal zerbrechen lässt, ist seit Jahrhunderten ein verbreitetes Motiv in Kunst und Literatur. Es sind jedoch nicht nur die wuchtigen Ereignisse, wie ein Todesfall oder die Diagnose einer unheilbaren Krankheit, die dem Körper zusetzen. Wut, Hass und Unzufriedenheit können ebenfalls äußerst schädlich sein und am Wohlbefinden nagen – genauso wie Angst, Unruhe und Niedergeschlagenheit.

So widersprüchlich es klingt: Die Medizin hält ebenfalls ein beachtliches Arsenal bereit, damit Menschen sich krank fühlen oder gar krank werden: Voreilige Diagnosen, eingebildete Risiken und die Angst vor Nebenwirkungen können auch gesunden

Menschen massiv schaden. Bekannt ist etwa das Schicksal des
Mannes, dem der Arzt direkt nach der Operation mitteilte, dass
der Krebs sich überall in seinem Körper ausgebreitet habe und
man nichts mehr dagegen tun könne. Der Patient drehte sich
nach dieser Mitteilung wortlos zur Wand um und starb noch am
selben Tag.

Mindestens so wichtig wie darauf zu achten, dass gute Gedanken und Gefühle sich ausbreiten, ist es daher, zu verhindern,
dass schlechte Gedanken und Gefühle zu viel Schaden anrichten. Im Freundeskreis, in der Familie und unter Kollegen kann
ein dahingesagtes garstiges Wort schon sehr verletzend sein.
Noch schlimmer sind allerdings düstere Vorhersagen und nebenbei fallen gelassene Bemerkungen von Ärzten und anderen
Therapeuten. Wer für das Wohl und Wehe seiner Patienten sorgen kann, dessen Worte können, wenn sie negativ ausfallen, besonders verletzend sein und furchtbare Folgen haben.

## Worte können tödlich sein

Es war spät am Abend und Vance Vanders hatte eine unheim-
liche Verabredung. Auf dem Friedhof des kleinen Ortes in
Alabama traf er einen Mann, der in dem Ruf stand, ein Hexen-
doktor zu sein. Der Magier nahm eine Flasche mit stinkender
Flüssigkeit, schwenkte sie vor Vanders' Gesicht herum und pro-
phezeite ihm, dass er bald sterben müsse und nichts und niemand ihn mehr retten könne.
Vanders war nach dem Treffen wie erschlagen. Zu Hause ging
es ihm stündlich schlechter. Wenige Tage später war er so
ausgezehrt, dass er ins Krankenhaus musste. Die Ärzte fanden
keine Erklärung für seinen miserablen Zustand. Dann erzählte
Vanders' Frau einem Arzt von den Verwünschungen des Hexen-
meisters. Der Mediziner war zunächst ratlos, dann fasste er
einen geschickten Plan. Er rief die Familie des Patienten am

Krankenbett zusammen, tat sehr geheimnisvoll und erzählte, dass er den Hexer zur Rede gestellt habe. Der obskure Medizinmann hätte demnach Eidechseneier in Vanders' Magen gebracht, die Tiere wären dort geschlüpft – allerdings sei ein Reptil im Körper verblieben und würde Vanders nun langsam von innen auffressen.

Auf Geheiß des Arztes kam eine Krankenschwester hinzu, die eine riesige Spritze mit Brechmittel vorbereitet hatte. Unter großem Zeremoniell spritzte der Doktor das Emetikum und der Patient begann sich vehement zu übergeben. Im allgemeinen Trubel zog der Arzt eine Eidechse hervor, die er in einem unbeobachteten Moment aus seiner Tasche geholt hatte, und zeigte sie triumphierend herum:»Schau, Vance, was aus dir herausgekommen ist«, sagte er.»Es ist gut jetzt, der Zauber ist vorbei.«

Der Patient trank einen mächtigen Schluck Wasser und fiel sofort danach in tiefen Schlaf. Es ging ihm von Tag zu Tag besser, nach einer Woche wurde er entlassen. Mehrere Ärzte bezeugten den Fall, der sich um 1930 in den USA zugetragen hatte.[9]

Vanders hatte Glück im Unglück, denn er überlebte den Fluch des Magiers dank seines gewitzten Arztes. Andere Menschen sterben hingegen an der Kraft der schlechten Gedanken. Solche Ereignisse finden sich keineswegs nur in der Geschichte oder bei Menschen, die an Voodoo glauben. Die Verwünschungen kommen heute jedoch in einem anderen Gewand daher. Neuerdings untersuchen Wissenschaftler, welche mächtige Wirkung negative Gefühle und Gedanken in der Medizin entfalten. Die Nocebos (wörtlich:»Ich werde schaden«) gelten in der Forschung als Gegenstück zum Placebo (»Ich werde gefallen«). In beiden Fällen gilt: Es gibt keinen materiell fassbaren Wirkstoff – trotzdem ist die Wirkung auf den Patienten enorm.

# Krank durch Beipackzettel und schlechte Prognosen

Wie schlechte Gedanken krank machen, ist auch für Wissenschaftler immer wieder verblüffend. Amerikanische Psychologen konnten zeigen, dass die Wahrscheinlichkeit, an einem Herzschlag zu sterben, für Frauen dreimal so hoch ist, wenn sie daran glauben, dass sie besonders anfällig für einen Infarkt sind. »Depressionen und negative Gefühle erhöhen bei allen Menschen die Gefahr für einen Infarkt so stark wie Bluthochdruck«, sagt Karl-Heinz Ladwig, Herzexperte in der Klinik für Psychosomatik der Technischen Universität München. Erschöpfung und negative Gefühle wie Hoffnungslosigkeit in den sechs Monaten zuvor seien so typisch für einen drohenden Infarkt, dass Ärzte den seelischen Beschwerden und Stimmungstiefs viel mehr Aufmerksamkeit schenken sollten.

Fast jeder Patient kennt auch das Phänomen, dass er erst dann Nebenwirkungen erleidet, wenn ihm Nebenwirkungen vorausgesagt werden. »Schlechte Neuigkeiten fördern schlechte Physiologie«, sagt Clifton Meador von der Vanderbilt-Universität. Krebsärzte wissen, dass etlichen Patienten bereits vor der Chemotherapie übel wird und sie schon Tage vorher oder auf dem Weg ins Krankenhaus erbrechen müssen. Es ist die Erwartung, die ihnen übel aufstößt – umgekehrt erfahren viele Menschen Linderung von einer Kopfschmerztablette, die sie gerade erst geschluckt haben und die aus rein pharmakologischer Sicht noch gar nicht den Schmerz dämpfen kann, weil sie die Rezeptoren und Schmerzzentren im Körper noch nicht erreicht hat.

Moderne Hexenmeister tragen nicht mehr Zauberstab und sonderbare Elixiere mit sich herum. Heute sind sie mit Kittel und Stethoskop unterwegs. Was ihre Prognosen anrichten können und dass sie auf manche Patienten wie eine furchtbare Verwünschung wirken, ist ihnen häufig nicht bewusst und geschieht in den meisten Fällen auch nicht absichtlich. Bekannt ist beispiels-

weise der Fall des amerikanischen Patienten Sam Shoeman, bei
dem ein fortgeschrittener Leberkrebs im Endstadium diagnostiziert wurde. Shoeman, seine Familie und auch seine Ärzte
glaubten, dass er nur noch wenige Monate zu leben hatte. Der
Kranke hielt sich an die Prognose und starb einige Wochen
später. Als der Leichnam untersucht wurde, wunderten sich die Ärzte
allerdings sehr. Der Tumor war mit zwei Zentimetern Durch-
messer ziemlich klein geblieben, hatte keine anderen Organe
infiltriert und auch keine Metastasen gebildet, ergab die Autop-
sie. »Der Mann starb nicht an Krebs, sondern daran, dass er
glaubte, an Krebs zu sterben«, sagt Clifton Meador, der etliche
solcher Fälle genauer untersucht hat.[10] »Wenn man von allen so
behandelt wird, als ob man bald sterben müsse, glaubt man das
irgendwann auch. Alles im Leben dreht sich dann nur noch um
das Sterben.« Meador findet daran nichts Mystisches, auch
wenn er versteht, dass viele Menschen sich nicht vorstellen
können, dass symbolische Handlungen, Vorstellungen oder
Worte eine bisweilen sogar tödliche Kraft entfalten können –
»das fordert das bio-molekulare Bild vieler Ärzte heraus«.
Nicht alle Mediziner glauben an dieses einfach gestrickte Weltbild. »Eine Behandlung oder eine ärztliche Diagnose hat nicht
bei jedem Menschen die gleiche vorhersagbare Wirkung«, sagt
Bernd Hontschik, der als Chirurg in Frankfurt arbeitet und dafür
eintritt, die Psychosomatik in jede ärztliche Fachrichtung zu
integrieren. »Bei jedem Patienten ist das anders, je nachdem
welche Bedeutung der Mensch der Therapie oder dem Wort des
Arztes zuweist – dann kann etwas entsetzlich sein oder aber
auch wunderbar wirken.«
Für Hontschik greift das zweigliedrige Maschinenmodell der
Schulmedizin von Ursache und Wirkung zu kurz: »Lebewesen
funktionieren nicht wie Maschinen, hier gibt es mindestens
noch die Ebene der Bedeutungserteilung.« In seinem faszinie-
renden Buch »Körper, Seele, Mensch« führt er zahlreiche Bei-

spiele dafür an.[11] So verbindet ein Patient mit der Therapie eine Wunderheilung, der andere denkt, dass er vergiftet wird, und erteilt allem, was der Doktor anstellt, eine negative Bedeutung. Als Arzt gehöre die Kenntnis der physikalischen und chemischen Wirkung einer Therapie zwar zur Grundausrüstung. »Ärztliche Kunst besteht aber darin, die Bedeutungserteilung zu kennen und zu nutzen – alles andere kann auch ein Handwerker.« In den neueren Forschungsarbeiten von Fabrizio Benedetti, Jon-Kar Zubieta oder Manfred Schedlowski wird deutlich, was im Körper passiert, wenn die Kraft schlechter Gedanken zu stark wird. Die drei Wissenschaftler sind renommierte Placebo-Forscher und versuchen, den Geist – oder zumindest seine Auswirkungen – materiell fassbar zu machen. Sie haben beispielsweise entdeckt, dass dieselben Rezeptoren im Gehirn angesprochen werden, wenn nur eine schmerzlindernde Wirkung erwartet wird oder wenn tatsächlich ein schmerzstillendes Medikament verabreicht wird.

Anders als der Placeboeffekt ist die Wirkung von Nocebos noch nicht so gut erforscht. Zubietas Gruppe von der University of Michigan in Ann Arbor hat beobachtet, dass negative Erwartungen das Dopamin-System im Gehirn dämpfen. Dopamin gilt als *das* Glückshormon, das euphorische Gefühle vermittelt. Das Team um Benedetti von der Universität Turin entdeckte kürzlich, dass die Schmerzerwartung im Gehirn über den hormonähnlichen Botenstoff Choleszystokinin vermittelt wird. Blockierten die Forscher pharmakologisch diese Substanz, die die Schmerzerwartung erhöht, tat es den Probanden sogleich weniger weh.

»Der Schaden durch Nocebos ist enorm, das geht in die Milliarden«, sagt Manfred Schedlowski, Psychologe an der Universität Essen. »Viele Menschen nehmen ihre Medikamente aus Angst vor möglichen Nebenwirkungen nicht ein – Ärzte müssten viel besser darüber aufklären.« Der Forscher ärgert sich darüber, dass kaum ein Mediziner seinen Patienten die beruhigende Wahrheit sagt – nämlich dass die Pharmafirmen aufgrund der immer strengeren Sicherheitsbestimmungen mittlerweile verpflichtet sind, jede Nebenwirkung, die jemals irgendwo aufgetreten ist, in Beipackzetteln aufzulisten, und sei sie noch so selten. Die möglichen Schäden lesen sich dann selbst bei den harmlosesten Medikamenten wie eine Horrorliste –»auch wenn es wahrscheinlicher ist, vom Blitz getroffen zu werden, als diese Nebenwirkung zu erleiden«, so Schedlowski.

## Missverständnisse mit fatalen Folgen

Unbedachte Äußerungen von Ärzten können bei manchen Patienten massive Beschwerden auslösen und die Heilung wieder zunichtemachen. Der berühmte amerikanische Kardiologe und Friedensaktivist Bernard Lown[12] zeigt in seinem berührenden Buch »Die verlorene Kunst des Heilens«, wie vernichtend ärztliche Worte sein können.[13] Manchmal sind sie sogar tödlich. Während einer hektischen Visite mit einem schlecht gelaunten Chefarzt hatte dieser am Patientenbett in die Runde seiner Assistenzärzte gesagt, dass es sich bei der Patientin vor ihnen ja wohl nur um einen typischen Fall von TS handeln könne. TS steht im Mediziner-Jargon für Trikuspidalklappen-Stenose. Diese Verengung einer Herzklappe ist zumeist harmlos und auf keinen Fall lebensbedrohlich.

Die Patientien war gebildet, hatte aufmerksam zugehört. Nach der Visite sagte sie zu Lown, der damals noch ein junger Assistenzarzt war: »Das ist das Ende.« TS müsse ja wohl »terminale Situation« bedeuten. Sie habe schon verstanden, was die Ärzte sich in ihrer Fachsprache zugeraunt hätten. Sie resignierte und wollte nichts mehr von den Ärzten wissen. Obwohl Lown der Dame geduldig und eindringlich erklärte, dass sie sich keine Sorgen zu machen brauche und was das Kürzel tatsächlich bedeutete, verschlechterte sich ihr Zustand rapide. Sie bekam Atemnot und in ihren Lungen sammelte sich immer mehr Flüssigkeit an.

Lown alarmierte den Chefarzt, dass er die Patientin dringend aufklären sollte, wie er seine Bemerkung während der Visite gemeint habe. Der Chefarzt war skeptisch, als er Lowns Schilderungen hörte. Für eine Trikuspidalklappen-Stenose war das Lungenödem absolut ungewöhnlich. Zu einer solchen Ansammlung von Flüssigkeit kommt es vor allem bei einem Linksherzversagen. Die linke Herzkammer der Patientin war jedoch vollkommen intakt. Der Chefarzt versprach dennoch, am Abend nach seiner Privatpraxis bei der Patientin vorbeizuschauen. Als der Arzt gegen 19 Uhr zu ihr kam, war sie bereits am Lungenödem gestorben.

»Tod durch Hoffnungslosigkeit und negative Erwartungen ist eine Steigerung des bekannten Zusammenhangs von Depression und Herztod«, sagt Peter Henningsen, Chefarzt der Psychosomatik an der Technischen Universität München. Er ist nicht davon überrascht, mit welcher Wucht negative Gedanken zuschlagen können. »Die in vielen Fallberichten geschilderten negativen Symptome wie Todesphantasien oder Schwarzsehen sind ja eindeutig Elemente von Depressivität.«

Nicht immer kann so schnell und effektiv etwas gegen die negativen Gefühle unternommen werden wie bei dem verzweifelten jungen Mann, der sich nach der Trennung von seiner Freundin das Leben nehmen wollte. Er schluckte 30 Tabletten, starke Psychopharmaka, die er im Haus hatte, weil er gerade an einer Medikamentenstudie teilnahm. Er brach kurz darauf zusammen, konnte aber noch einen Nachbarn alarmieren, der ihn in die Klinik brachte. Im Krankenhaus ging es dem Patienten immer schlechter.

Bald kam allerdings der Arzt vorbei, der die Studie geleitet hatte. »Er war doch in der Kontrollgruppe«, sagte der Mediziner überrascht. Die Pillen, die der junge Mann geschluckt hatte, waren vollkommen harmlos und dienten den Ärzten nur als Vergleich zur Wirkung der tatsächlichen Medikamente. Als der Patient davon erfuhr, verschwanden augenblicklich all die furchtbaren Symptome, die er mit der Kraft der schlechten Gedanken heraufbeschworen hatte.

## Meiden Sie Ärzte, die sich unklar ausdrücken

Von dem amerikanischen Philosophen und Theologen Reinhold Niebuhr stammt das Bonmot, dass Ärzte es zwar gut meinen, aber manchmal schlimm handeln und dann ihr unheilvolles Verhalten damit rechtfertigen, dass sie es ja gut gemeint haben. Manche Patienten werden schließlich allein durch das medizinische Kauderwelsch der Ärzte verunsichert und krank. Besonders gefährlich kann das bei jungen Doktoren sein, die noch nicht wissen, wie verheerend sich ihre Diagnosen und andere Bemerkungen auf Patienten auswirken können.

Einem Mann teilten mehrere Ärzte in der Klinik kurz hintereinander mit, dass er einen Herzschlag, einen Myokardinfarkt, eine Koronararterien-Thrombose und eine akute ischämische Episode erlitten hätte. Alle vier Bezeichnungen stimmten zweifellos. Sie bedeuten aber alle dasselbe – einen Herzinfarkt. Ein Herzinfarkt ist zwar keineswegs harmlos, aber der Patient hatte Glück im Unglück und war nicht so schlimm dran. Nachdem er den Reigen der verschiedenen Diagnosen gehört hatte, befürchtete er hingegen, dass es besonders furchtbar um ihn stand, wenn an seinem Herzen gleich so viele Dinge nicht in Ordnung waren. Als er sich völlig verunsichert bei einer Krankenschwester erkundigte, was denn los sei, entgegnete diese auch noch, er solle lieber nicht fragen. Manche Äußerungen können so verletzend sein wie ein tätlicher Angriff.

In einem anderen Fall aus den USA fragte ein Patient, der gerade einen Herzinfarkt erlitten hatte, beim Oberarzt nach, ob er zum Fest von Thanksgiving Ende November wieder zu Hause sein könnte. Dieses Fest ist für viele Amerikaner noch wichtiger als Weihnachten und bis zu diesem Termin waren es noch vier Wochen. Der Arzt reagierte kurz angebunden und entgegnete, dass der Patient schon froh sein könne, wenn er an Weihnachten wieder zu Hause wäre. Kurz danach verlor der Patient das Bewusstsein, sein Puls raste und die Ärzte konnten ihn nur mit Mühe vor einem Herzstillstand bewahren.

Bernard Lown hat nach seinen frühen Erfahrungen mit der negativen Kraft des ärztlichen Wortes im Verlauf seines Berufslebens gleich mehrere hundert taktlose Bemerkungen gesammelt, mit denen Ärzte nicht nur ihre Patienten verunsichert, sondern sie auch konkret gefährdet haben. Leider, so Lowns Fazit, könne man Patienten in einem großen Krankenhaus kaum vor ebenso unpassenden wie gefährlichen Bemerkungen bewahren. Typische Sätze von Ärzten, die Lown notiert hatte, lauteten:

Sie tragen eine Zeitbombe in Ihrer Brust.

Dieses eingeengte Blutgefäß ist ein Witwenmacher.

Es geht schnell mit Ihnen bergab.

Sie leben nur mit geborgter Zeit.

Ihr nächster Herzschlag könnte Ihr letzter sein.

Sie können jederzeit einen Infarkt erleiden.

Der Gedanke an Ihre Anatomie lässt mich erschaudern.

Lown hat erlebt, dass viele Patienten ängstlich und voller düsterer Vorahnungen zu ihm in die Praxis oder Klinik gekommen sind und er Mühe hatte, sie wieder aufzurichten. »Ich habe mit Bestürzung bemerkt, dass diese Emotionen weitgehend iatrogen bedingt sind, das heißt von den Worten herrühren, die Ärzte verwendet haben«, sagt Lown. Den Patienten rät der Mediziner, Ärzten umso weniger zu glauben, je erschreckender und furchteinflößender ihre Sprache ist und je düsterer ihre Prognosen werden, wenn man ihren Ratschlägen nicht folgt. »Ein Arzt, der schwarzen Trauerflor aushängt, ist entweder ein Handelsvertre-

ter oder ein Scharlatan, der niemals seinen infantilen Wunsch
überwunden hat, den lieben Gott zu spielen«, sagt Lown. Zudem sollten Patienten dem Arzt von Anfang an erklären, dass
sie alle Untersuchungen, zu denen er ihnen rät, nicht bei ihm
durchführen lassen werden. Auf diese Weise kommt er nicht in
Versuchung, von finanziellen Interessen geleitet zu werden.
An die Ärzte appelliert Lown, sich sorgsamer zu überlegen, wie
sie mit ihren Patienten reden, damit sie es nicht verschulden,
wenn es dem Kranken nach dem Arztbesuch noch schlechter
geht als vorher:»Das Bedürfnis, Unheilbares zu diagnostizie-
ren, das Nichtbehandelbare zu behandeln, das Nichtvorhersag-
bare zu prognostizieren, ist nicht nur eine arrogante Anmaßung,
sondern öffnet auch die Büchse der Pandora mit gefährlichen
Folgen.«

## Vorsicht vor negativen Gedanken –
## sie sind ansteckend

Ärzte sind nicht immer daran beteiligt, wenn Patienten schwarzsehen und ihr Zustand sich rapide verschlechtert. In Tennessee
trug sich 1998 ein erstaunlicher Fall negativer Erwartungen
ohne jede ärztliche Mitschuld zu: Eine Lehrerin hatte in ihrer
Schule einen beißenden»benzinähnlichen« Gasgeruch wahrgenommen und daraufhin vor ihrer Klasse über Kopfschmerzen
und Übelkeit geklagt. Mehr als hundert Schüler und Lehrer berichteten kurz darauf von denselben Symptomen, obwohl sich
die Ursache des Geruchs in späteren Analysen als harmlos her-
ausstellte und kein Gas ausgeströmt war.[14] Alle anderen Opfer
hatten sich offenbar an den negativen Gedanken angesteckt.
Die Schule wurde dennoch evakuiert, die Behörden wollten
sich kein Versäumnis vorwerfen lassen. 38 Personen blieben
wegen ihrer Beschwerden sogar über Nacht im Krankenhaus.
Als die Schule fünf Tage später wieder geöffnet wurde, suchten

an diesem Tag noch weitere 71 Schüler und Lehrer die Notaufnahme auf. Doch auch nach intensiven Untersuchungen wurde kein Giftstoff oder eine andere Ursache für die Beschwerden gefunden. Forscher, die den Fall später untersuchten, entdeckten, dass fast nur Mädchen und Frauen betroffen waren und dass die Symptome besonders ausgeprägt waren, wenn die beste Freundin oder eine Klassenkameradin über Beschwerden geklagt hatte oder sogar ins Krankenhaus gekommen war. Die Forscher konnten sich die Symptome nicht anders erklären und sprachen deshalb von einer Massenpsychose.

Ähnliches ereignete sich 1999 in Belgien, als der Geschmack von Cola in Dosen eines Tages etwas anders war als sonst.[15] Dort klagten plötzlich Dutzende Jugendlicher über Übelkeit und Erbrechen. Sie alle führten dies auf den Genuss von Coca-Cola zurück. Die Firma nahm einen Großteil der in Belgien verkauften Chargen zurück, die Verluste gingen in wenigen Tagen in die Millionen.

Wochen später stellte sich heraus, dass sich die Cola in nichts von der ansonsten verkauften Brause unterschied. Die Dosen waren lediglich von außen mit einem anderen – aber ebenfalls völlig harmlosen – Stoff imprägniert worden. Doch in Belgien hatten kurz zuvor Skandale über Tierfuttervergiftungen mit Dioxin für Aufsehen gesorgt. Zudem war der Glaube an das Übel aus der Dose stärker als jede Vernunft. Die Volksmärchen vom Stück Fleisch, ja selbst von Nägeln, die sich über Nacht in Cola auflösen, trugen ebenfalls dazu bei, dass für ein paar Tage halb Belgien schlecht wurde.

Die Art und Weise, wie Beschwerden erklärt und welche Gründe als Krankheitsursachen angegeben werden, verrät etwas darüber, was die Menschen in ihrer jeweiligen Zeit beschäftigt, wovor sie Angst haben und wovon sie sich überfordert fühlen. Das Reden über Krankheit, das Ringen um die richtige Lebensführung und die beste Behandlung geben Auskunft über den Glauben an heilsame Wirkungen, schädliche Einflüsse, zeugen aber auch vom schlechten Gewissen bei »kleinen Sünden«. Potenzielle und wirkliche Patienten meinen zu wissen, warum sie gerade »anfällig« sind oder sich nicht »schützen« konnten. Derartige Ängste vor unklaren Bedrohungen durch neue Techniken und Substanzen sind keineswegs nur ein Phänomen unserer Zeit. In der zweiten Hälfte des 19. Jahrhunderts entstand ein neues Leiden an der Fortbewegung. »Eisenbahnkrankheiten« wurden ab 1860 zu einer populären Diagnose. Dienstpersonal wie auch Reisende klagten über Zittern, Ermüdung und Erschöpfung. Nervöse Reizbarkeit und Verdauungsstörungen wurden ebenfalls während und nach häufigen Bahnreisen beobachtet.

Zahlreiche Fallberichte wurden in renommierten Fachblättern veröffentlicht – manche medizinischen Beschreibungen klangen sogar so, als ob das Leiden Sterbenskranker beschrieben wurde. Ärzte und Reisende spekulierten darüber, wie das neuartige Transportmittel krank machen könne. Wer einen Zug bestieg, schien geradezu zu erwarten, dass es ihm minütlich schlechter ging.

Im Brockhaus aus dem Jahr 1892 wird etwa beschrieben, dass »die äußern Einflüsse, denen das Maschinen- und Fahrpersonal der Eisenbahnen ausgesetzt ist, auf den Organismus in besonders ungünstiger Weise einwirken und verhältnismäßig frühzeitig Gebrechlichkeit und Dienstunfähigkeit herbeiführen. Infolge des Stehens auf der Maschine, des Dröhnens derselben und der fortgesetzt auf den Körper einwirkenden Erschütterungen zeigt sich nach längerer Dienstzeit vielfach dumpfer, anhaltender Schmerz in den Beinen.«

Hier drückten sich diffuse Ängste und bisher unbekannte Erfahrungen zunächst körperlich aus – die neuartigen Vibrationen, die schnell wechselnden optischen Eindrücke und die veränderte Wahrnehmung von Raum und Zeit kurz nach Einführung der Eisenbahn. So schnell hatten sich die Menschen bisher noch nicht fortbewegt, wie es nun mit Hilfe des neuen, fauchenden, stampfenden und für viele Zeitgenossen angsteinflößenden Transportmittels geschah. Das Leiden fand schnell Eingang in die Lexika und Medizinbücher des 19. Jahrhunderts. Mit der Zeit verdrängten die Reisenden jedoch das anfängliche Misstrauen gegenüber der Geschwindigkeit und das psychische wie körperliche Unbehagen angesichts der gewaltigen Maschinen. Der Passagier um 1900 hatte gegenüber dem Eisenbahnreisenden um 1860 eine »dickere Haut« entwickelt. Er fühlte sich durch die neue Fortbewegung nicht mehr überfordert und hatte einen »Reizschutz« erlernt – der mit technischen Hilfsmitteln verstärkt wurde: Aus dem zunächst unsicheren Schauen im Rüttelwaggon wurde der Genuss der vorbeiziehenden Landschaft durch das Panoramafenster im Speisewagen. Die Sitzmöbel im Zug wurden weicher und komfortabler – das Empfinden wurde buchstäblich abgepolstert. Das Leiden, das Hunderte wenn nicht Tausende Reisende erfasst hatte, verschwand plötzlich wieder und wurde zur medizinhistorischen Kuriosität, auch wenn es Jahrzehnte als ernst zu nehmendes Krankheitsbild gegolten hatte.[16]

## Wenn vor Angst und Ärger das Blut stockt

»Pessimismus ist ein Merkmal, das häufig bei einer depressiven Grundstimmung vorkommt«, sagt der Freiburger Psychosomatiker Carl Scheidt. »Und Menschen mit Depression werden öfter herzkrank und sterben früher – das ist schon länger bekannt.« Die Gründe dafür sind vielfältig: Depressive Gefühle schwächen das Immunsystem und machen anfälliger für eine Vielzahl von Krankheiten.

Angst und Stress erhöhen die Gerinnungsneigung und damit das Risiko für Infarkt, Schlaganfall und Thrombosen.[17] Erstaunlicherweise führten aber nicht nur Sozialphobie – das heißt die Angst, mit Menschen in Kontakt zu kommen – und Agoraphobie (das ist die oft als »Platzangst« bezeichnete Angst auf großen Plätzen) zu einer Verdickung des Blutes, sondern auch die Panik, die viele der Patienten vor der Blutabnahme zeigten. Wissenschaftler nehmen verschiedene Ursachen dafür an, dass vielen Menschen das Blut stockt, wenn sie Angst oder Panik verspüren. Während kurzfristiger, akuter Stress die Gerinnungswerte nur im physiologisch normalen Rahmen verändert, führt dauerhafter Stress dazu, dass vermehrt Gerinnungsstoffe wie etwa Fibrinogen ausgeschüttet werden und gleichzeitig die Fibrinolyse – das ist die Verflüssigung des Blutes – gehemmt wird.[18] Dadurch wird das Blut zäher und zähes Blut verstopft leichter die womöglich ohnehin schon etwas verengten Arterien in Herz oder Hirn. Bei Depressiven ist dieser negative Einfluss auf das Blut und seine Zähflüssigkeit ebenfalls zu beobachten.

»Aus evolutionärer Sicht war es früher sinnvoll, dass während eines Kampfes das Blut dicker wurde«, sagt Carl Scheidt. »Diese Stressreaktion führte dazu, dass sich die Wunden schneller wieder verschlossen.« Wer im Alltag ständig negative Gefühle hegt, unruhig, unzufrieden und gestresst ist, hat hingegen keine körperlichen Vorteile davon. Forscher aus Cambridge zeigten in einer Untersuchung an fast 20 000 Briten, dass Menschen mit depressiver Neigung fast dreimal so oft an einem Herzinfarkt starben wie Nicht-Depressive, die gleich alt waren.[19]
Optimismus wirkt sich auch in anderer Hinsicht positiv auf die Gesundheit aus. In verschiedenen Untersuchungen wurde gezeigt, dass Menschen, die von der Zukunft eher gute als schlechte Dinge erwarten, nach einer Bypass-Operation seltener erneut ins Krankenhaus müssen, um wieder operiert oder aufgrund anderweitiger Beschwerden behandelt zu werden.[20] (Die Forscher haben allerdings keine Tipps gegeben, wie man optimistischer werden kann …) In kleineren Untersuchungen gab es ebenfalls schon Hinweise dafür, dass optimistische Menschen damit

rechnen können, nicht nur zufriedener, sondern auch länger zu leben – offenbar gilt das sogar nach einer Krebsdiagnose.[21]
Eine Lebensphase scheint besonders dafür geeignet zu sein, optimistischer in die Welt zu schauen. Erstaunlicherweise sollte man sich ältere Menschen zum Vorbild nehmen, denn mit zunehmendem Alter bekommen viele Menschen offenbar eine immer positivere Einstellung zum Leben – sofern sie gesund bleiben. »Sie haben mit der Zeit gelernt, die Absichten der anderen zu erkennen«, sagt Susan Charles von der Universität Stanford. »Das hilft ihnen, Situationen mit viel Stress und Streit zu vermeiden.«

## Manche Wunden verheilen nie

Ein aufgeschlagenes Knie, ein Loch im Kopf, eine Schnittverletzung. Es blutet, die Haut ist verletzt, die Wunde ist offensichtlich. Doch es ist kein Wunder, dass in unserer Sprache auch psychischer Schmerz als Wunde bezeichnet wird – das Gefühl nach einer tiefen Kränkung, die Erinnerung an ein großes Unglück und die Trauer über den Verlust eines geliebten Menschen. Vom Sprachursprung her ist das Adjektiv »wunt« bereits im Althochdeutschen des 9. Jahrhunderts dokumentiert. Es bezeichnete zunächst nur eine offene Hautverletzung. Erst im 18. Jahrhundert kam der Begriff auch für die Wunden im Gemüt in Gebrauch.
Die körperliche und die psychische Wunde haben mehr miteinander gemein als nur den Begriff. Die eine Wunde kann die andere beeinflussen – und umgekehrt. Wer seelische Wunden hat, bei dem heilen auch die körperlichen Wunden nicht so leicht. Viele dieser überraschenden Befunde stammen aus der Beobachtung und Befragung von Menschen, die chronischen seelischen Schmerz ertragen müssen.
Werden beispielsweise Angehörige von Alzheimer-Patienten

befragt, wie sie die Pflege und Betreuung eines erkrankten Familienmitglieds erleben, berichten sie oft davon, dass es für sie ist, als ob sie es mit einem lebenden Todesfall zu tun haben. Sie erleben den geistigen Verfall eines geliebten Menschen, der ihnen einst sehr nahestand, aber in seinem Verhalten inzwischen oft fremd geworden ist. Sie können nicht mehr mit ihren Angehörigen kommunizieren, müssen auf sie aufpassen und werden nachts aufgeschreckt, weil das demente Familienmitglied im Haus umherläuft und alles Mögliche anstellt.

Im Mittel leben Alzheimer-Kranke nach der Diagnose noch acht Jahre, sodass ihre Betreuung als chronischer Stress für die Pflegenden angesehen wird. Weil die Pflege so anstrengend ist, entwickeln – je nach Untersuchung – 14 bis 81 Prozent der betreuenden Familienangehörigen depressive Störungen. Sich über die belastende Situation zu beklagen oder seine Schwierigkeiten mitzuteilen ist für viele pflegende Familienmitglieder aber tabu.

Die Psychiaterin Janice Kiecolt-Glaser hat gezeigt, dass die Pflege von Familienmitgliedern, die an Alzheimer erkrankt sind, nicht nur schwermütig macht, sondern auch das Immunsystem dauerhaft schwächt und Wunden langsamer heilen lässt.[22] Die Forscher um Kiecolt-Glaser untersuchten Angehörige, die sich im Mittel schon seit mehr als fünf Jahren um die Alzheimerkranken in ihrer Familie gekümmert hatten. Sie verglichen sie mit ähnlich alten Kontrollpersonen, die niemanden pflegten. Das Ergebnis: Die Betreuer litten auffällig häufiger unter Depressionen und ihr soziales Umfeld war eingeschränkt. Demzufolge hatten sie weniger Freunde und Bekannte, mit denen sie sich austauschen konnten.

Besonders auffällig war jedoch, dass die Abwehrkräfte der pflegenden Angehörigen stark in Mitleidenschaft gezogen waren. So war ihr Immunsystem nicht so gut darauf vorbereitet, mit Herpes-Viren oder Epstein-Barr-Viren fertig zu werden, wie das denjenigen gelang, die niemanden betreuten. Dass ihre

Abwehrkräfte daniederlagen, zeigte sich auch darin, dass sich die Pflegenden häufiger einen Infekt zuzogen und im Mittel zwei- bis dreimal so oft erkrankten und zum Arzt mussten wie die Teilnehmer der Kontrollgruppe. In ihrem Blut waren die hilfreichen Faktoren der Wundheilung etwas vermindert, während den Heilungsverlauf störende Substanzen vermehrt vorkamen.

In ihrer Untersuchung versuchten die Wissenschaftler sorgfältig, andere Gründe für die geschwächte Immunabwehr und die gestörte Wundheilung auszuschließen. Am Ende blieb jedoch als einzig wahrscheinliche Ursache übrig, dass die Trauer über den schleichenden Verfall eines nahen Menschen, nicht nur am Gemüt nagt, sondern auch an den Abwehrzellen und der Heilkraft des Körpers. Weil viele Menschen sich in dieser Situation nicht trauen, ihre Gefühle einzugestehen – weil eben manchmal auch Ärger, Wut und Verzweiflung dabei sind –, wird ihr Gesundheitszustand immer schlechter. Sie denken, dass sie für ihre Nächsten da sein und sich aufopfern müssen. Wenn sie vorher keine Hilfe suchen, geht es manchen pflegenden Familienangehörigen erst wieder besser, wenn der geliebte Mensch gestorben ist.

# Sechs ungesunde Tatsachen über den Ärger

1 Negative Gefühle können dem Körper so stark zusetzen, dass sie tödlich sind. Menschen, die dachten, dass sie sterben mussten, starben – obwohl die Diagnose ein Missverständnis war.

2 Wer davon überzeugt ist, dass er schwer krank ist oder eine schlechte Prognose hat, erkrankt auch stärker und hat eine schlechtere Prognose. Aus diesem Grund können unbedachte Äußerungen von Ärzten so schädlich sein.

3 Schlechte Gedanken und Gefühle blockieren im Gehirn die Wirkung von Glückshormonen. Schmerz und Leid wird dann stärker empfunden.

4 Negative Gedanken und Ängste sind ansteckend. Sie breiten sich aus, wie zahlreiche Beispiele von Massenhysterien zeigen.

5 Angst und Ärger wirken sich negativ auf Blutgerinnung und Abwehrkräfte aus. Schlechte Gefühle verstärken die Neigung zu Thrombosen, behindern Immunzellen und erhöhen damit das Infektionsrisiko.

6 Wer unzufrieden und niedergeschlagen ist, dessen Wunden heilen auch schlechter und langsamer. Die entsprechenden Zellen und Substanzen im Körper sind dann gehemmt.

# Wie die Liebe heilt

Dass Liebe gesünder ist als Hass, ist keine überraschende Erkenntnis. Erstaunlich ist hingegen, dass schon kleine Gesten der Freundlichkeit sich positiv auf den Körper auswirken. Die Art und Weise, wie man nach getaner Arbeit zu Hause empfangen wird, hat beispielsweise starken Einfluss auf das Wohlbefinden und die Gesundheit. Es macht eben auch für Herz und Kreislauf einen Unterschied, ob sie ihn herzt oder an ihm herummäkelt, wenn er ermattet heimkommt. Auch umgekehrt ist es etwas anderes, wenn er mit Blumen und einer warmen Mahlzeit auf sie wartet – und nicht nur gereizt bemerkt, dass der Abwasch noch nicht erledigt ist.

Was viele stressgeplagte Berufstätige schon länger ahnen, wurde nun auch wissenschaftlich erhärtet: Kardiologen konnten zeigen, dass eine herzliche oder besser eine zärtliche Begrüßung durch den Partner den Blutdruck senkt. Kurz zuvor hatten sie bereits ähnlich erfreuliche Wirkungen für Patienten mit Bluthochdruck beschrieben.[23] Sie betonten, dass die gute Nachricht für Mann und Frau gilt. Die Wissenschaftler hatten an Patienten mit Bluthochdruck untersucht, wie sich die liebevolle und intensive Unterstützung durch den Partner auf Herz und Gefäße auswirkte. Nach dreijähriger Beobachtungszeit ging es jenen Probanden mit freundlichen Gefährten in jeder Hinsicht besser: Die Dicke der linken Herzwand – ist sie verbreitert, zeigt das an, dass sie durch Bluthochdruck geschädigt ist – hatte abgenommen, während sie bei den Patienten in einer unzufriedeneren und liebloseren Beziehung zugenommen hatte. Der Blutdruck war ebenfalls bei jenen Teilnehmern leicht gesunken, zu denen der Partner freundlich war, während er in der anderen Gruppe etwas anstieg. »Qualität und intensiver partnerschaftlicher Kontakt der Eheleute haben den Blutdruck gesenkt und die Folgen des Hochdrucks abgemildert«, so die Forscher.

In der neuen Untersuchung ging es hingegen um den heilsamen Einfluss einer zärtlichen Beziehung auf Gesunde, die aber bereits eine Weile mit ihrem Partner zusammen waren. Die Belastung am Arbeitsplatz hat erheblichen Einfluss auf den Blutdruck. Für ihre Untersuchung hatte das Ärzteteam 216 Männer und Frauen ein Jahr lang beobachtet. Zu Beginn wurden bei allen Teilnehmern in einer 24-stündigen Aufzeichnung die Blutdruckschwankungen während eines Arbeitstages ermittelt. Im Jahresverlauf und am Ende der Studie wurde erneut der Blutdruck bestimmt.

Die Testpersonen mussten zudem angeben, ob und wenn ja, in welchen Familienverhältnissen sie lebten und wie gut sie selbst ihren »partnerschaftlichen Zusammenhalt« einschätzten. Zudem wurde der Belastungsgrad während der Arbeit ermittelt. »Wir brauchen zwar eine gewisse Anspannung, um motiviert zu sein«, sagt Charmaine Griffiths von der Britischen Herzstiftung. »Aber der Blutdruck steigt, wenn der Stress zu viel wird.« Erhöhter Blutdruck wiederum gilt als die wichtigste Ursache für Herzinfarkt, Schlaganfall und andere Kreislaufkrankheiten.

Am Ende der Untersuchung zeigte sich, dass der Blutdruck bei denjenigen um 2,5 Millimeter auf der Quecksilbersäule (die Maßeinheit wird in mm Hg abgekürzt) gegenüber dem Durchschnitt gesunken war, die während der Arbeit starken Belastungen ausgesetzt waren, aber am Feierabend Zuwendung vom Partner bekamen. Obwohl sich der Blutdruck nur wenig verringerte, ist dieses Ergebnis von Bedeutung. Denn mit zunehmendem Alter steigt der Druck normalerweise kontinuierlich an. Bei denjenigen, die Stress während der Arbeit hatten und von keinem sehnenden Herz erwartet wurden, pochte das Blut im Gegensatz dazu mit einem um 2,8 Maßeinheiten erhöhten Druck in den Adern.

Natürlich gibt es auch Kritik an der Untersuchung. Aber eine Studie zur Herzlichkeit unter Partnern kann schlecht »geblindet« geplant werden, wie es sonst wissenschaftlichen Standards

entspricht. Bei geblindeten Studien wissen die Probanden nicht,
ob sie die richtige oder eine Scheinbehandlung bekommen. Der
Placebo-Vergleich für einen Kuss zur Begrüßung muss aber erst
noch erfunden werden.

Immerhin haben die Forscher Variablen wie akute Verliebtheit
ausgeschlossen. Denn weiche Knie können den Blutdruck natürlich in gefährliche Höhen treiben. Deshalb beschränkten sich
die Forscher auf Paare, die schon mindestens ein halbes Jahr
zusammenlebten. Der Einwand, dass es nicht wünschenswert
sei, durch Zärtlichkeit den Blutdruck zu senken, lässt sich auch
entkräften: Schließlich waren die untersuchten Paare bereits
zwischen 40 und 65 Jahre alt. In dieser Lebensphase geht es
nicht mehr nur um heftige Aufwallungen in den Adern, sondern
manchmal allein um ruhig Blut.

## Das gesunde Gefühl, geliebt zu werden

»Und doch, welch Glück, geliebt zu werden, / Und lieben, Göt-
ter, welch ein Glück!«, schreibt Goethe in seinem Gedicht
»Willkommen und Abschied«. Dieses Glück der Liebenden ist
nicht nur in seiner überwältigenden Fülle häufig schwer zu
beschreiben, es wirkt sich auch unmittelbar positiv auf die
Gesundheit aus. So haben Witwer beispielsweise eine deutlich
geringere Lebenserwartung als die Männer gleichen Alters, deren Frauen noch am Leben sind. Doch die Partnerschaft allein
bestimmt nicht darüber, wie gut es einem geht – es kommt vor
allem auf die Qualität der Beziehung an.

In einer Untersuchung aus den 1970er Jahren wurden Männer
gefragt: »Zeigt Ihnen Ihre Frau, dass sie Sie liebt?«[24] Von den
Männern, die auf diese Frage erfreut mit »Ja« antworten konnten, hatten nur halb so viele Herzbeschwerden und Infarkte im
Vergleich zu jenen, die bedauerlicherweise nicht das Gefühl
hatten, dass ihre Frau sie liebte. Auch wenn sie erhöhte Choles-

terinwerte, Bluthochdruck, Bewegungsmangel, Übergewicht und andere typische Risikofaktoren für Herzinfarkt und Schlaganfall aufwiesen, schienen die Männer allein durch das Gefühl, geliebt zu werden, stärker geschützt zu sein.

Ein ähnlicher Zusammenhang ließ sich auch beim Zwölffingerdarmgeschwür zeigen. Forscher aus Cleveland untersuchten mehr als 8000 Männer und legten besonderes Augenmerk auf jene, die dem Satz zustimmen konnten: »Meine Frau liebt mich nicht.«[25] Wer nicht von seiner Gattin geliebt wurde, entwickelte deutlich häufiger die lästigen Geschwüre. Die Forscher berechneten sogar, dass ein Mann, der von seiner Frau geliebt wird, aber raucht, Bluthochdruck und viel Stress hat, ein geringeres Risiko für Zwölffingerdarmgeschwüre aufweist als jener, der zwar frei von den klassischen Risikofaktoren ist, dafür aber das Gefühl hat, dass er seiner Frau weitgehend gleichgültig ist oder sogar von ihr gehasst oder verachtet wird.

Diese Ergebnisse gelten für Männer wie für Frauen, doch ungerechtfertigterweise wurden in den vergangenen Jahrzehnten mehr Männer in wissenschaftlichen Studien untersucht als Frauen. Mittlerweile wissen Forscher aber, dass Frauen sogar etwas stärker davon profitieren, wenn die positiven Gefühle in ihrer Partnerschaft überwiegen und sie sich geborgen, geachtet und gemocht vorkommen. So ist etwa von Frauen bekannt, dass ihre Überlebenschancen mit Brustkrebs höher sind, wenn sie emotionalen Rückhalt durch ihren Partner verspüren. Hatten Frauen mit dem Tumor hingegen das Gefühl, dass sie zu wenig Liebe erfuhren, starben doppelt so viele von ihnen im Vergleich zu jenen, die sich aufgehoben und geliebt fühlten.[26]

## Vernachlässigt und verschnupft

Dass Liebe, positive Gefühle und Geborgenheit gesund sind, zeigt sich nicht nur an schweren Erkrankungen wie Herzinfarkt,

Schlaganfall oder Krebs. Auch unter so genannten banalen Krankheiten wie grippalen Infekten mit Schnupfen, Husten, Heiserkeit, aber auch unter Magenverstimmung oder Blasenentzündungen leiden Frauen häufiger, wenn sie das Gefühl haben, dass sie von ihrem Mann kaum beachtet werden.[27] Es hat eine doppelte Bedeutung, wenn jemand »verschnupft« ist. Und die Triefnase wie auch das Gefühl, vernachlässigt zu werden, hängen miteinander zusammen.

In harmonischen Beziehungen werden beide Partner hingegen deutlich seltener krank. Manche Wissenschaftler und Ärzte haben inzwischen erkannt, dass eine von positiven Gefühlen geprägte Verbindung eine ebenso wichtige Arznei sein kann wie ein tatsächliches Medikament.

Auch wenn man kein ausgesprochener Tierfreund ist, muss man anerkennen, dass die Bedeutung einer harmonischen Beziehung für die Gesundheit mittlerweile sogar in der Verbindung zu Haustieren und Zimmerpflanzen nachgewiesen worden ist. Wer sich täglich um seinen Hund oder die Katze kümmert oder auch nur regelmäßig danach schaut, ob die Pflanzen genug Wasser bekommen, genießt allein dadurch bereits einen gewissen Schutz vor Herzinfarkt, Schlaganfall und anderen Zivilisationskrankheiten.[28]

Einer Studie zufolge, sind Haustiere sogar gesünder für Herz und Kreislauf als der Ehepartner.[29] Wahrscheinlich liegt das daran, dass man sich mit dem Wellensittich wie mit dem Dobermann nur schlecht streiten kann. Haustiere widersprechen auch seltener und man kann sich kaum gekränkt von ihnen fühlen.

## Wo die Liebe ihren Platz hat

Wahrscheinlich wirkt es auf Romantiker ernüchternd, wenn Wissenschaftler die Liebe dingfest machen wollen. Seit Jahren sind sie dabei, ihr bestimmte Moleküle und Nervenbahnen im

Gehirn zuzuordnen. Liebe zeichnet sich für viele Menschen ja gerade dadurch aus, dass sie ein diffuses Gefühl und unklares Mischmasch ist. Forscher aus London haben dennoch versucht, der Liebe einen Platz zu geben und sie in Hirn-Scannern ausfindig zu machen.[30]

Zunächst untersuchten sie Freiwillige, die »schwer verliebt« waren, mittels funktioneller Magnetresonanztomographie (fMRI). Diese Technik ist eine Erweiterung der Kernspin-Untersuchung. Sie macht sich zunutze, dass Hirnregionen stärker durchblutet werden und das Blut dort sauerstoffreicher ist, wenn die entsprechenden grauen Zellen besonders stark beansprucht werden. Zeigt eine solche fMRI-Aufnahme erhöhte Aktivität in einem Hirnbereich an, schließen Wissenschaftler daraus, dass sich dort ein »Zentrum« der Aufmerksamkeit, Gefühle, Angst oder eben der Liebe befindet. Obwohl diese Technik viele interessante Einblicke ins Denken und Fühlen der Menschen erlaubt, hat sie ihre Grenzen. Die Liebe und andere Gefühle und Ausdrucksweisen sind zu komplex, um sich allein mit ein paar flackernden Farben in Bildern vom Gehirn erfassen zu lassen.

Andreas Bartels und Semir Zeki konnten zeigen, dass die Liebe spezifische emotionale Zentren im Gehirn besonders stark aktiviert. Dazu gehören in beiden Hirnhälften ein Bereich der so genannten »Insel« wie auch der »geschweifte Kern«, der Gyrus cinguli, der Mandelkern und einige Bezirke des präfrontalen Cortex, der ein Teil des Stirnlappens der gefurchten Großhirnrinde ist. Die Forscher erhielten ihre Erkenntnisse über die neuronalen Strukturen der Liebe, indem sie den Teilnehmern verschiedene Aufnahmen zeigten. Neben einem Bild von dem Partner, in den sie verliebt waren, bekamen die Probanden auch Fotos von ähnlich alten Menschen gleichen Alters und Geschlechts gezeigt – während sie diese Vergleichsaufnahmen sahen und im Scanner lagen, wurde im Gehirn kein Liebeszentrum angesprochen.

Die Wissenschaftler waren erstaunt darüber, dass gleichzeitig zur Aktivierung der für die Liebe offenbar typischen Hirnregionen andere Bereiche gedämpft wurden. Aus Sicht der Forscher könnten diese Befunde erklären, warum Verliebte weniger negative Gefühle erleben und vieles durch die sprichwörtliche rosarote Brille sehen. Offenbar sind die Ausfälle in den Hirnregionen manchmal aber stärker, als selbst Hirnforscher vermutet haben. Anders ist kaum zu erklären, dass frisch Verliebte aus medizinischer Sicht als nicht zurechnungsfähig gelten und manche Ärzte ihren Zustand mit einer psychischen Störung gleichsetzen.

Die Forscher aus London haben in weiteren Studien untersucht, ob und wenn ja wie sich die romantische Liebe von der mütterlichen Liebe unterscheidet.[31] Beides sind ja Erfahrungen, die mit höchsten Glücksgefühlen und großer Euphorie einhergehen – zumindest am Anfang der Beziehung. Müttern wurden deshalb Fotos ihres Babys wie auch die eines ihnen bekannten Kleinkindes gezeigt. In einer zweiten Versuchsreihe sahen sie Bilder ihres geliebten Partners sowie eines ähnlich aussehenden Erwachsenen.

Beim Betrachten des eigenen Kindes wie des Partners wurden nahezu die identischen Hirnareale aktiviert, was erklären könnte, warum manche Männer nach der Geburt des Kindes etwas vernachlässigt werden – die Nervenzentren für die Liebe sind ja schon vom Nachwuchs besetzt. Die Regionen, die während liebevoller Blicke besonders aktiviert werden, sind reich an den Bindungshormonen Oxytozin und Vasopressin, die als »Kuschelhormone« gelten.

Außerdem zeigte sich, dass im Zustand der Liebe diejenigen Hirnregionen unterdrückt werden, die besonders heftig arbeiten, wenn negative Gefühle vorherrschen – etwa wenn abwertende Äußerungen gemacht werden, man Sorgen wälzt oder andere Menschen schlecht beurteilt werden. Wahrscheinlich ist dies auch der Grund, warum Liebende sich von übler Nachrede und miesen Gedanken nicht beirren lassen, sondern selbst begeisterungsfähig, positiv und motiviert durchs Leben gehen. Die Liebe ist dann so stark, dass schlechte Gefühle gar nicht erst aufkommen können.

## Setzen Sie auf den Kuschelfaktor

Lang anhaltende Probleme zermürben die Menschen auch körperlich. Der Stress setzt ihnen zu. Adrenalin, Noradrenalin und andere Stresshormone wie Kortisol steigen im Blut an, Herz, Kreislauf, Atmung und Stoffwechsel laufen auf Hochtouren. Was in der Not oder im Kampf kurzfristig sinnvoll ist, macht auf Dauer und ohne Anlass krank. Dabei kann man dem Körper mit bordeigenen Mitteln ein Schnippchen schlagen. Es gibt Gegengifte gegen die feindlichen Angriffe von innen. Dopamin etwa gilt als das Belohnungs- und Glückshormon. Wer zufrieden ist oder sich wenigstens auf dem Weg der Besserung sieht, bei dem finden sich vermehrte Aktivitäten dieser Substanz im Gehirn. Der Rezeptor – das ist die Andockstelle – des Hormons im Gehirn ist aufnahmebereiter, wenn der Mensch zufrieden und gelassen ist. Und er wird zufriedener und gelassener, wenn Dopamin seine Synapsen überflutet. Es ist eine Art positiver Teufelskreis (sagt man Engelskreis dazu?) – und der müsste sich doch nutzen lassen.

Oxytocin ist ebenfalls ein guter Kandidat in Zeiten der Krise. »Das als Bindungshormon bekannte Molekül scheint ein Gegenspieler des Stresshormons Kortisol zu sein, es reduziert offenbar Angst und Aggressionen und erhöht die Schmerzschwelle«, sagt der Freiburger Psychosomatiker Carl Scheidt. Es wird bei Zärtlichkeiten und emotionaler Nähe ausgeschüttet und gilt daher als das »Kuschelhormon«, das für Zärtlichkeit, Verlässlichkeit, Treue und Sicherheit steht. Es verheißt auch enge Bindungen und könnte so eine Brücke zwischen sozialem Gespür und frühen Erfahrungen darstellen – und damit auch die aktuelle Fähigkeit beeinflussen, mit psychischen Belastungen umzugehen. Präriewühlmäuse haben einen ziemlich hohen Oxytocin-Spiegel und sind ihren Partnern deshalb monogam ergeben – sie schätzen die feste Beziehung.[32] Gegenteilig verhalten sich ihre Kollegen, die Bergwühlmäuse, die sich wild durcheinander paaren. Die promisken Nager haben kaum Kuschelhormone im Blut. Wird das Oxytocin der Präriewühlmäuse im Labor experimentell gehemmt, werden auch sie plötzlich promisk und sind nicht mehr verlässlich, treu und zärtlich. Bei Menschen ist das Hormon ebenfalls vermehrt aktiv, wenn Mütter ihre Kinder stillen und herzen oder Partner einander ewige Liebe schwören und im Liebestaumel sind. Ist Oxytocin für alle daher die naheliegende Lösung, wenn stabile Partnerschaften mit viel Zärtlichkeit das Ziel sind?

Im Experiment hat das schon geklappt – sogar beim heiklen Thema Geld. An der Universität Zürich entwickelten Probanden, die in einem Planspiel verschiedene Summen investieren sollten, mehr Vertrauen in ihre Spielpartner, nachdem sie Oxytocin in die Nase gesprüht bekommen hatten. Ist der Rezeptor im Gehirn stärker ausgeprägt, legen freiwillige Teilnehmer mehr Geld an.[33]

Oxytocin scheint auch bei Stress beruhigend und stabilisierend zu wirken und das körpereigene Belohnungssystem zu aktivieren. Wie viel des Kuschelhormons bei Jugendlichen und Erwachsenen zur Verfügung steht und aktiviert werden kann, scheint davon abhängig zu sein, wie eng und liebevoll die mütterliche Bindung in den ersten Lebensjahren war.[34] Davon ist auch abhängig, wie in späteren Jahren Stress abgefangen und verarbeitet werden kann und ob jemand eher aggressiv und feindselig oder gelassen und ausgeglichen reagiert, wenn es mal anstrengend oder konfliktreich wird.

Forscher haben das Oxytocin-Spray naheliegenderweise auch bei Paaren getestet, die miteinander in Streit gerieten.[35] Dazu untersuchten sie diese mit einem gemeinen Trick: Nach einem bestimmten Muster wurden sie zu einem Streit über ihre Beziehung und typische Probleme angeregt. Der einen Gruppe der Paare wurde Oxytocin in die Nase gesprüht, einer anderen ein Scheinmedikament. Die Auseinandersetzung der Paare wurde gefilmt. Anschließend wurde nicht nur die verbale Kommunikation ausgewertet, sondern auch das nicht-verbale Verhalten, das heißt auf Augenkontakt, Gestik, Mimik und Abwehrreaktionen wie inneren Rückzug geachtet. Zudem wurde das Stresshormon Kortisol im Speichel bestimmt.

Das Ergebnis war verblüffend: Oxytocin in der Nase verbesserte die Kommunikation und emotionale Nähe der streitenden Paare ganz erheblich, zudem waren die Kortisol-Werte der Probanden deutlich niedriger, wenn sie zuvor das Kuschelhormon bekommen hatten. »Oxytocin scheint es nicht nur Tieren, sondern auch Menschen einfacher zu machen, aufeinander zuzugehen und sich zu binden«, sagen die Autoren. »Das Hormon spielt bei engen Beziehungen und dem liebevollen Verhalten von Paaren eine wichtige Rolle.«

## Es hilft – Küssen als Therapie

Für Hygiene- und Infektionsexperten kann ein Kuss eine geradezu fürchterliche Bedrohung sein. Während bereits beim Händeschütteln ungefähr fünftausend Keime den Besitzer wechseln und potenziell Krankheiten verbreiten, sind es beim intensiven Kuss weitaus mehr. Fast fünfzigtausend Mikroben wechseln von Mund zu Mund, wenn zwei Menschen nur lange genug ihre Lippen aufeinanderpressen und die Zungen züngeln lassen. Trotzdem ist nicht bekannt, dass sich frisch Verliebte häufiger anstecken oder gar besonders leiden. Im Gegenteil: Sieht man von den Einschränkungen des Verstandes bei starker Verliebtheit einmal ab, geht es Verliebten ausgesprochen gut.

Die Gründe dafür sind vielfältig, eine der Erklärungen ist immunologischer Natur. Beim Küssen wird das Abwehrsystem angeregt, sich mit den Keimen des anderen auseinanderzusetzen. Da nur die wenigsten der fünfzigtausend Keime Krankheitserreger sind, wird das Immunsystem nicht überfordert, sondern trainiert. Zudem ist akute Verliebtheit mit intensiven Küssen nicht nur ein Fest für die Sinne, sondern für den ganzen Körper: Der Kreislauf kommt in Schwung, die Wahrnehmung ist geschärft und die Gefühle des Rausches und der Begeisterung führen dazu, dass mehr Abwehrzellen und andere den Organismus stärkende Botenstoffe freigesetzt und ausgesendet werden.

Wissenschaftler aus Japan haben genauer untersucht, was sich bei zärtlichem Kontakt im Körper tut und wie sich liebevolle Berührungen auf Gesundheit und Wohlbefinden auswirken. Dazu überließen sie es Paaren, die sich freiwillig zu der Studie bereit erklärt hatten, sich zu küssen, zu umarmen und zärtlich miteinander zu sein. Anschließend wurden sie nach ihrem Befinden gefragt und die Forscher bestimmten zusätzlich die Eiweißstoffe im Blut der Probanden.[36]

Dass die Teilnehmer nach dem Küssen und Streicheln zufriedener waren, gelassener und entspannter, überraschte kaum. Gleichzeitig waren mit den Streicheleinheiten aber auch verschiedene Proteine im Blut angestiegen, darunter Albumin and Beta2-Microglobulin. Das sind schützende und das Abwehrsystem stärkende Substanzen. Fühlten sich die Paare hingegen unsicher und irritiert, sanken die Konzentrationen dieser Eiweißstoffe. Die Forscher schließen daraus, dass Küssen und Zärtlichkeit den Körper stärken und die Gesundheit fördern, während gleichzeitig Stress abgebaut und besser verarbeitet wird.

Wissenschaftler aus Zürich haben diese Ergebnisse bestätigt. Die Zürcher Psychologen und Psychiater beobachteten, dass Küsse und andere Zärtlichkeiten zwischen Ehepartnern die biologischen Spuren von berufsbedingtem Stress im Körper mindern halfen.[37] Dazu wurden Paare untersucht, von denen allesamt beide berufstätig waren. Die Partner berichteten, wie viel Zeit sie mit Küssen und Zärtlichkeiten verbrachten, wie sie ihr Gefühlsleben einschätzten, aber auch, wie es ihnen bei der Arbeit erging und wie es ihnen gelang, ihre Mehrfachbelastung Beruf, Familie und Partnerschaft zu bewältigen. Zusätzlich wurde bei den Teilnehmern eine Woche lang im Abstand von drei Stunden die Konzentration des Stresshormons Kortisol im Speichel bestimmt.

Wenn die Partner sich häufig küssten und Zärtlichkeiten austauschten, waren ihre Kortisol-Konzentrationen im Speichel verringert. Dies galt auch für die Paare, die über Probleme und Unzufriedenheit im Beruf klagten. »Offenbar puffert der Austausch von Intimitäten die Kortisol-Erhöhung ab, zu der es durch Stress bei der Arbeit kommen kann«, schreiben die Autoren in ihrem Fachartikel. »Eine glückliche Partnerschaft ist gesund und daher wohl der beste Schutz vor den negativen Auswirkungen von Stress.«

In einer anderen Untersuchung haben die Schweizer Forscher getestet, wie sich der Umgang der Paare akut auf das Stresserleben und die Stressantwort des Körpers auswirkte.[38] Dazu wurden Frauen im Alter zwischen 20 und 37 Jahren, die schon mindestens zwölf Monate mit ihrem Partner zusammenlebten, in drei Gruppen eingeteilt. Die einen sahen ihren Partner vor einem Stresstest überhaupt nicht. Die anderen wurden direkt vor dem Test verbal von ihm unterstützt, das heißt, sie konnten sich aufmunternd mit ihm unterhalten. Die dritte Gruppe schließlich hatte etwa zehn Minuten Körperkontakt – allerdings nur in Form einer zärtlichen Massage an Hals und Schultern. Dann kam der Belastungstest.

Wer zuvor ein paar Minuten vom Partner berührt worden war, hatte in der Stressphase deutlich weniger Kortisol im Speichel. Auch der Herzschlag stieg bei jenen Frauen nicht so stark an.

Die rein verbale Unterstützung führte hingegen nicht dazu, dass der Stress vom Körper besser abgefangen wurde – Alarmmoleküle im Blut und der Pulsschlag waren genauso erhöht wie bei den Frauen, die ihren Partner zuvor gar nicht gesehen, berührt oder gesprochen hatten. Reden allein hilft also auch nicht immer. Manchmal muss man sich ganz fest in den Arm nehmen und küssen – allein schon aus gesundheitlichen Gründen.

## Laden Sie Freunde zu sich ein

Wie gesund Gesellschaft, Zuneigung und Zärtlichkeit sind, ist in zahlreichen Untersuchungen immer wieder gezeigt worden. Wer es nicht schon vorher gewusst und gemerkt hat, kann sich auch auf die Wissenschaft berufen. Bindungsforscher und andere Experten für positive Gefühle betonen, wie wichtig Freude und Zufriedenheit sind. Dabei geht es nicht nur um Zärtlichkeit und körperliche Nähe. Gut für die Gesundheit sind schließlich auch ein enges soziales Netz, die emotionale Verbindung zu Freunden und das Gefühl, in einer Gemeinschaft aufgehoben zu sein.

Daraus leiten sich Empfehlungen für gesundes Essen ab. Natürlich kann es nicht schaden, wenn man viel Salat, Obst und Gemüse zu sich nimmt, nicht zu viel Fleisch und nicht zu salzig, zu süß und zu viel isst. Aber wenn Sie auf der Schwäbischen Alb oder im Münsterland wohnen, müssen Sie nicht die Rituale der Inuit nachahmen und rohes Seehundfleisch verzehren – auch wenn Sie aufgeschnappt haben, dass dieses reichlich Omega-3-Fettsäuren enthält. Sie müssen auch nicht Kefir trinken wie die Russen oder an einer Yamswurzel herumkauen wie die Buschmänner. Auch wenn Sie in einer Frauenzeitschrift gelesen haben, dass eine Schauspielerin auf diese Ernährungsweise schwört – es bringt nichts. Denn egal, ob die Diät aus Kreta, den transsilvanischen Alpen oder aus dem ewigen Eis stammt: Es kommt in erster Linie nicht darauf an, was gegessen wird, sondern mit wem und in welcher Stimmung.

Bleiben Sie bei Ihren Schäufele mit Spätzle oder bei Grünkohl mit Pinkel. Sie haben sehr viel für Ihre Gesundheit getan, wenn Sie Ihre regionalen Spezialitäten genussvoll wie ein kretischer Hirte, genügsam wie ein Eskimo nach der Robbenjagd oder ausgelassen mit guten Freunden wie am Mittelmeer zu sich nehmen. Es ist wichtiger, welchen Stellenwert als welchen Nährwert das Essen hat.

Wenn es darauf ankommt, können Wissenschaftler fast jedes Gericht zum Allheilmittel deklarieren. Deshalb: Essen Sie alles und möglichst vielseitig, dann können Sie wenig falsch machen.

Sogar Pizza kann man sich schön forschen.[39] Mailänder Wissenschaftler haben tausend Patienten zu ihren Ernährungsgewohnheiten befragt – fünfhundert hatten einen Infarkt, die anderen fünfhundert waren aus anderen Gründen in der Klinik. Dabei zeigte sich, dass das Herzinfarktrisiko bereits bei gelegentlichem Pizzaverzehr um 22 Prozent sank, bei regelmäßigem Genuss sogar um 38 Prozent.

Die Fachwelt weiß, dass die Verteilung der Herz-Kreislauf-Leiden in Europa unregelmäßigen Gesetzen folgt. Während in Schottland mehr als dreihundert von hunderttausend Einwohnern jedes Jahr einen Infarkt erleiden, sind es in Südfrankreich nur fünfzig jährlich. »Französisches Paradox« heißt dieses Phänomen, denn auch die Franzosen ernähren sich cholesterinreich und fettig. Jetzt also das »italienische Rätsel«?

Für Ernährungswissenschaftler war die Pizza-Studie ein gefundenes Fressen. Jorge Gómez-Aracena von der Universität Málaga fand das Ergebnis nicht überraschend, schließlich seien in der Pizza – wie auch im spanischen Nationalgericht Gazpacho – viele Tomaten enthalten, in denen hohe Konzentrationen an Lycopenen vorkämen. Diese haben antioxidative Eigenschaften und könnten deshalb vor Herzinfarkt schützen. Mag sein, aber wichtiger als diese Laborbefunde ist, wie gegessen wird. Das heitere Mahl in beschwingter Runde, wo in Italien eben häufig Pizza gegessen wird, hat günstigere Auswirkungen auf die Gesundheit als mancher Vitamin- und Rohkostcocktail. Bei einem entspannten Essen ist die Konzentration der Stresshormone niedriger. Kein Wunder, dass sowohl in Frankreich als auch in Italien, wo das Essen einen zentralen Stellenwert im Alltag einnimmt und in gelassener und freudiger Atmosphäre stattfindet, die Herz-Kreislauf-Erkrankungen seltener sind als in nördlicheren Ländern.

Was nehmen eigentlich die Franzosen zu sich? Wildschwein, Gänseleber, Baguette, Rillette und Unmengen von Wein – alles Dinge, die nach herkömmlicher Ernährungslehre schwer und fett und ungesund sind und die Arterien zukleistern müssten. Liegt es womöglich an den Fröschen und Schnecken auf dem französischen Speiseplan, deren Wirkung als Gefäßöffner bislang nur noch nicht ausreichend im Labor erforscht wurde?

Nein, es ist vielmehr die Bedeutung, die dem Essen und dem gemeinsamen Mahl zugeteilt wird, die französische Herzen und Adern schont. Es wird zelebriert, gemeinsam am Tisch zu sitzen und Speisefolgen aufzutragen. Es wird gelacht, erzählt, Gemeinschaft gefeiert, auch wenn dieses Klischeebild vom südländischen Mahl in der Großfamilie längst nicht mehr für alle Regionen am Mittelmeer zutreffend ist.

In vielen deutschen Kliniken wird verfetteten, vereinsamten Menschen mit verkalkten Gefäßen stereotyp »mediterrane Ernährung« empfohlen, um gesund zu bleiben. Gut gemeinte Ernährungstipps und eine schwärmerische Italiensehnsucht kommen hier zusammen. Wer sich jeden Tag missmutig ein paar Löffel kalt gepresstes Olivenöl einflößt, der wird davon jedoch gewiss keinen gesundheitlichen Nutzen haben. Besser würde auf dem ärztlichen Rezept stehen: »Laden Sie ein paar Freunde zu Schweinebraten, Nudelauflauf oder Eintopf zu sich nach Hause ein und lassen Sie es sich nach Herzenslust schmecken.«

## Vermeiden Sie Trennungen,
## denn erneut heiraten hilft nicht immer

Auch wenn es Eheleute nicht gerne hören: Der normale Wahnsinn in einer Partnerschaft ist gesund. Wenn sich Mann und Frau
den Alltag nicht ständig zur Hölle machen, bleiben Paare eher
von Krankheiten verschont und leben länger. Scheidungen oder
ein Dasein als Single sind hingegen Gift für das Wohlbefinden.
Forscherinnen der University of Chicago und der Johns Hop-
kins University in Baltimore haben gezeigt, dass Trennung oder
der Tod des Partners noch lange nachwirken können und gesundheitliche Nachteile auch durch Wiederheirat nicht ausgeglichen werden.[40]
»Unter denjenigen, die aktuell verheiratet sind, geht es den ehe-
mals Geschiedenen gesundheitlich deutlich schlechter«, sagt
die Soziologin und Altersforscherin Linda Waite. »Wer nicht
erneut heiratet, dem geht es noch schlechter.« Waite hat gemeinsam mit der Gesundheitswissenschaftlerin Mary Elizabeth
Hughes mehr als 8000 Männer und Frauen im Alter zwischen
51 und 61 Jahren untersucht.
In zahlreichen Studien ist bereits gezeigt worden, dass die Ehe
sowie ein großer Freundeskreis und gemeinschaftliche Aktivitäten die Gesundheit fördern und das Leben verlängern. Soziale
Isolation hingegen macht krank. Die beiden Wissenschaftlerin-
nen analysierten in ihrer Studie zusätzlich, wie es sich auf die
Gesundheit auswirkte, wenn die Partnerschaft endete und da-
nach einer der beiden wieder heiratete. Demnach waren unter
den Geschiedenen und Verwitweten die Herzerkrankungen,
Diabetes, Krebs und andere chronische Leiden um zwanzig
Prozent häufiger als unter Eheleuten. Schwierigkeiten beim
Treppensteigen oder Gehen sowie andere Einschränkungen der
Mobilität kamen bei den Getrennten ebenfalls deutlich häufiger
vor.
Wer nach einer Scheidung oder dem Tod des Partners wieder

heiratete, dem ging es dadurch gesundheitlich auch nicht viel besser. Im Vergleich zur Gruppe derer, die keine Trennung hinter sich hatten, waren unter den Wiederverheirateten deutlich mehr Teilnehmer in ihrer Beweglichkeit eingeschränkt und litten häufiger unter chronischen Erkrankungen.»Veränderte Lebensbedingungen scheinen sich akut auf die Stärke von Leiden wie einer Depression auszuwirken«, sagt Linda Waite.»Im Gegensatz dazu entwickeln sich Krankheiten wie Diabetes oder Herzschwäche viel langsamer.« Durch so einschneidende Erfahrungen wie eine Trennung kann die Gesundheit dauerhaft beeinträchtigt bleiben, auch wenn die Person später erneut heiraten sollte.»Die Ehe ist fast für jeden Menschen ein Gewinn, und man kann nur verlieren, wenn sie endet«, sagt Waite.

## Freundlich streiten – aber nicht bis aufs Blut

Manchmal reizen sich Menschen, die sich lieben oder mal geliebt haben, bis aufs Blut. Das ist nicht gesund. Es belastet nicht nur die Beziehung, sondern auch den Organismus. Es ist ein Irrtum, dass es dem Körper wohltut,»Dampf abzulassen«. Meist fühlt man sich hinterher nur schlechter. Das hat nichts damit zu tun, dass es nicht wichtig sein kann, sich auszusprechen – das hilft den meisten Menschen sehr wohl. Schreie, Flüche und Beschimpfungen haben aber noch keine Partnerschaft gekittet. Und dem Wohlbefinden schaden sie nur.

Man hat untersucht, wie sich der Streit zwischen Paaren auf den Körper auswirkt.[41] Stress ist demnach sogar schlecht für die Wundheilung. Um dies zu erforschen, wurden Ehepaare zu zwei Terminen in die Klinik einbestellt. In beiden Fällen wurden ihnen kleine Wunden am Arm zugefügt. Das erste Mal bekamen sie eine unterstützende Beratung von Psychologen, wie sie etwaige Paarprobleme besser lösen konnten. Beim zweiten Mal wurden sie aufgefordert, sich über ein heikles Thema ihrer

Beziehung zu unterhalten, woraus sich fast immer ein Streit, zumindest aber eine hitzige und aggressive Diskussion entwickelte.

Egal, wie sich die Paare während der Beratung oder im Streit verhielten, bei allen heilten die Wunden nach den unterstützenden Gesprächen besser und schneller wieder zu. Die Blutgerinnung und das Abwehrsystem waren aktiviert, Stressmoleküle ließen sich nur in geringen Maßen im Körper feststellen. Nach dem Streit lief das Alarm- und Kampfsystem des Körpers hingegen auf Hochtouren: Die Wunden heilten langsamer zu und feindliche Erreger konnten nicht so gut mit bordeigenen Mitteln bekämpft werden.

Besonders interessant war allerdings, dass die Wundheilung bei Paaren, die sich auch in der Auseinandersetzung freundlich und zugewandt verhielten, kaum beeinträchtigt war. Wer jedoch feindselig und verletzend, ärgerlich und aggressiv gegenüber dem anderen auftrat, bei dem blieben die Wunden länger bestehen. Der Fortschritt der Wundheilung bei den Streithähnen unter den Paaren betrug nur sechzig Prozent im Vergleich zu jenen, die sich auch gegenseitig ihre Wertschätzung zeigten, wenn sie anderer Meinung waren.

Im Blut zirkulieren Botenstoffe, die als Zytokine bezeichnet werden. Sie heißen beispielsweise Interleukin-6, Tumornekrosefaktor-alpha und Interleukin-1beta. Sie halten Entzündungen aufrecht und beeinträchtigen die Abwehrkraft des Organismus. Bei den feindseligen Paaren waren sie auch noch am Morgen nach dem Streit erhöht. Dieser Mechanismus erklärt, warum es bei feindseligen Paaren in doppelter Hinsicht zutrifft, dass Konfliktherde weiter lodern und Verletzungen nicht so schnell heilen.

Auch bei Menschen, die sich unabhängig vom Partner häufig ärgern und ihren Ärger nicht unter Kontrolle haben, dauert es übrigens länger, bis eine Wunde verheilt ist.[42] Forscher von der Universität Ohio untersuchten Freiwillige, die bereit waren, sich auf dem Unterarm kleine Brandwunden setzen zu lassen. Die nächsten acht Tage wurden die Entzündungswerte, die Abwehrreaktion und die Wundheilung bei den Probanden beobachtet. Wer seinen Ärger nicht im Griff hatte und häufig wütend, gereizt und aggressiv reagierte, bei dem bildete sich der Schorf langsamer und es dauerte länger, bis die Wunde wieder verheilt war. Die feindseligen Teilnehmer hatten erhöhte Kortisonspiegel und auch andere Stresswerte im Blut waren bei ihnen angestiegen. »Es sind zwar mechanistische Beweise, aber sie zeigen, wie empfindlich unser Körper und besonders die Wundheilung auf Stress im Alltag reagieren.« Man vermutet, dass die rasche Wirkung von Ärger und Aggression auf die Wundheilung auch ein Zeichen dafür ist, wie negative Gefühle, Stress und Unzufriedenheit im Körper eine Kaskade von Reaktionen auslösen, die andere Erkrankungen wahrscheinlicher machen.

## Wenn die Liebe schwindet

Er hat schlechte Laune, weil er sich immer noch nicht getraut hat, seinen Chef um ein klärendes Gespräch zu bitten. Sie ist genervt, weil sie sich mit einer Kollegin gestritten hat. Beide hatten einen furchtbar anstrengenden Tag. Beiden täte jetzt Entspannung gut und vor allem ein freundliches Wort des Partners. Sie erhoffen sich einen liebevollen Abend, aber dummerweise erleben sie das Gegenteil. Erst gehen sich beide aus dem Weg, dann kommt es zum Zusammenprall.

Sie macht ihm Vorwürfe, dass er sich zu wenig um das gemeinsame Zusammenleben kümmert, nach sieben Jahren Gemeinsamkeit sei er nicht mehr aufmerksam und vernachlässige die Beziehung. Er wird erst ironisch, dann zynisch und sagt Gemeinheiten zu ihr. Sie wird wütend, schreit ihn an und knallt die Tür zu. Beiden tut die Auseinandersetzung nicht gut. Er merkt, wie sich bei jeder weiteren Bemerkung seine Brust zusammenzieht, auch in der Magengegend ist ihm nicht wohl. Ihr hat es längst die Kehle zugeschnürt und sie ringt nach Atem. Ihr Puls rast. Später wird sie lange wach liegen und nicht einschlafen können.

In solchen Momenten ist eine Partnerschaft alles andere als gesund. Aggressionen sind Gift für Herz und Seele. Leider haben viele Paare mit der Zeit spezielle Rituale entwickelt, wie sie sich besonders arglistig demütigen und ärgern und sich gegenseitig das Leben zur Hölle machen. Dass Menschen, die in einer Paarbeziehung leben, seltener krank werden als Singles und ihre Lebenserwartung höher ist, stimmt zwar und ist schon in zahlreichen Untersuchungen belegt worden. Offenbar spricht dies dafür, dass sich die meisten Menschen in Partnerschaften unterstützen und bereichern.

Menschen in einer Paarbeziehung sind aber nur dann gesünder, wenn Liebe, Zuneigung und Aufmerksamkeit das Miteinander bestimmen und nicht Missgunst, Wut oder gar Hass. Liebe, Herzlichkeit und das Gefühl, von Freunden umgeben zu sein, können im Körper wahre Wunderdinge ausrichten. Verachtung und Verärgerung führen aber zum Gegenteil. Negative Emotionen zerstören die Gesundheit und haben schlechten Einfluss auf viele Körperfunktionen.

Wenn ein Paar nicht mehr harmoniert, schlägt sich das besonders negativ auf das Herz nieder. Mediziner und Epidemiologen aus London haben gezeigt, dass unglückliche Beziehungen auf Dauer das Herz schädigen können.[43] Dazu untersuchten sie mehr als neuntausend britische Beamte und erhoben genau, wie diese ihre Partnerschaft einschätzten. So wurde erfragt, ob die Beamten sich in ihrer Beziehung aufgehoben fühlten und von ihrem Partner emotionale wie praktische Unterstützung erfuhren oder ob das Verhältnis eher feindselig, gereizt und aggressiv war. Zusätzlich wurde erfasst, unter welchen anderen psychischen Belastungen, etwa im Beruf, die Teilnehmer litten sowie ob sie übergewichtig waren, rauchten und über Bluthochdruck klagten. Über einen Zeitraum von mehr als zwölf Jahren beobachteten die Wissenschaftler, wie es den Versuchsteilnehmern erging. Wer über eine miese Beziehung klagte, mit seinem Partner auf Kriegsfuß stand und nicht von Liebe, sondern von Aggressionen erfüllt war, bei dem war das Risiko für einen Herzinfarkt um ein Drittel höher im Vergleich zu den ausgeglichenen Versuchsteilnehmern. Wurden diejenigen aus der Analyse ausgeschlossen, die unabhängig vom Zustand ihrer Partnerschaft sowieso meistens negative Gefühle hegten, bestand immer noch ein um 25 Prozent erhöhtes Risiko für einen Herzschlag, wenn die Partnerschaft nur noch einem Scherbenhaufen glich. Dieser Zusammenhang galt unabhängig von Einkommen und Ausbildungsgrad.

Dass ein Streit wie ein klärendes Gewitter in einer Beziehung wirkt, stimmt nur, wenn anschließend nicht weiter Groll gegen den Partner gehegt wird. Überwiegen jedoch dauerhaft Empfindungen wie Ärger und Abneigung, macht die Partnerschaft krank. Sich gar nicht mehr zu streiten ist allerdings auch nicht gesund. Wer sich so gleichgültig ist, dass ihn die unterschiedlichen Ansichten in seiner Partnerschaft kaltlassen, hat sich emotional längst daraus verabschiedet. Eine derartige Teilnahmslosigkeit tut weder dem Partner noch der eigenen Gesundheit gut.

# Neun gesunde Tatsachen über die Liebe

1 Zärtlichkeit und freundliche Zuwendung in der Partnerschaft senken den Blutdruck und beugen so Infarkten und Schlaganfällen vor.

2 Wer das Gefühl hat, geliebt und geachtet zu werden, wird seltener krank und erleidet seltener einen Herzschlag oder ein Zwölffingerdarmge-schwür.

3 Frauen mit Brustkrebs leben länger, wenn sie von ihrem Partner geschätzt werden.

4 Wer sich vernachlässigt fühlt, leidet öfter an Husten, Schnupfen, Heiser-keit und anderen banalen Infekten.

5 Wer sich um Haustiere oder Zimmerpflanzen kümmert, genießt allein dadurch bereits einen Schutz vor Herzinfarkt, Schlaganfall und anderen Zivilisationskrankheiten.

6 Verliebte unterdrücken diejenigen Hirnregionen, die besonders aktiv sind, wenn negative Gefühle vorherrschen.

7 Das »Kuschelhormon« Oxytocin wirkt bei Stress beruhigend und stabili-sierend und aktiviert das körpereigene Belohnungssystem.

8 Küssen und Zärtlichkeit stärken das Abwehrsystem und fördern die Gesundheit, gleichzeitig wird Stress besser abgebaut und verarbeitet.

9 Ausgelassen mit Freunden zu essen und zu feiern ist gesünder als jede Diät.

# Gedanken und Gefühle, die helfen können

Mark Twain übernachtete an einem heißen Sommertag in einem billigen Hotel im US-Staat Mississippi. Die Nacht war schwül und drückend warm, die Luft in seinem Zimmer stickig. Der Schriftsteller war verschwitzt und wälzte sich im Bett hin und her, ohne in den Schlaf zu finden. Nach einigen Stunden war er so verzweifelt, weil er nicht schlafen konnte, dass er einen Schuh gegen das Fenster warf. Nachdem das Glas zersprungen war, spürte er sofort einen kühlen Windhauch vom nahen Mississippi und schlief ein.

Am nächsten Morgen wachte Twain erholt nach tiefem Schlaf auf. Er sah, dass er mit seinem Schuh lediglich das Glas eines Spiegels zerbrochen hatte. Das Fenster war noch immer geschlossen und intakt. Der Schöpfer von Tom Sawyer und Huckleberry Finn hatte sich allein durch die Kraft seiner Gedanken Kühlung und anschließend Schlaf verschafft.

Man muss kein phantasiebegabter Schriftsteller sein, um ähnliche Wirkungen erzielen zu können. Ärzte bekommen von Patienten immer wieder eine ähnliche Begebenheit wie die folgende erzählt: Ein Herzkranker war im Urlaub unterwegs und darauf angewiesen, seine Medikamente immer griffbereit in der Nähe zu haben. Als der Patient gerade am Strand entlangspazierte, spürte er Beschwerden und schickte seine Frau zum Lagerplatz, um die Tabletten zu holen. Die Beschwerden ließen nach, sobald er nur von ferne sah, dass sie die Schachtel mit Tabletten in die Höhe hielt – auch wenn es sich dabei um eine Packung Papiertaschentücher handelte, mit der sie winkte.

Es gibt viele Möglichkeiten, allein durch die Kraft der Gedanken und Gefühle Linderung zu erfahren oder sogar geheilt zu werden. Einige davon werden hier beschrieben. Natürlich tragen schon ein bisschen angenehmere äußere Umstände dazu bei, dass es den Menschen besser geht. Wissenschaftler haben entdeckt, dass sich Patienten schneller von einer Operation der Gallenblase erholen, wenn sie aus dem Krankenzimmer in einen Park schauen und nicht auf einen Parkplatz.

## Heilende Worte finden

Es gibt Ärzte, die überzeugen durch ihr Auftreten und ihr Einfühlungsvermögen so sehr, dass sie Patienten alles Mögliche verordnen und verschreiben können, und es geht den Kranken hinterher besser. Andere Mediziner kennen die neuesten Erkenntnisse aus den weltweit besten Fachzeitschriften wie dem »New England Journal of Medicine« oder dem »Lancet« und behandeln ihre Patienten nach den aktuellen wissenschaftlichen Leitlinien, können aber dennoch keine Erfolge erzielen. Ohne sich auf die Patienten einzulassen, ihnen zuzuhören und ihre tatsächlichen Sorgen und Probleme zu erkennen, verliert die moderne Medizin an Wert und Wirksamkeit. Das ist den meisten Ärzten zwar theoretisch bekannt, wird in der Praxis aber längst nicht ausreichend beachtet.

Manchmal kommt den Ärzten bei der Heilung allerdings auch der Zufall zu Hilfe. Der Kardiologe Bernard Lown berichtet von einem Patienten, dem es nach medizinischen Maßstäben sehr schlecht ging. Sein Herzmuskel war extrem ausgeleiert und geschwächt, das Team in der Klinik rechnete täglich mit dem Tod des Patienten – Lown beschreibt die Ärzte bei der täglichen Visite als einen »betretenen Haufen von Leichenbestattern«. Eines Tages habe Lown, der als Chefarzt die Station leitete, den Kranken mit dem Stethoskop abgehört und etwas im Fachjargon der Mediziner zu seinen Mitarbeitern gemurmelt. Schon bald darauf hat sich der Zustand des Patienten erstaunlicherweise gebessert. Von Tag zu Tag sah man die Fortschritte und eine Woche später wurde der Patient bereits entlassen. Die Ärzte, die fest an die Prinzipien der wissenschaftlichen Medizin glaubten, sprachen von einem Wunder. Ein halbes Jahr später kam der Patient zu einem Kontrolltermin in Doktor Lowns Praxis und klärte ihn über die vermeintliche Wunderheilung auf. Der Kranke hatte aus der Unterhaltung der Ärzte während der Visite damals Kraft geschöpft. Er erinnerte sich, wie Lown nach dem Abhören zu seinen Kollegen gesagt hatte, dass sich das Herz des Patienten nun im Galopp-Rhythmus befinde. Für Kardiologen ist das ein schlechtes Zeichen – das Herz macht jetzt, was es will, und der Rhythmus ist mit Medikamenten kaum noch in den Griff zu bekommen – ebenso wenig wie ein Pferd, das im Galopp durchgeht. Was für die Ärzte ein eindeutiges Alarmsignal war, empfand der Patient jedoch als Ermutigung. Wenn es noch zu einem kräftigen Galopp fähig sei, wie die Ärzte es hier während der Visite sagten, dachte sich der Patient, habe er ja wohl ein Herz wie ein Pferd. Der Patient glaubte deshalb, dass er im Krankenhaus nichts mehr verloren hatte, und machte sich daran, schnell wieder gesund zu werden.

Von dem erfahrenen Arzt Lown ist noch eine weitere heilsame Technik überliefert, die er bei Patienten mit einer Verengung der Herzkranzgefäße angewendet hat, damit es ihnen wieder besser ging. Nach der Untersuchung bat er den Patienten und seinen Ehepartner zu einer ausführlichen Besprechung und schilderte ihnen die Möglichkeit von Komplikationen der Krankheit und auch, dass ein plötzlicher Herztod nicht auszuschließen sei. Danach herrschte zumeist ein Moment der Stille.

Lown nahm dann das Gespräch wieder auf und erklärte dem Patienten, dass er mit ihm nur über dieses Thema gesprochen habe, weil es aus seiner Sicht völlig ausgeschlossen sei, dass der Patient in den nächsten Jahren an einem plötzlichen Herztod sterben würde. Anschließend bekräftigte er diese Einschätzung, da noch keiner seiner Patienten mit einem ähnlichen Untersuchungsergebnis plötzlich gestorben sei. »Diese außerordentlich günstigen Befunde sind die Basis für mein Vertrauen, Ihnen eine gute Prognose stellen zu dürfen.«

Lown sagte das natürlich nur zu jenen Patienten, bei denen er sicher war, dass sie trotz ihrer Herzprobleme tatsächlich eine günstige Prognose hatten. Er sagte es auch nur, wenn er es ernst meinte, dass der Patient wenig zu befürchten hatte. Es scheint gewirkt zu haben, denn eine seiner Sekretärinnen fragte Lown eines Tages, ob er seinen Patienten Haschisch verschreiben würde. Der Arzt verstand die Frage zunächst nicht, bis die Sekretärin ihm erklärte, dass viele Patienten das Arztzimmer wie auf Wolken verlassen würden. Sie erkundigten sich nach dem besten Restaurant der Stadt und wollten nach dem Arztbesuch erst mal feiern.

## Optimismus ist gesund

Mit einer rosaroten Brille lebt es sich nicht nur leichter, sondern auch länger und gesünder. Gemeint ist nicht oberflächliche oder gespielte Zuversicht, sondern eine zugewandte, freundliche und von Vertrauen geprägte Lebenseinstellung. Dieser Zusammenhang scheint mittlerweile wissenschaftlich in vielerlei Hinsicht erwiesen zu sein. Wer positiv in die Zukunft sieht, wird seltener herzkrank und stirbt auch später. Amerikanische Ärzte haben diesen Zusammenhang im Jahr 2009 in der bisher größten Untersuchung dieser Art gezeigt – zumindest an Frauen.[44]

Frauen, die zynisch, misstrauisch und feindselig durchs Leben gehen, haben im Gegensatz zu den optimistischen Frauen hingegen eine geringere Lebenserwartung. »Als Ärztin schätze ich es natürlich sowieso, wenn Menschen nicht negativ eingestellt sind«, sagt Hilary Tindle, eine der Autorinnen. »Jetzt gibt es endlich etliche wissenschaftliche Belege dafür, dass eine negative Einstellung schlecht für die Gesundheit ist.«

Das Ärzteteam um Tindle von der Universität Pittsburgh hatte knapp hunderttausend gesunde Frauen im Alter zwischen 50 und 79 Jahren in ihre Untersuchung einbezogen. Die Frauen sind in der Women's Health Initiative (WHI) erfasst worden, der weltweit größten Studie zur Frauengesundheit, in der seit 1991 Krebs, Herzleiden, Osteoporose und der Einfluss der Hormonbehandlung untersucht werden. Die optimistischen Frauen hatten im Vergleich zu den pessimistischen ein um neun Prozent geringeres Risiko für eine Herz-Kreislauf-Erkrankung.

Eine positive Lebenseinstellung bewahrte sie sogar vor einem vorzeitigen Tod – während der achtjährigen Beobachtungsphase starben 14 Prozent weniger der optimistischen Frauen. Wer zynisch und feindselig war, hatte hingegen ein um 16 Prozent erhöhtes Risiko, im Verlauf der Studie zu sterben. »Es ist ein Teufelskreis: Wenn man böse in die Welt schaut, schaut die Welt irgendwann auch böse zurück«, sagt Carl Scheidt, Arzt für Psychosomatik in Freiburg. »Wer negativ ist, auf den reagieren die Leute mit der Zeit negativ und ihm widerfährt dann tatsächlich auch Garstiges.«

Ob die Teilnehmerinnen zu den Optimistinnen oder Pessimistinnen zählten, wurde in der Untersuchung anhand eines Fragebogens ermittelt. Wer die Beschreibung, »in unsicheren Zeiten erwarte ich trotzdem meist das Beste«, für sich für zutreffend hielt, galt als optimistisch. Wer hingegen den Behauptungen »Wenn etwas bei mir schiefgehen kann, geht es auch schief« oder »Es ist besser, niemandem zu trauen« zustimmte, wurde zu den Pessimisten gezählt. »Jeder von uns ist täglich mit einer Menge Herausforderungen konfrontiert«, sagt Peter Henningsen, Chefarzt der Psychosomatik an der Technischen Universität München. »Wer dann mit negativen Gefühlen reagiert und enttäuscht, gekränkt oder hoffnungslos ist, wird häufiger krank und stirbt früher.«

Wie Pessimismus das Leben verkürzen kann und welche körperlichen Mechanismen dazu beitragen, wird noch erforscht. Ärzte aus den Niederlanden haben bereits in den 1990er Jahren gezeigt, dass feindselige und negativ eingestellte Menschen häufiger einen Herzinfarkt erleiden.[45] Das könnte daran liegen, dass bei ihnen offenbar auch die Verkalkung der Gefäße schneller fortschreitet.[46] Die Innenwand der Gefäße ist bei Pessimisten früher und stärker verdickt und verengt. Bei Optimisten bleibt sie hingegen nahezu unverändert. In engen und verdickten Adern lagern sich leichter Zellreste, Cholesterinkristalle und Gerinnsel an. Sie verstopfen daher eher – geschieht dies am Herzen oder im Hirn, kommt es zu einem Infarkt beziehungsweise Schlaganfall.

Eine weitere naheliegende Erklärung für diese Befunde könnte allerdings auch sein, dass Optimisten mehr auf sich achten. Weil sie sich gesundheitsbewusster verhalten, besser ernähren und mehr bewegen, bleiben ihre Adern womöglich länger offen und elastisch. Dies ist aber offenbar nicht der Grund für die weicheren Blutgefäße. Denn auch bei einem ähnlichen Lebensstil und vergleichbaren Gesundheitsverhalten machen die Arterien von Optimisten nicht so schnell dicht wie die von Pessimisten.

Vermutlich liegt das daran, dass die Stressantwort des Körpers auf Belastungen bei Optimisten viel geringer ausfällt. Ihr Adrenalin und Kortison wird nicht so häufig und nicht so massiv ausgeschüttet wie bei Pessimisten. Das fordert Herz und Kreislauf nicht so oft zu einer maximalen Leistung heraus. Wenn das Herz aber häufiger rast und der Druck in den Adern oft ansteigt, sind die als Scherstress bezeichneten Kräfte des Blutstroms, die auf die Gefäßinnenhaut einwirken, stärker. Die Adern verkalken und verstopfen in der Folge schneller.

Zudem gibt es Hinweise dafür, dass im Blut von Optimisten weniger gefährliche Stoffe schwimmen. Blutfette und Entzündungswerte wie das C-reaktive Protein (CRP) werden bei Optimisten nur in kleinen Mengen gemessen. Diese Substanzen tragen ebenfalls dazu bei, dass die Blutgefäße früher dichtmachen.

Warum gerade Feindseligkeit so ungesund ist und sich auf viele

Systeme des Organismus negativ auswirkt, wird von Wissenschaftlern derzeit intensiv diskutiert. Forscher vermuten, dass die Art der geäußerten Gefühle bereits anzeigt, wie der Stress erlebt und bewältigt wird. Nicht nur seelisch, sondern auch körperlich. Im Tierversuch haben Forscher wie der kanadische Neurobiologe Michael Meaney gezeigt, dass Ratten nicht sehr alt werden, wenn ihr Körper schon bei geringen Anforderungen mit einer maximalen Stressantwort reagiert. Die Stresshormone Kortison und Adrenalin werden dann hochreguliert und lassen Herzfrequenz, Atmung und Stoffwechsel auf Hochtouren laufen.

»Es ist plausibel, dass diese Mechanismen dauerhaft auch beim Menschen die Gesundheit beeinträchtigen können«, sagt Peter Henningsen. Wer gereizt, zynisch und garstig reagiert, bei dem läuft offenbar gleichzeitig eine viel höhere Stressreaktion im Körper ab als bei jenen glücklichen Menschen, die freundlich und offen auf andere zugehen und auch dann noch gelassen reagieren können, wenn sie angestrengt sind.

## Zuspruch – ein einfaches und gesundes Rezept

Ärzte, die einmal erfahren haben, wie heilsam ihre Worte sein können, verordnen dieses ebenso einfache wie gesunde Rezept immer wieder. Von dem amerikanischen Internisten Samuel Levine ist bekannt, dass er seine Patienten glaubhaft aufmunterte, auch wenn sie ernsthaft erkrankt waren. Sinngemäß soll er gesagt haben: »Sie sind zwar schwer krank, aber Sie brauchen sich keine Sorgen zu machen. Ich weiß, was mit Ihnen nicht in Ordnung ist und wie ich Sie behandeln muss. Ich weiß, wie ich Sie wiederherstellen kann. Sie werden wieder ganz gesund.« Er hat das nach den Berichten vieler Augenzeugen nicht bloß dahergesagt, sondern er wusste, dass er nur in enger Zusammenarbeit und mit aufrechten Ermutigungen gemeinsam mit den Kranken das Beste erreichen konnte. Etliche Patienten erzählten anderen Ärzten später von ihren positiven Erfahrungen mit diesem Arzt. Dass sie trotz einer seinerzeit bedrohlichen Erkrankung noch lebten, bewies für sie, welche Heilkraft die aufbauenden Worte Levines hatten.

Von einem anderen ebenso ungewöhnlichen wie erstaunlichen Rezept berichtet der bereits erwähnte Kardiologe Bernard Lown.[47] Er behandelte einst einen Patienten mit einer lebensbedrohlichen Erkrankung, einer schweren Herzmuskelentzündung und Herzerweiterung im Endstadium. Der Patient war ständig müde und dem Tode nahe. Wenn er erwachte, schnappte er röchelnd nach Luft. An seinem Bett saß von früh bis spät eine deutlich jüngere Frau, die sich hingebungsvoll um den Patienten kümmerte. Sie gab ihm zu trinken oder richtete das Bettzeug, weil er zu schwach dazu war. Es war seine Geliebte.

Obwohl Lown damit rechnete, dass der Patient bald sterben würde, sagte er zu ihm eines Tages im Scherz: Sie sollten diese Frau heiraten. Der Patient hatte das nicht vorgehabt, da er nicht wollte, dass seine Frau bald nach der Hochzeit als Witwe zurückblieb. Lown entgegnete dem Patienten, dass sein baldiger Tod ja gar nicht klar sei. Der Kranke bedrängte Lown daraufhin, eine Art Vertrag mit ihm zu schließen. Da seine Freundin ihn unbedingt heiraten wollte, sei er dazu bereit – aber nur wenn Lown ihm garantieren würde, dass er trotz seiner Krankheit noch fünf Jahre lebe.

Der Arzt ließ sich erstaunlicherweise darauf ein und schrieb seinem sterbenskranken Patienten eine Art Überlebensgarantie aus. Lown hatte Gewissensbisse wegen des ungewöhnlichen Vorgehens – auch weil er einer jungen Frau Hoffnung auf ein Leben mit einem Todkranken, deutlich älteren Mann gemacht hatte. Der Kranke erholte sich jedoch erstaunlicherweise und wurde bald entlassen. Lown bekam eine freundliche Karte von

der Hochzeitsreise des Paares zugeschickt und verlor die beiden
dann aus den Augen.

Fünf Jahre später kam der Mann erneut zu Lown in die Sprechstunde. Er sah blendend aus, aber da er wusste, dass er nie wieder ganz gesund sein würde, wünschte er sich eine Verlängerung
der Fünf-Jahres-Garantie. Auch diesmal entwarf der Arzt ein
Papier, das dem Patienten bescheinigte, noch weitere fünf Jahre
zu leben. Auch diese Zeit verging, ohne dass der Patient Lown
aufsuchte. Insgesamt waren zehn Jahre nach der ersten lebensbedrohlichen Phase seiner Erkrankung vergangen, als der Kranke wieder zu seinem Arzt kam. Diesmal ging es ihm tatsächlich
schlecht. Jetzt spürte er offenbar, dass er keine weiteren Wunder
erwarten konnte, und bat nicht darum, seine Garantie erneut
verlängert zu bekommen. Lown und die anderen Ärzte im Krankenhaus behandelten ihn und linderten seine Symptome, so gut
es ging. Zwei Jahre später starb er. Der Patient und seine Frau
waren sich einig, dass die zwölf Jahre, die sie gemeinsam erleben konnten, die schönsten in ihrem Leben waren.

Lown erlebte es häufig, dass verängstigte Patienten ihn direkt
nach der Untersuchung um einen baldigen neuen Termin in wenigen Tagen baten. Er riet ihnen dann oft, in zehn Jahren wie-
derzukommen. Falls die Patienten ungläubig zurückfragten, ob
er das ernst meine, entgegnete Lown, dass er nicht den geringsten Zweifel daran habe, dass sie so lange lebten. Einem Patienten wollte er sogar raten, erst in zwanzig Jahren wiederzukom-
men. Nach einiger Überlegung verkürzte der Arzt die Wartezeit
dann doch noch auf zehn Jahre – mit der Begründung, dass er,
Lown, ja schließlich auch nicht mehr der Jüngste sei.

## Dem Tod ein paar Tage abringen

Manche Menschen schaffen es, mit einer lebensbedrohlichen Erkrankung im Endstadium noch ein paar Tage, Wochen, Monate

oder gar Jahre länger zu leben, als es den Ärzten möglich erscheint. Trotzdem gilt nicht die einfache Gleichung: Wer sich nur genug anstrengt und es wirklich will, kann sogar dem Tod noch ein Schnippchen schlagen. Trotz aller Kraft der positiven Gedanken ist es von Glück, Zufall und Schicksal abhängig, ob sich ein vermeintliches Wunder ereignet. Und wer es nicht schafft, dem sollten die Angehörigen keineswegs die Schuld daran geben, nicht stark, gläubig oder positiv genug gewesen zu sein.

Die Statistiken der Todesfälle lassen unterschiedliche Interpretationen zu. Jeder Arzt und viele Menschen haben es schon erlebt, dass ein Sterbenskranker entgegen aller ärztlichen Vermutungen doch noch die Hochzeit des Sohnes, Weihnachten, den eigenen Geburtstag oder ein anderes wichtiges Ereignis erlebt hat und erst danach friedlich gestorben ist. Solche Ereignisse prägen sich Medizinern dauerhafter ein als das »erwartete« Sterben der Menschen, die nicht mehr die großen Feierlichkeiten erleben. Deshalb wird wohl auch häufiger davon erzählt, wenn Menschen dem Tod noch ein Schnippchen geschlagen haben, auch wenn dies selten ist.

Leiden treten an jedem Tag auf, an Feiertagen sogar tendenziell häufiger, weil der Stress dem Herzen wie dem belasteten Organismus insgesamt den Rest geben kann. So wissen Ärzte, dass Festtage wie zum Beispiel der eigene Geburtstag vor allem bei Männern mit einer deutlich höheren Infarktquote verbunden sind. Wie schädlich Festtage sein können, entdeckten amerikanische Forscher, als sie untersuchten, ob Schwerkranke dem Tod noch einige Zeit abgewinnen können, wenn ein großes Ereignis bevorsteht. Zeitungsberichte und Erzählungen aus dem Bekanntenkreis sind voll davon. Auch Ärzte kennen solche Fallgeschichten. Doch offenbar entspringen diese Schilderungen allein dem Wunschdenken, dem Tod noch von der Schippe zu springen, der Realität entsprechen sie in der Mehrzahl nicht.

Krebsforscher von der Ohio State University sind der Frage genauer nachgegangen. Sie haben die Todesbescheinigungen aller

1 269 474 Menschen ausgewertet, die zwischen 1989 und 2000 im US-Bundesstaat Ohio gestorben sind. Da immer wieder entsprechende Mitteilungen über Krebskranke kursieren, konzentrierten sich die Mediziner auf die etwa dreihunderttausend Menschen aus dem Sterberegister, die an einer bösartigen Tumorerkrankung gestorben waren.[48]

Um vielfältige Anlässe für einen möglichen Aufschub der Todesstunde zu erfassen, untersuchten die Forscher, wie viele Menschen um Weihnachten, um Thanksgiving (dem amerikanischen Erntedankfest) und um den eigenen Geburtstag herum gestorben waren. Damit flossen ein christlicher, ein weltlicher und ein persönlicher Feiertag in die Analyse ein, die Todesfälle jeweils eine Woche vor und eine Woche nach dem großen Ereignis umfasste.

Die Ergebnisse sind ernüchternd für all jene, die an eine geradezu übernatürliche Kraft des Willens oder die Heilwirkung christlicher Festtage für alle Menschen glauben. Weder vor Weihnachten noch vor Thanksgiving oder dem eigenen Geburtstag gab es auf die mehr als dreihunderttausend Sterbedaten bezogen weniger Todesfälle. Unter den Schwarzen war die Rate der Todesfälle vor Thanksgiving sogar erhöht, unter den Frauen kam es zu mehr Todesfällen vor dem eigenen Geburtstag.

Das heißt aber nicht, dass es in vielen Einzelfällen nicht doch möglich gewesen ist, dem Tod noch ein paar Tage abzutrotzen. In der Statistik eines gesamten US-Bundesstaates fällt die Kraft der positiven Gedanken bloß nicht mehr auf, auch wenn sie zweifelsohne einigen der Kranken noch ein paar Tage geschenkt hat.

# Wunder gibt es nicht –
## aber überraschende Genesung

»Medizin ist die Kunst, den Patienten die Zeit zu vertreiben, während der Körper mit der Selbstheilung beschäftigt ist.« Diese despektierliche Einschätzung der Heilkunde ist nicht so übertrieben, wie sie auf den ersten Blick erscheinen mag, denn die Natur hat den Menschen mit erstaunlichen Fähigkeiten zur Regeneration ausgestattet. Allerdings ist Medizin auch die Kunst, diese Selbstheilungskräfte mit allen Mitteln zu unterstützen und auf diese Weise die Genesung zu fördern.

Zwar helfen ärztliche Interventionen in vielen Fällen, den Heilungsprozess zu beschleunigen. Erfahrene Ärzte wissen jedoch, dass etliche Krankheiten von allein eine Tendenz zur Selbstbegrenzung haben und keinesfalls den Körper immer stärker zerstören würden, wenn die Medizin nicht eingreift. Manchmal ist dies der Grund für eine überraschende Genesung, die den Betroffenen oder ihren Angehörigen wie eine Wunderheilung vorkommt. Dass ein grippaler Infekt mit Behandlung genauso lange dauert wie ohne, hat sich herumgesprochen. Peer Eysel, Chefarzt der Orthopädie an der Universität Köln, sagt das Gleiche über Rückenschmerzen: »Mit Behandlung dauern sie 14 Tage – ohne zwei Wochen. Meistens wenigstens.«

Bei Krebs können Ärzte viele Spontanheilungen naturwissenschaftlich erklären, auch wenn sie sehr selten vorkommen. »Der Tumor kann absterben, sich zurückbilden oder durch Thrombosen von der Blutversorgung abgekoppelt werden«, sagt Gerhard Ehninger, Vorsitzender der Deutschen Gesellschaft für Hämatologie und Onkologie. Der Krebsexperte kann sich nach drei Jahrzehnten Berufserfahrung jedoch kaum an eine Spontanheilung erinnern. »Man kann auch mit Medikamenten geheilt werden und glaubt dann an ein Wunder«, sagt Ehninger. Wie stark das Leiden erlebt wird, ist aber naturgemäß sehr stark von der psychischen Verfassung des Patienten abhängig.

Was manche Kranke als Wunder empfinden, gehört in den Bereich der subjektiven Wahrnehmung. Immer wenn er angeblichen Wunderheilungen nachging, war die Krankheit vorher nicht dokumentiert und der Heilerfolg konnte nicht nachvollzogen werden, erinnert sich Ehninger. Allerdings kann man die

Kräfte der Psyche auch nicht immer wissenschaftlich nach-
zeichnen – die Wissenschaft ist ja gerade erst dabei, entsprechende Spuren zu erkennen.

Oft führt aber auch die Entlastung von Angst oder anderen
Beschwerden dazu, dass sich Leidende spontan besser fühlen.
Marie-Simon Pierre, die Nonne, die einst durch eine Wunderheilung durch Johannes Paul II. von Parkinson genesen sein
soll, schilderte Symptome, die auch auf andere psychische Beeinträchtigungen hinweisen könnten.

Der Evolutionsforscher Stephen Jay Gould hat selbst erfahren,
wie wundersam der Genesungsprozess verlaufen kann. Er erlebte zwar keine Spontanheilung, sondern einen selten günstigen Krankheitsverlauf. In seinem Buch »Illusion Fortschritt«
schildert der Wissenschaftler, wie bei ihm 1982, als damals
Vierzigjährigem, ein Mesotheliom, das ist ein seltener Krebs
der Bauchhöhle, diagnostiziert wurde.[49] In der Fachliteratur
las Gould nach, dass diese Form von Krebs »ausnahmslos tödlich« verlaufe und seine durchschnittliche Lebenserwartung mit
diesem Tumor acht Monate betragen würde. Als Wissenschaftler verstand er die Fachliteratur, auch wenn er kein Arzt war.

Dann hatte Gould ein »Heureka-Erlebnis mit der Statistik, das
mir viel Hoffnung und Trost verschaffte«, wie er es ausdrückt.
Der Forscher erkannte, dass ein Durchschnittswert von acht
Monaten Überlebenszeit eben auch bedeutet, dass einige Patienten deutlich länger überleben – und er gehörte zu den Glücklichen, in seinem Fall waren es sogar zwanzig Jahre. Gould erklärt sein erstaunlich langes Überleben trotz einer schlechten
Prognose mit einem statistischen Ausrutscher. Womöglich ließ
ihn aber auch die positive Lebenseinstellung länger leben, die
der Forscher gewann, nachdem er sich darüber kundig gemacht
hatte, dass manche Menschen mit seiner Krankheit noch zwanzig Jahre vor sich haben können.

Weil Krankheitsverläufe bei jedem Menschen unterschiedlich
sind, ist es falsch und gefährlich, wenn Ärzte auf die Frage eines

Patienten, wie lange er noch zu leben habe, konkrete Angaben machen. Dass Doktoren darauf entgegnen, »Sie leben noch drei Monate«, sollte eigentlich nur im Witz und nicht in der Wirklichkeit vorkommen. »Die Medizin kann nicht in die Zukunft schauen und keine individuellen Vorhersagen treffen«, sagt Ehninger. »Wir können nur über statistische Streubreiten berichten.« Frühformen mancher Tumor-Krankheiten – etwa des Lungenleidens Sarkoidose oder beim Blutkrebs Morbus Hodgkin – können sich zudem völlig zurückbilden. Wer sich schon dem Tode geweiht sah, hat plötzlich wieder eine nahezu normale Lebenserwartung.

Der Astronom Carl Sagan, 1996 an Krebs gestorben, hat kurz vor seinem Tod ermittelt, dass Experten die Rate für Spontanheilungen bei Krebs auf eins zu zehntausend bis eins zu hunderttausend schätzen. Am Beispiel des französischen Wallfahrtsortes Lourdes zeigte Sagan, dass dort keine Wunderheilungen stattgefunden haben können. Seit 1858 von der Erscheinung der Jungfrau Maria am Rande der Pyrenäen berichtet wurde, sind mehr als hundert Millionen Menschen in der Hoffnung auf Heilung nach Lourdes gepilgert. Die katholische Kirche hat aber nur weniger als hundert Wunderheilungen akzeptiert. Für religiöse Menschen ist das ein betrübliches Ergebnis: Der katholisch akzeptierte »Heilerfolg« von Lourdes liegt damit weit unter der üblichen weltlichen Rate medizinisch erklärbarer Spontanheilungen bei Krebs.

## Große Leistungen mit letzter Kraft

Joe Simpson musste viel erdulden, bis er wieder entspannte Stunden am Pool erleben konnte oder auch nur sicher war, dass sein Leben nicht gleich beendet sein würde. Gemeinsam mit seinem Freund Simon Yates bestieg der Brite 1985 erstmals die Westwand des 6344 Meter hohen Siula Grande in den Anden.

Während des Abstiegs stürzte Simpson fürchterlich. Sein Knie splitterte, der Schienbeinknochen bohrte sich in das Gelenk. Solche Schmerzen sind kaum auszuhalten. Yates wollte Simpson vorsichtig abseilen, doch der stürzte erneut, diesmal über einen Felsvorsprung. Er hing frei am Seil. Nach einer Stunde konnte der Freund, der ihn hielt, die rettende Verbindung nicht länger umklammern. Yates war entkräftet und verzweifelt, haderte, heulte vor Schmerz und Erschöpfung. Und er musste eine furchtbare Entscheidung treffen – er hatte die schreckliche Gewissheit, dass er nicht anders konnte: Er musste das Seil kappen, sonst wäre er mit seinem Bergkameraden gemeinsam in den sicheren Tod gestürzt. Bergsteiger wissen, dass es Momente gibt, in denen sie ihr eigenes Leben nur retten können, wenn sie das des anderen aufgeben.

Yates schnitt das Seil durch. Simpson stürzte zwar, jedoch nicht in den Tod. Wie durch ein Wunder überlebte er erneut – diesmal landete er schwer verletzt in einer Gletscherspalte Dutzende Meter tiefer. Der tiefe Schnee dort hat ihm wohl das Leben gerettet. Simpson konnte nach vielen Stunden sogar einen Ausgang aus der engen Schnee- und Steinspalte finden. Mit zerschmettertem Bein, halb erfroren, kroch er in Richtung Basislager. Sein Martyrium zog sich über Tage hin. Als er nach einer Woche entdeckt wurde, wog er nur noch vierzig Kilogramm und halluzinierte. Unter dem Titel »Sturz ins Leere« schrieb er einen Bestseller über seine Erlebnisse.[50]

Ebenfalls in den Anden hat sich zugetragen, was der Schriftsteller Antoine de Saint-Exupéry in seinem Erlebnisbericht »Wind, Sand und Sterne« von einem Fliegerkollegen schildert.[51] Der Autor des »Kleinen Prinzen«, der sich selbst einmal mit dem Flugzeug über der Sahara verirrt hatte und kurz vor dem Verdursten von Beduinen gerettet wurde, erzählt von Henri Guillaumet, einem Pionier des Postflugs. Am 13. Juni 1930 stürzte dessen kleines Postflugzeug bei schlechtem Wetter in den Anden ab und landete auf dem Kopf. Guillaumet war zwar verletzt, konnte erstaunlicherweise aber noch laufen. Er hatte keinerlei Ausrüstung oder Vorräte dabei und nur eine Pilotenjacke als Schutz gegen die Kälte.

Drei Tage lang stapfte er durch den Schnee. In eisiger Kälte in etwa viertausend Metern, ohne Nahrung und erschöpft. Als er nach immer schwächer werdenden Schritten müde und verzweifelt in den Schnee gefallen war, mit dem Gesicht nach unten, spürte er, dass er nie mehr aufstehen würde, wenn er jetzt nur noch einen Moment länger liegen blieb. Ausgezehrt und mit seinen Kräften am Ende, war er bereit zu sterben. Der Gedanke ängstigte ihn nicht besonders. Er erwartete einen zwar langsamen, dafür aber weitgehend schmerzlosen Tod im Eis.

Guillaumet hatte sich schon auf sein frühes Ende, er war erst 28 Jahre alt, in der Kälte eingerichtet, als er an seine Frau und seine noch jungen Kinder denken musste. Er wusste, dass seine Frau vier Jahre lang auf die Auszahlung der Lebensversicherung würde warten müssen, wenn seine Leiche nicht gefunden wurde. Dieser Gedanke quälte ihn.

Aus Liebe und in Sorge um seine Familie brachte er die Energie auf, gegen sein vermeintlich schon besiegeltes Schicksal anzukämpfen. Er stand auf. Er nahm sich zum Ziel, einen nur etwa fünfzig Meter entfernten Felsen zu erreichen, wo man seinen Leichnam besser sehen könnte. Er schleppte sich nicht nur zu dem Felsen, sondern schaffte es, in einer Woche noch mehr als hundert Kilometer zurückzulegen. Dabei überquerte er drei Berggipfel, bis er ein Dorf erreichte und endlich gerettet wurde. Später sagte er zu Antoine de Saint-Exupéry, der die Geschichte aufschrieb, dass »kein Tier auf sich genommen hätte, was ich getan habe«.

Für akute Krisen wie diese ist der Mensch offenbar eher geschaffen als für chronische. In der Euphorie wie im Leid kann der Mensch einiges aushalten. Jeder kennt das aus dem Sport, wenn ein Mittelstürmer beim Torschuss so schwer gefoult wird, dass ihm die Sehnen reißen oder die Knochen splittern. Trotz-

dem kann er noch kurz jubeln. Es dauert eine Weile, bis er zusammenbricht und wahrnimmt, was gerade mit ihm passiert
ist.

Auch nach einem schweren Verkehrsunfall bewahrt das körpereigene Alarmsystem Menschen vor dem Schlimmsten. Die
hochgepeitschten Adrenalin- und Kortison-Kaskaden dämpfen
den Schmerz. Erstretter kennen das Phänomen, dass schwer
Verletzte zunächst gar nicht über Schmerzen klagen. Das körpereigene Endorphinsystem wird aktiviert und entlässt Opioide
ins Blut, die sonst nur beim Runner's High, dem Orgasmus und
anderen Höhepunkten freigesetzt werden und alle Leiden vergessen lassen.

Dieses Schutzsystem hilft in Extremsituationen, sogar deutlich
längere Durststrecken zu überwinden. Es gibt die ebenso wahre
wie unglaubliche Geschichte der 17-jährigen Juliane Koepcke,
die sich an Heiligabend 1971 gemeinsam mit ihrer Mutter und
knapp hundert weiteren Passagieren und Besatzungsmitgliedern
auf dem Flug von Lima nach Pucallpa befand. Die Maschine
geriet in ein Gewitter und brach auseinander. Die Trümmer der
Maschine kamen im peruanischen Dschungel zu Boden.

Einzig das Mädchen überlebte den Absturz. Sein Schlüsselbein
und das Schienbein waren gebrochen, ein Kreuzband war gerissen. Mit einer solchen Verletzung kann man normalerweise
keinen Meter laufen. Das Mädchen aber schleppte sich elf Tage
lang durch den Urwald, im Minikleid und mit Sandalen, hilflos,
wehrlos, schwer verletzt und ohne Nahrung. Es war wilden Tieren und Unwettern ausgeliefert.

Das Mädchen folgte einem Fluss, abgemagert und von Insekten
zerstochen, bis es von Holzfällern entdeckt wurde. »Durch den
Aufprall hatte ich eine schwere Gehirnerschütterung. Dadurch
waren meine Empfindungen gedämpft, sodass ich weder Angst
noch Schmerz spürte«, sagte Koepcke in einem Interview.[52]
»Der Absturz ist ja etwa fünfzig Kilometer vor der Forschungs-
station passiert, auf der ich mit meinen Eltern zuvor schon ein-

einhalb Jahre gelebt hatte. Als reines Stadtkind hätte ich sicher nicht die elf Tage im Dschungel überlebt. So aber wusste ich, was gefährlich ist und wie man sich verhält.« Die 17-Jährige hat nur Wasser getrunken und eine Tüte Bonbons gegessen, die sie in den Trümmern fand. »Von meinen Verletzungen habe ich kaum etwas gespürt, am belastendsten war für mich die Einsamkeit. Dennoch glaubte ich immer, dass ich da schon wieder rauskommen würde. Ich meinte, man hätte mich bei der Rettungsaktion übersehen.«

Die Erlebnisse von Juliane Koepcke sind auch deshalb so faszinierend, weil sich der Zustand ihrer Beine sofort verschlimmerte, als sie nach elf Tagen im Urwald endlich wieder in Sicherheit war. Es gibt Fernsehaufnahmen, die zeigen, wie sie kurz nach ihrer Rettung zusammenbrach. Ihre Knie schwollen an, sie konnte plötzlich nicht mal mehr ein paar Meter gehen und wurde bald darauf operiert. Sie hatte ja selbst gesagt, dass sie die Verletzungen zuvor kaum gespürt hatte.

Und weil sie nichts davon spüren, sondern überleben wollte, hatte sie die Kraft, sich trotz schwerer Frakturen und fast ohne Nahrung durch den Dschungel zu schleppen. »So deutlich kann man selten sehen, wie viel die Bedeutungserteilung ausmacht – das heißt, ob ein Leiden furchtbare Beschwerden macht oder zumindest für kurze Zeit in den Hintergrund tritt, weil zu überleben viel wichtiger ist«, sagt der Arzt Bernd Hontschik.

## Wärme löst warmherzige Gefühle aus

Wahrscheinlich sollten Ärzte wie Laien die Beschreibungen der Umgangssprache viel ernster nehmen. Schließlich haben viele von ihnen eine Entsprechung in der Physiologie des menschlichen Körpers. Wenn das Blut stockt, ist das nicht nur so dahergesagt. Bei Menschen, die ängstlich oder erschrocken sind, ist die Gerinnung tatsächlich verändert und ihr Blut wird zähflüssiger. Ähnlich sprechend scheint auch der Begriff warmherzig zu sein. Forscher der University of Colorado in Boulder haben jedenfalls gezeigt, dass jemand als freundlicher und offener wahrgenommen wird, wenn er dabei ein warmes Getränk in der Hand hält.[53] Wer einen guten Eindruck machen möchte oder gar ein Herz gewinnen, sollte seinem Gegenüber also lieber einen Kaffee oder Tee anbieten, anstatt ihm ein Eis zu spendieren.

Die positiven Gefühle scheinen in einer Hirnregion verarbeitet zu werden, die Wissenschaftler als Insel bezeichnen. Dort wird in enger Nachbarschaft sowohl der physikalische Eindruck der Temperatur registriert als auch das Gefühl, jemanden als freundlich und warmherzig zu empfinden. Sobald Testpersonen aber ein kaltes Getränk in der Hand halten, stufen sie ihr Gegenüber gleich nicht mehr als so positiv ein. »Die doppelte Bedeutung des Wortes warm ist wahrscheinlich kein Zufall«, sagt Lawrence Williams, der die Untersuchung geleitet hat. »Auch wenn wir nicht an die physikalische Wärme denken, wenn wir jemanden als warm beschreiben.«

Um den Zusammenhang zwischen Wärme und Warmherzigkeit zu überprüfen, wählten die Wissenschaftler einen originellen Versuchsaufbau. Sie ließen die freiwilligen Teilnehmer ihrer Studie von einer Mitarbeiterin abholen, die schwer mit Büchern und Papieren beladen war. Dann ging es gemeinsam im Aufzug in den vierten Stock. In einigen Fällen trug die Mitarbeiterin noch zusätzlich ein Getränk bei sich – mal einen Kaffee, mal einen Eiskaffee. Zwischendurch bat sie die Probanden, das Getränk kurz für sie zu halten, um ihren Stapel besser fassen zu können.

Im Versuchsraum angekommen, wurden den Teilnehmern verschiedene fiktive Charaktere beschrieben, die sie anschließend beurteilen sollten. Wer zuvor einen warmen Kaffee in der Hand gehalten hatte, wählte in der Beschreibung deutlich häufiger positive Eigenschaften wie warmherzig und freundlich aus als jene Probanden, die im Aufzug den Eiskaffee tragen mussten.

Dass jemand mit negativer Ausstrahlung als kalt oder gar kaltherzig beschrieben wird, während warm und warmherzig grundsätzlich als freundliche Attribute gelten, wurde schon 1946 in einem Experiment des Soziologen Solomon Asch gezeigt. Die Probanden wurden seinerzeit in zwei Gruppen eingeteilt und bekamen Listen vorgelegt, in denen verschiedene Eigenschaften von Personen beschrieben wurden. Viele der Beschreibungen waren identisch für beide Gruppen – mit der Ausnahme, dass für eine Gruppe zusätzlich die Eigenschaft kalt, für die andere Gruppe die Eigenschaft warm als Charakteristikum zugeordnet wurde.

Die Versuchsteilnehmer sollten den Charakteren anschließend weitere Merkmale zuschreiben. Wer als warm galt, wurde mit Begriffen wie glücklich, freundlich, humorvoll und großzügig charakterisiert. Tauchte hingegen das Wort kalt auf, galten die Charaktere in der Beurteilung durch die Testpersonen als rücksichtslos, geizig und missmutig.

## Mehr Kraft durch schönen Schein

Der junge Mann schien ungeahnte Kräfte zu entwickeln. Hatte er seine Beine zuvor nur fünfmal strecken können, bezwang er die Aufgabe an dem Fitnessgerät nun immerhin achtmal. Das musste an dem starken Kaffee liegen, den es zwischendurch zu trinken gab. Zumindest glaubte er das.

Dabei hatte er ein Getränk zu sich genommen, das zwar wie Kaffee schmeckte, aber weder Koffein noch irgendeinen anderen stimulierenden oder gar kräftigenden Wirkstoff enthielt. Die Forscher, die ihre Probanden im Kraftraum schwitzen ließen, wollten bei ihnen lediglich die Illusion erzeugen, dass Koffein die Leistung steigere. Deshalb reduzierten sie während der ersten Schlucke auch unbemerkt die Gewichte. Als der Widerstand der Kraftmaschine später wieder auf den ursprünglichen Wert erhöht wurde, gelang es allen Versuchsteilnehmern, die Beine häufiger gegen Widerstand zu strecken. Das gute Gefühl verlieh ihnen Stärke. Der Placeboeffekt hatte zugeschlagen.[54] »Placebos können so effektiv wirken wie Doping – aber sie sind legal«, sagt Fabrizio Benedetti, Neurowissenschaftler aus Turin, der die Untersuchung geleitet hat. In vielen Versuchen konnte der Forscher bereits zeigen, wie die Erwartung der Patienten ihre Leistung oder den Erfolg einer Therapie steigert. Benedetti ist überzeugt: »Es geht ganz ohne Medikamente.« Wer glaubt, er habe ein kraftsteigerndes Mittel getrunken, leistet auch mehr – an Benedettis Fitnessgeräten zeigt sich die ungeheure Kraft von Stoffen, die nur aus Sicht derjenigen wirken, die sie trinken.

Die Medizin kennt das Phänomen bereits seit vielen Jahrtausenden, früher setzten Heiler und Ärzte den Placeboeffekt sogar gezielt ein. Sie verordneten ihren Patienten Kuren, die im besten Fall pharmakologisch unwirksam, im schlechtesten Fall sogar gefährlich waren, und betonten zugleich theatralisch deren Wirksamkeit. Willig schluckten die Kranken Arsen, bleihaltige Tinkturen oder Urin – und hatten, sofern sie es überlebten, das Gefühl, durch eine wundersame Arznei wieder genesen zu sein.

Heute sehen viele Ärzte im Placeboeffekt allenfalls eine nebulöse Nebenwirkung, die sich nicht steuern lässt und die klare Beziehung von Ursache und Wirkung stört. Für die meisten Patienten ist der Begriff Placebo sogar noch negativer besetzt und gleichbedeutend mit wirkungslos.

Dabei fühlen sich Patienten in Deutschland von ihrem Arzt häufig nicht verstanden und zu schnell abgefertigt. Das sind keine Vorurteile, sondern dies zeigt sich immer wieder in Umfragen oder Studien. Demnach lassen sich Mediziner durchschnittlich weniger als acht Minuten Zeit pro Patient. 46 Prozent der Patienten sagen, dass sie von ihrem Arzt nie oder selten über die Ziele der Behandlung aufgeklärt werden. Das ist nicht nur ein

Ärgernis, es gefährdet auch den Behandlungserfolg. Denn Ärzte wissen seit langem, dass ein gutes Verhältnis zwischen Therapeut und Patient entscheidend zur Heilung beiträgt.

Kinder machen es vor. Sie zeigen immer wieder, welch enorme Wirkungen das richtige Mittel zur richtigen Zeit haben kann. Eben heulen sie noch, doch kaum bekommen sie ein Bonbon, ist ihre Pein wie durch ein Wunder verflogen. »Das sind die wahren Zuckerpillen«, sagt Raúl de la Fuente-Fernández, Hirnforscher aus dem spanischen Ferrol. Er spielt damit auf den geschmacks- und wirkungslosen Zucker an, aus dem Placebopillen gewöhnlich hergestellt werden. Auch ohne etwas zu schlucken, erfahren Kinder oft schnelle Linderung. Es kommt eben nicht auf die Inhaltsstoffe an. Wichtiger für Heilerfolg und Tränenstopp sind Zuwendung und Trost, die mit verabreicht werden. Ein Pflaster hat im Vorschul- und Grundschulalter oft noch erstaunlichere Wirkungen.

## Die Spuren hoffnungsvoller Erwartung

Inzwischen wissen Forscher sehr genau, dass Placebos nicht gleichbedeutend mit einer fehlenden Wirkung sind, im Gegenteil. Dafür spricht auch, dass sie im Hirnstoffwechsel reale Spuren hinterlassen. »Die sozialen und psychischen Reize durch Placebos wirken häufig an denselben Rezeptoren und über dieselben Mechanismen wie Medikamente«, sagt Fabrizio Benedetti, Neurowissenschaftler aus Turin. In einer Studie fügte der Mediziner freiwilligen Probanden gezielt Schmerzen zu: Sie mussten eine Sprungfeder zusammendrücken, wobei gleichzeitig die Blutzufuhr zu ihrer Hand gedrosselt worden war, was ziemlich weh tut.[55] Nach 15 Minuten war der Schmerz so unerträglich, dass die Mehrzahl aufgab.

In der nächsten Phase bekamen die Teilnehmer Morphin während des Drückens – mit Hilfe des Schmerzmittels hielten sie immerhin 23 Minuten durch. Eine Woche später, das Morphin war längst aus ihren Körpern verschwunden, mussten die Probanden wieder unter Schmerzen die Fäuste ballen, wieder bekamen sie etwas gespritzt. Was aussah wie Morphin, war allerdings Kochsalz. Dennoch hielten sie diesmal zwanzig Minuten durch – fast so lang wie mit dem echten Schmerzmittel. Verantwortlich für diesen Effekt sind offensichtlich dieselben Rezeptoren im Gehirn, die für Opioide wie Morphin empfänglich sind: Als Benedetti seinen Probanden ein Medikament gab, das diese Andockstellen blockierte, stellte sich der Placeboeffekt nicht ein. Nach viertelstündigem Federdrücken konnte kein Proband mehr die Hand schließen.[56]

Der Neurowissenschaftler Jon-Kar Zubieta von der University of Michigan in Ann Arbor hat zeigen können, wo im Gehirn Placebos den Opioid-Rezeptor beeinflussen und auf diese Weise Schmerzen dämpfen.[57] Bei Aufnahmen im Computertomographen zeigte sich: Besonders stark aktivierten die Scheinmedikamente im Gehirn das Belohnungszentrum und das Limbische System, das Gefühle verarbeitet.»Das sind reale biochemische Veränderungen«, sagt Zubieta.»Die Placebo-Wirkungen scheinen stärker zu sein als die Endorphine, die der Körper ausschüttet, wenn er schädlichen Reizen ausgesetzt ist.«

»Placebos gelten vielen Medizinern als Ärgernis, als störendes Hintergrundrauschen, das in Studien die Effekte von Medikamenten oder Operationen infrage stellt«, sagt Manfred Schedlowski, medizinischer Psychologe an der Universität Duisburg-Essen.»Erst jetzt verstehen wir langsam, wie Scheinbehandlungen wirken. Dieses Wissen sollten wir für therapeutische Strategien nutzen.« Die scheinbar so diffuse Kraft, die aus Erwartungen und Gefühlen der Patienten entstehen kann, hinterlässt reale Spuren im Körper.

Schedlowskis Team konnte zeigen, wie das Abwehrsystem durch Erwartungen beeinflusst werden kann. Dazu verordneten die Forscher ihren Probanden zunächst ein Mittel, das deren

Immunantwort unterdrückte. Die Kapsel musste mit einer nach Erdbeeren und Lavendel schmeckenden Flüssigkeit eingenommen werden. Eine Woche später bekamen die Teilnehmer wiederum das seltsame Gebräu sowie diesmal Kapseln, die nur Placebo enthielten. Obwohl der Effekt der Medikamente längst abgeklungen war, unterdrückte auch die Scheinbehandlung das Immunsystem.[58]

Offenbar lässt sich der Placeboeffekt sogar gezielt dosieren. Um dies zu erforschen, teilte Ted Kaptchuk von der Harvard-Universität Patienten mit Reizdarmbeschwerden in drei verschiedene Gruppen ein. Die erste Gruppe landete lediglich auf einer Warteliste. Zur zweiten Gruppe kamen die Ärzte ins Zimmer und spritzten ihnen etwas – ohne viele Worte zu machen. Die dritte Gruppe bekam zwar auch eine Spritze, doch die vermeintliche Medikamentengabe begleiteten die Mediziner mit typischen Ritualen ärztlicher Zuwendung: Sie sprachen die Patienten freundlich an, hörten ihnen zu und fassten sie aufmunternd an. Die Probanden, um die sich die Ärzte am intensivsten gekümmert hatten, spürten schließlich auch die stärkste Linderung – am geringsten war sie bei jenen ausgeprägt, die nur auf der Warteliste standen.[59]

Irritierend für die Forscher blieb jedoch, dass einige Therapeuten, die einsilbig ins Zimmer kamen und ohne viele Worte die Placebospritze setzten, bessere Erfolge erzielten als die sensiblen Patientenversteher, die sich um guten Kontakt bemüht hatten. »Selbst nach Analyse der Videoaufzeichnungen konnten wir uns nicht erklären, was den Unterschied ausmachte«, sagt Kaptchuk. »Offenbar wirkt die Ausstrahlung mancher Ärzte auch ohne Worte.«

Bernd Hontschik bestätigt das: »Es gibt nicht nur Ursache und Wirkung. Der Patient interpretiert auch die Zeichen, die er von seinem Arzt bekommt, egal, ob es sich dabei um Zuwendung oder um konkrete Eingriffe handelt.« Folglich enthalte jede medizinische Therapie nicht nur einen berechenbaren chemisch-physikalischen Anteil, es komme auch auf die Bedeutung an, die der Kranke der Behandlung zumisst. »Die spannende Frage bleibt, wie groß dieser Anteil ist«, sagt Bernd Hontschik. »Zu Ende gedacht, kann damit jede Handlung einen Placeboeffekt bewirken.« Hontschik plädiert dafür, den Placebo-Begriff abzuschaffen – schließlich verbinden Patienten mit jeder ärztlichen Maßnahme eine Bedeutung.

## Operationserfolg ohne Eingriff

Die negative Erwartung etlicher Patienten könnte erklären, warum manche Operationen keine heilende und oft nicht mal lindernde Wirkung haben. Beispiel Rücken: Häufig ist es die Psyche und nicht eine schiefe Wirbelsäule, die im Kreuz drückt. Lassen Stress und andere psychische Belastungen nach, wird auch der Schmerz weniger. Beispiel Knie: Jeder zehnte Erwachsene klagt über Beschwerden mit dem größten Gelenk seines Körpers. Ärzte empfehlen Patienten dann häufig eine Arthroskopie, dabei wird der Innenraum des Knies gespült, Knochenwülste werden abgefräst und Knorpel glatt gehobelt.

Der Orthopäde Bruce Moseley aus Houston in Texas hat auf verblüffende Weise gezeigt, wie fragwürdig dieser Eingriff ist – und dass sich ein Operationserfolg auch ohne jeden Eingriff erzielen lässt.[60] Moseley teilte dazu 180 Patienten mit Kniebeschwerden in drei Gruppen ein. Einer wurde das Gelenk arthroskopisch gespült und geglättet, der zweiten nur gespült, die dritte Gruppe wurde einer Scheinoperation unterzogen. Moseley ritzte ihnen dabei nur die Haut dort ein, wo das Endoskop eingeführt wird. Dazu kamen Spülgeräusche vom Tonband. Das Innere des Kniegelenks wurde nicht mal berührt. Weder ein noch zwei Jahre später ging es den operierten Patienten besser als jenen, die nur den Placebo-Eingriff über sich ergehen lassen mussten.

Zu einem ähnlichen Ergebnis kamen Wissenschaftler nach Studien an Herzpatienten schon in den 1950er Jahren. Damals wurde bei Kranken mit Angina Pectoris – dem Engegefühl in der Brust bei verkalkten Herzkranzgefäßen – oftmals routinemäßig eine Arterie unterbunden, die an der Innenseite des Brustbeins entlang verläuft. Angeblich wurde durch die Unterbrechung dieses Gefäßes mehr Blut in die verengten Kranzgefäße gelenkt, was die Beschwerden lindern sollte.

An zwei amerikanischen Kliniken wurden unabhängig voneinander Scheinoperationen vorgenommen, um die Wirksamkeit der Methode zu überprüfen. Einer Gruppe der Patienten wurde nur die Haut eingeritzt, bei der anderen tatsächlich auch die innere Brustarterie unterbunden. Das Ergebnis war in beiden Behandlungsgruppen gleich, wie ein unabhängiger Wissenschaftler feststellte, der die Auswertung der Studien vorgenommen hatte.

Ähnlich verhält es sich mit negativen Erwartungen – auch sie werden auf beängstigende Weise Wirklichkeit: »Aus Studien wissen wir beispielsweise, dass Handyattrappen bei manchen Benutzern Kopfschmerzen auslösen. Die denken, sie halten sich einen echten Apparat ans Ohr«, sagt Placebo-Forscher Benedetti.

Die menschliche Wahrnehmung lässt sich leicht durch Erwartungen überlisten. In Experimenten erhielten Patienten Zuckerwasser. Ihnen wurde allerdings gesagt, dass es sich dabei um ein Brechmittel handeln würde – achtzig Prozent der Teilnehmer übergaben sich daraufhin. In einem anderen Versuch ging es um Patienten mit unklaren Beschwerden. Einer Gruppe sagte man, dass keine ernste Erkrankung bei ihnen entdeckt wurde – 64 Prozent der Teilnehmer ging es nach zwei Wochen wieder gut. Von denjenigen, denen die Ärzte sagten, dass man nicht wisse, was mit ihnen los sei, waren hingegen zwei Wochen später nur 39 Prozent wieder gesund.

Nach und nach entdecken Forscher, welch immense Effekte in den Scheinmedikamenten lauern. Sogar Parkinsonpatienten können von Placebos profitieren, weil dadurch der Botenstoff Dopamin vermehrt ausgeschüttet und so die Beweglichkeit der Kranken gesteigert wird. Bei Depressionen verbessern Zucker-pillen offenbar den Serotoninstoffwechsel, bei Schmerzen rea-gieren die Opioid-Rezeptoren auf die Scheinmittel. Auch im Hormonstoffwechsel, der Immunabwehr und anderen Rege-lungssystemen im Körper lässt sich die Wirkung von Placebos nachweisen.

## Der Stich ins Leere hilft

Viele Menschen schwören auf Akupunktur. Die fernöstliche Nadeltechnik ist in Deutschland sehr beliebt. Ihre Wirkung scheint besonders auf Placeboeffekte zurückzugehen: In Stu-dien verschaffte die Scheinakupunktur – das sind Stiche an den dafür nicht vorgesehenen Stellen jenseits der Meridiane – Pa-tienten ebenso viel Linderung wie die traditionelle Akupunktur. Es ist also offenbar egal, wohin gestochen wird.[61]

»Man muss das Placebo-Konzept hinterfragen«, sagt Klaus Linde, der an der Technischen Universität München komple-mentärmedizinische Verfahren erforscht. Schließlich hätten Studien zur Wirksamkeit der Akupunktur bei Rückenschmerzen erstaunlich positive Ergebnisse erbracht. Für dieses Leiden sieht die medizinische Standardbehandlung Bewegung, Physiothera-pie und Medikamente vor. In einer großen deutschen Unter-suchung mit 1 100 Probanden war jedoch die Akupunktur fast doppelt so wirksam wie die Standardtherapie – und die Schein-akupunktur verschaffte Patienten ebenso viel Linderung, jeden-falls deutlich mehr als die übliche Behandlung.[62]

Während nach klassischer Nadelung mehr als 47 Prozent der Probanden angaben, dass die Schmerzen abgenommen hätten, war dies nach Scheinnadelung (an den »falschen« Punkten und oberflächlicher gestochen) bei 44 Prozent der Patienten ebenfalls der Fall – statistisch gesehen ist das kein Unterschied. Die konventionelle Therapie empfanden hingen nur 27 Prozent der Schmerzpatienten als hilfreich. Hilft die Scheinbehandlung am besten, spricht dies nicht nur für die enorme Kraft der Placebos, sondern auch dafür, dass es keine ordentliche Therapie der Rückenschmerzen gibt.

»Das ist ein echtes Dilemma«, sagt Linde, »als wissenschaftlich sinnvoll wird nichts anerkannt, was nicht besser hilft als Placebo – in diesem Fall wirken aber die umstrittene Methode und die Scheinmethode besser als das, was die konventionelle Medizin zu bieten hat.« Was sollen Krankenkassen in diesem Fall erstatten, fragt der Mediziner. Linde hat vier Akupunkturstudien mit Schmerzpatienten untersucht. Dabei zeigte sich, dass die Symptomlinderung umso ausgeprägter war, je mehr sich die Patienten von der Akupunktur erwarteten.[63]

»Eigentlich muss man klinische Studien neu konzipieren«, sagt Luana Colloca, Neurowissenschaftlerin in Benedettis Institut in Turin. Normalerweise wird eine Gruppe, die ein Scheinmedikament erhält, mit einer anderen verglichen, die den neuen Wirkstoff bekommt. Was über den Placeboeffekt hinausgeht, wird dem neu getesteten Mittel zugeschrieben. »Da der Wirkmechanismus eines Medikaments und eines Placebos oft ähnlich ist, können wir nicht sicher sein, ob etwa ein neues Schmerzmittel tatsächlich gezielt die Schmerzverarbeitung beeinflusst – oder ob die Erwartung eine Placebowirkung stimuliert, die den körpereigenen Opioid-Rezeptor aktiviert.«

In zukünftigen Untersuchungen sollten Patienten verdeckte Therapien erhalten, damit Forscher den »puren« Medikamenteneffekt besser abschätzen können. Einfacher wäre es wohl, die positiven Erwartungen der Patienten zu fördern – das ist die effektivste und günstigste Variante für Ärzte, um die Menschen zufriedener und gesünder zu machen.

# Die Droge Arzt

Die Placebowirkung kann enorm kraftvoll sein – dennoch ist es
schwierig, sie auf den medizinischen Alltag zu übertragen.
»Man muss als Arzt auch ein bisschen Show machen«, sagt Joe
Bausch, Medizinaldirektor in der Justizvollzugsanstalt Werl
und nebenbei »Tatort«-Schauspieler in der Rolle des glatzköp-
figen Gerichtsmediziners in Köln, der den Kommissaren Bal-
lauf und Schenk zur Seite steht. Er befürchtet, dass zu wenige
Ärzte wissen, welch machtvolles Instrument sie in ihrer eigenen
Person besitzen.
Wenn bei Patienten eine Arznei überhaupt nicht zu wirken
scheint, kann beispielsweise auch eine kleine Notlüge helfen:
Ärzte sagen dann manchmal, dass speziell für diesen Patienten
ein neues Medikament entwickelt wurde. Häufig hilft dieses
Placebo dann tatsächlich – auch wenn die wissenschaftlich be-
wiesene Therapie zuvor nicht anschlug und in der angeblich
neuen Wunderpille gar kein Wirkstoff enthalten ist.
Die Placeboforscher Fabrizio Benedetti und Jon-Kar Zubieta
haben das eindrucksvoll und mit einer trickreichen Versuchsanordnung demonstriert: Die beiden Neurowissenschaftler untersuchten Patienten, denen der Backenzahn operativ entfernt
worden war und die anschließend gegen die Schmerzen behandelt wurden. Einer Gruppe injizierte der Arzt eine Lösung. Der
Mediziner sagte, das Mittel würde gegen die Schmerzen helfen.
Es war aber lediglich Kochsalzlösung.
Eine andere Gruppe bekam über eine Infusion Morphin zugeführt – allerdings ohne davon zu wissen: Verdeckte Schläuche
führten aus dem Nachbarzimmer direkt zum Tropf der Patienten. So konnte die schmerzlindernde Lösung verabreicht werden, ohne dass der Patient etwas davon merkte. Und ohne dass
ein Arzt im Raum war.
Der Effekt der »Droge Arzt« war enorm. Wenn sie damit rech-
neten, dass etwas gegen ihre Schmerzen unternommen wurde,

fühlten sich Patienten deutlich besser, als wenn das Schmerzmittel heimlich und ohne aufmunternde Begleitung den Körper
erreichte. Allein die Mitteilung des Arztes, dass eine Injektion
die Schmerzen lindern würde, entsprach einer Morphindosis
von sechs bis acht Milligramm. Das Medikament allein hatte
nur begrenzte Wirkungen. »Aus Versuchen mit Freiwilligen
kennen wir diese Wirkung«, sagt Psychologe Schedlowski.
»Das Problem ist, dass wir diesen Effekt noch nicht so standar-
disieren können, um ihn gezielt bei chronischen Schmerzpatienten einzusetzen.« Immerhin können Ärzte aus solchen Experimenten lernen, wie entscheidend die Symbolkraft ihrer Taten
ist: Die Erwartung bestimmt die Wirkung.

## Schon eine kleine Dosis reicht

Manchmal braucht es gar nicht viel, damit es einem Menschen
besser geht. Die erstaunliche Wirkung von Trostpflastern auf
Kinder ist bekannt, egal ob sie in Form eines liebevollen Wortes,
einer Süßigkeit oder eines bunten Pflasters angewendet werden.
Aber auch bei Erwachsenen zeigt sich, dass manchmal schon
kleine Dosierungen überraschend viel ausrichten können.
Der amerikanische Anästhesist und Chirurg Henry Beecher hat
während seiner Zeit als Militärarzt im Zweiten Weltkrieg beobachtet, dass schon geringe Mengen Morphin oder anderer
Opiate stärkste Schmerzen von verwundeten Soldaten lindern
konnten. Dem Arzt war dies zunächst unerklärlich, denn aus
seiner Zeit in der Klinik wusste er, dass die Schmerzen junger
Autofahrer, die einen Unfall gehabt hatten, manchmal sogar mit
der gerade noch zulässigen Höchstdosis an Schmerzmitteln nur
geringfügig gelindert werden konnten. Beecher erkannte durch
die Betreuung der Verwundeten, dass die pharmakologische
Wirkung längst nicht alles war, was das Ausmaß der Linderung
durch ein Medikament ausmachte.

Die verwundeten Soldaten verstanden sich als Helden, die im Kampf für ihr Vaterland Verletzungen und andere Opfer auf sich genommen hatten. Zurück in der Heimat, wurden ihnen dafür wahrscheinlich Anerkennung und Auszeichnungen zuteil. Zudem bedeutete die Verwundung für sie, dass sie womöglich nicht mehr zurück an die Front mussten und von den grässlichen Kampfhandlungen in Zukunft verschont blieben. Etliche Qualen des Krieges und die unmittelbare Gefahr, getötet zu werden, waren damit für längere Zeit – womöglich sogar auf Dauer – gebannt. Innerlich war der Körper der Verwundeten auf Freude und Belohnung eingestellt, auch wenn den Soldaten dies wohl nicht bewusst war und sie natürlich an den Verletzungen litten.

Die Opfer eines Verkehrsunfalls konnten hingegen nicht ein solch befreiendes Gefühl oder gar eine Belohnung erwarten – erst recht nicht, wenn sie den Unfall durch riskantes Fahrverhalten selbst verschuldet hatten. Ihnen drohte Ärger und womöglich sogar noch eine juristische Bestrafung. Sie waren keine Helden und ihnen wurde auch keine Tapferkeitsmedaille überreicht. Stattdessen würden sie nach ihrer Entlassung mit Ermahnungen und nicht mit Glücksgefühlen zu rechnen haben – und deshalb benötigte ihr Körper offenbar deutlich mehr Schmerzmittel.

Henry Beecher war von diesen Beobachtungen so beeindruckt, dass er diesen Effekt genauer untersuchen wollte. In zahlreichen Studien nach dem Krieg konnte er zeigen, dass durch die bloße Vorstellung eines positiven Ausgangs eine Schmerzlinderung von etwa 35 Prozent zu erzielen ist, wie sie sonst nur mit Hilfe eines starken Morphins erreicht werden kann. Diese immense Wirkung hat sich seitdem immer wieder in Untersuchungen bestätigt.

## Es muss weh tun, bunt und teuer sein

Wenn Medikamente verabreicht werden, gibt es eine klare Hierarchie der ärztlichen Handlungen. So sind Spritzen aus Sicht der Kranken weitaus hilfreicher als Pillen, selbst wenn in beiden nur eine Zuckerlösung enthalten ist. Ob Aufputschmittel oder Schlaftablette – die Wirkung von Medikamenten hängt nicht zuletzt von ihrer Farbe und von ihrem Design ab, wie Placeboforscher entdeckt haben. Dabei gilt: Je größer, desto besser. Patienten trauen großen, bunten, zumindest aber zweifarbigen Kapseln und Filmdragees mehr zu als kleinen, einfarbigen Tabletten. Sogar die Farbe spielt eine Rolle: Rote, orangefarbene und gelbe Tabletten gelten eher als stimulierend, während grüne oder blaue beruhigend wirken.[64]

Auch für Spritzen gibt es eine eindeutige Rangordnung – vor allem müssen sie schmerzen. Injektionen unter die Haut, die nur ein wenig piksen, sind etwas für Weichlinge. Da sie kaum weh tun, halten die Patienten sie für längst nicht so wirksam wie die Injektionen, die tiefer gehen. Das Optimum aus Patientensicht sind Spritzen in den Muskel – die sind oft schmerzhaft und müssen allein schon deshalb helfen, so die verbreitete Vermutung. Gleiches gilt für Spritzen, die direkt ins Blut gehen.

Patienten wollen ihrem Arzt nicht nur lieb, sondern auch teuer sein. Zumindest legen sie offenbar viel Wert auf den Preis ihrer Behandlung, denn sie reagieren unterschiedlich – je nachdem, für wie kostspielig sie das halten, was der Arzt mit ihnen anstellt. Was kostet, muss auch besser wirken, so die Annahme. Was nichts kostet, kann hingegen gar nicht wirken. Dies gilt auch dann, wenn die Therapie nicht auf Arzneimitteln beruht, sondern nur mit Scheinmedikamenten vorgegaukelt wird. Zu diesem Ergebnis kamen Wissenschaftler vom Massachusetts Institute of Technology in Boston. Sie haben festgestellt, dass teure Placebos deutlich besser den Schmerz lindern können als billigere.[65]

Die Forscher um Dan Ariely warben freiwillige Probanden für ihre verblüffende Studie an. Die Teilnehmer bekamen immer stärkere Stromreize in Fünf-Volt-Intervallen am Handgelenk verabreicht, bis der Schmerz unerträglich und der Versuch abgebrochen wurde. Zumeist war dies bei etwa achtzig Volt der Fall. Jeder Stromschlag wurde zweimal gesetzt – einmal vor der Gabe des angeblichen Medikaments, einmal nachdem die Probanden die Pille geschluckt hatten. Ihnen wurde gesagt, dass es sich bei der Tablette um ein neuartiges Schmerzmittel auf Opioid-Basis handele, das die US-Medikamentenbehörde FDA gerade erst zugelassen habe, weil die Wirkung schneller einsetze.

Tatsächlich wurde allen Teilnehmern jedoch eine Zuckerpille gegeben, allerdings in zwei verschiedenen Gruppen, die unterschiedliche Informationen erhielten. Die Hälfte der Probanden bekam in einer Broschüre erklärt, dass die vermeintlichen Schmerzkiller 2,50 Dollar pro Stück kosten würden. In der Broschüre, die den anderen Teilnehmern gegeben wurde, hieß es ohne Angabe von Gründen, dass die neuen Tabletten auf zehn Cent reduziert worden seien. Weder Ärzte noch Patienten wussten, wer nach dem Zufallsprinzip welcher Therapie zugeteilt wurde.

Der Unterschied zwischen beiden Versuchsgruppen war auffallend groß. Während 85 Prozent der Teilnehmer, die das angeblich teurere Medikament bekamen, von nachlassenden Schmerzen berichteten, waren es in der Gruppe mit den vermeintlich im Preis herabgesetzten Mitteln nur 61 Prozent. Wurden nur die Reaktionen auf die schmerzhaftesten Stromschläge ausgewertet, war der Effekt mit 81 zu 56 Prozent ähnlich stark ausgeprägt.

Diese Haltung kennt jeder Arzt auch aus seiner täglichen Praxis. So bevorzugen viele Patienten rezeptpflichtige teure Schmerzmittel gegenüber rezeptfreien billigen. Viele Patienten klagen auch darüber, dass preisgünstige Generika bei ihnen nicht so gut wirken wie das teure Original – obwohl der Wirkstoff des Nachahmermittels chemisch absolut identisch ist mit dem des Ursprungspräparats. Der Essener Placeboforscher Manfred Schedlowski fordert daher, die Patienten eingehend an der Therapie zu beteiligen. »Die Lösung kann ja nicht darin bestehen, Generika wieder teurer zu machen – in der Arzt-Patienten-Beziehung muss sich etwas ändern«, sagt der Psychologe. »Ärzte sollten sich mehr Zeit nehmen und Patienten erklären, dass diese Mittel genauso gut wirken wie die teuren, statt ihnen nur zu sagen: Die Krankenkasse bezahlt die anderen nicht mehr.«

»Ärzte glauben gerne, dass es die Arznei an sich ist und nicht ihre Begeisterung für ein bestimmtes Medikament, die eine Therapie wirksam sein lässt«, sagt der Psychologe Dan Ariely. »Dabei sollten wir uns wirklich Gedanken über die Feinheiten der Interaktion zwischen Arzt und Patient machen.« Die Euphorie des Doktors kann schließlich viel zum Heilerfolg und zur baldigen Genesung beitragen.

## Der gute Geschmack teurer Weine

Wie wichtig der Preis für die Wertschätzung eines Produkts ist, wissen Forscher nicht nur von Medikamenten, sondern mittlerweile auch aus vielen anderen Bereichen. Neuroökonomen vom California Institute of Technology in Pasadena konnten dies sogar bei Weintestern zeigen.[66] Das Einzige, was die Probanden zunächst über den Wein erfuhren, war der angebliche Preis, der jedoch zumeist nicht mit dem tatsächlichen übereinstimmte.

Fast immer bewerteten Probanden denjenigen Wein als besser, der auch teurer war. So erhielt ein Wein, der eigentlich fünf Dollar kostete, eine viel höhere Wertschätzung, wenn auf seinem Preisschild 45 Dollar stand. Umgekehrt wurde ein Wein, der neunzig Dollar kostete, nur als mäßig eingestuft, nachdem die Forscher ihn als Zehn-Dollar-Wein vorgestellt hatten. Zudem wurde bekannt, dass echte wie auch angebliche Weinkenner ihre Wertschätzung des Getränks stark von Preis und Markenerwartung abhängig machten.[67] Und diese Erwartungshaltung ließe sich womöglich therapeutisch nutzen.

Ariely überträgt die Schlussfolgerungen aus den Weinstudien auf die Behandlung von Patienten: Medikamente sollten künftig nicht mehr in uniformen, billig aussehenden braunen Fläschchen und Ampullen verpackt werden. Sie müssten vielmehr so aussehen, dass auch die Erwartungshaltung der Menschen positiv angesprochen wird. »Wir müssen preiswerte Medikamente verabreichen können, ohne dass die Leute denken, die Mittel wirken schlechter«, sagt er. »Und Ärzte müssen ihren Enthusiasmus für bestimmte Medikamente als Teil der Behandlung sehen – hier liegt großes Potenzial für eine effektivere Therapie.«

In anderen Bereichen funktioniert das bereits – mit Alkohol kann man durchaus vorauseilenden Enthusiasmus auslösen: Neuseeländische Forscher ließen Studenten in einer Versuchsreihe alkoholfreies Tonic Water trinken, sagten aber jedem zweiten Teilnehmer, es handele sich dabei um Wodka Tonic. Studenten, die in dem Glauben tranken, Wodka zu sich genommen zu haben, schnitten in den anschließenden Gedächtnistests deutlich schlechter ab.[68] Einige von ihnen hatten sogar, wie bei einem richtigen Rausch, Wortfindungsstörungen und Probleme mit dem Gleichgewicht. Sie fingen an zu torkeln.

## Geld kann doch glücklich machen

Das Leben ist ein einziger Zwang. Man soll leistungsfähig und entspannt sein, zielstrebig und teamorientiert, familienfreundlich und ehrgeizig, sich gesund ernähren, Sport treiben und täglich etwas für sein Wohlbefinden tun. Der Weg zum Glück kann ganz schön anstrengend sein, wenn man den vielen Propheten glaubt, die ihre Rezepte anbieten. Dabei geht es auch anders, ruhiger, entspannter, beglückender. Das kleine Glück findet jeder woanders. Beim Sport, in der Familie, beim Essen, mit Freunden. Es ist umso beglückender, wenn es ohne Leistungsvorgaben und Zwang erfolgt. Ansonsten wird es nur Krampf und Anstrengung.

Die vielen Wege, wie man sein persönliches Glück finden kann, müssen hier nicht beschrieben werden. Sie sind nicht allgemeingültig und der eine empfindet beim Sport gar kein Glücksgefühl, während der andere dabei in Ekstase gerät. Das Gleiche gilt für das Glück beim Essen, in der Natur und selbst beim Anblick spielender Kinder. Dem einen wärmen sie das Herz, dem anderen sind sie ein lärmender Graus. Ein Zustand, von dem immer wieder behauptet wird, dass er nicht glücklich macht, ist Reichtum. Geld mache nicht glücklich, heißt es, und tatsächlich zeigen Studien mit Lottogewinnern, dass sie ein Jahr nach ihrem großen Los wieder genauso fröhlich – oder eben auch trübsinnig – vor sich hin leben wie vorher.

Einer anderen Untersuchung zufolge kehren alle Menschen zu dem Zustand ihrer Zufriedenheit zurück, in dem sie sich vor einem freudigen oder einem tragischen Ereignis befunden haben. Demnach sind sogar Menschen, die nach einem Unfall gelähmt sind, nach wenigen Jahren wieder ähnlich ausgeglichen, erfreut oder eben auch garstig und unzufrieden, wie sie es vor ihrem Schicksalsschlag waren. Glaubt man den Ergebnissen dieser Untersuchungen, spielt Geld für das individuelle Glück überhaupt keine Rolle.

Es gibt allerdings auch andere Einschätzungen. Wissenschaftler aus China und den USA behaupten, dass man sich wirkungsvoll aus einem Stimmungstief befreien kann, indem man Geld zählt.[69] Misserfolge und Belastungen können demnach besser verarbeitet werden, wenn die Betroffenen vorher ihr Vermögen gezählt haben. »Allein der Gedanke an Geld hat eine beachtliche Macht über die Psyche«, sagt Kathleen Vohs von der Uni versity of Minnesota. »Er ist stark genug, um die Reaktionen auf Ausgrenzungen oder körperliche Schmerzen zu mildern.« Die Forscher teilten freiwillige Probanden in zwei Gruppen ein. Eine Gruppe der Teilnehmer zählte Hundert-Dollar-Scheine. Die andere zählte hingegen Papierblätter. Anschließend sollten die Versuchspersonen Computerspiele machen und Aufgaben am PC lösen. Der Computer war allerdings so programmiert, dass einige Probanden systematisch von den Spielen ausgegrenzt wurden. Ihnen wurde mitgeteilt, dass sie ausgeschieden waren oder aus anderen Gründen nicht mehr mitspielen durften. Erstaunlicherweise kamen Versuchspersonen, die Geld gezählt hatten, aber im Spiel ausgegrenzt wurden, mit der sozialen Ächtung leichter zurecht als jene, die nur Papierstapel durchgezählt hatten.

Geld macht auch Schmerzen leichter erträglich. In einem weiteren Versuch wurden Freiwillige aufgefordert, ihre Finger in heißes Wasser zu halten, nachdem sie Geld oder Papier gezählt hatten. Wer vorher Geld zählte, spürte weniger Schmerz als diejenigen, die mit dem Papier vorliebnehmen mussten. Die Geldzähler empfanden das Wasser auch als nicht so heiß wie die andere Gruppe. Wenn im Alltag Frust oder Schmerz drohen, könnte es also hilfreich sein, immer ein paar Geldscheine dabeizuhaben, um schlechter Stimmung vorzubeugen.

# Dreizehn gesunde Wahrheiten über die Einbildungskraft

1 Die Kraft der Gedanken und Gefühle kann Schmerzen lindern und sogar heilen.

2 Haben Patienten das Gefühl, wieder gesund zu werden, sind ihre Genesungschancen größer.

3 Wenn Ärzte ihren Patienten glaubhaft Zuversicht vermitteln und die richtigen Worte finden, werden Kranke eher wieder gesund.

4 Optimisten werden seltener herzkrank und leben länger – während feindselige Menschen eher krank werden.

5 Bei Pessimisten machen die Blutgefäße eher dicht und in ihren Adern schwimmen mehr entzündungsfördernde und andere krank machende Stoffe.

6 In größer Not und Lebensgefahr sind Menschen zu extremen Leistungen fähig. Sie spüren dann weniger Schmerzen und können sich manchmal trotz schwerer Verletzungen in Sicherheit bringen.

7 Warmherzige Gefühle entstehen eher, wenn man etwas Warmes trinkt oder in Händen hält – kalte Getränke lösen diese Wirkung nicht aus. Allein der Begriff Wärme wird bereits mit Freundlichkeit in Verbindung gebracht.

8 Placebos und andere Scheinbehandlungen entfalten ungeahnte Wirkungen. Menschen haben mehr Kraft, weniger Schmerzen, bessere Abwehrkräfte und mehr Energie und Ausdauer, wenn sie ein Mittel bekommen, von dem sie glauben, dass es wirkt.

9 Placebos wirken im Gehirn ähnlich wie Morphin und andere Schmerzmittel. Sie können aber auch die Wirkung von Glückshormonen auslösen.

10 Sogar Placebo-Operationen sind erfolgreich. Wenn Patienten zum Schein an Knie oder Herz operiert werden, geht es ihnen hinterher trotzdem besser.

11 Akupunktur hilft besonders gegen Schmerzen – und zwar unabhängig davon, wohin gestochen wird.

12 Ein Arzt, der auf die Patienten eingeht, wirkt besser als jedes Medikament. Wird das Medikament ohne ärztliches Beisein und für den Patienten unbemerkt gegeben, ist hingegen kaum ein Effekt festzustellen.

13 Spritzen wirken besser, je größer und schmerzhafter sie sind. Medikamente wirken am besten, wenn sie groß und bunt und teuer sind – dass ein hoher Preis die Wirkung verstärkt, gilt aber nicht nur für Arzneimittel, sondern auch für Wein.

# Wie Kinder stark werden

Leben kann Last oder Lust sein. Manche Menschen fühlen sich im Beruf permanent überfordert, vom Partner unter Druck gesetzt und sogar die Freizeit strengt sie an. Sie bekommen Herzrhythmusstörungen, Bluthochdruck, Tinnitus und leiden ständig unter grippalen Infekten. Andere sind hingegen auch bei größter Terminnot gelassen, kümmern sich hingebungsvoll um die vielköpfige Familie und übersetzen nebenbei bulgarische Liebeslyrik. Stress kennt jeder – aber der Umgang damit gelingt auf unterschiedliche Weise: Die einen scheint Stress anzuspornen, die anderen zu zermürben und auf Dauer krank zu machen.

Die Anfälligkeit gegenüber Belastungen ist neuerdings ein wichtiges Thema für Psychosomatiker, Kinderärzte und Bindungsforscher. Gemeinsam mit Neurobiologen sind sie gerade mit aufregenden Entdeckungen beschäftigt, was im späteren Leben anfällig für Stress macht und wieso manche Menschen widerstandsfähiger sind. »Frühe Erfahrungen legen den Grund für neuronale und hormonelle Reaktionen – und zwar ein Leben lang«, sagt Michael Meaney, Neurobiologe an der McGill-Universität im kanadischen Montreal. Der Forscher will sich in der ewigen »Nature-or-Nurture«-Debatte nicht festlegen. Auf die Frage, ob der Mensch stärker durch die Natur – das heißt die Gene – geprägt wird oder durch die Umwelt – damit sind Sozialisations- und Umgebungserfahrungen gemeint –, hat er als Antwort eine kluge Gegenfrage parat: »Kann man sagen, was stärker zu einem Rechteck beiträgt, die Längs- oder die Breitseite?«

Bindungsforscher und Psychosomatiker wissen, dass frühkindlicher Missbrauch, emotionale Verwahrlosung, extreme Strenge und häufiger Familienstreit zu mehr Depressionen, Angststörungen und anderen psychischen Leiden in späteren Jahren führen. »Bei Belastungen droht später häufiger eine Entgleisung und Beziehungskonflikte können weniger gut geklärt werden«, sagt Karl Heinz Brisch, Psychosomatiker an der Ludwig-Maximilians-Universität München. Inzwischen gibt es immer mehr Hinweise dafür, dass sogar vermeintlich rein organische Leiden wie Diabetes, verkalkte Herzkranzgefäße, Übergewicht, Bluthochdruck und viele weitere Erkrankungen häufiger auftreten, wenn die frühe Entwicklung belastet war.

Aus Befragungen zur frühen Kindheit wissen Forscher, dass geringe mütterliche Zuwendung dazu führt, dass Menschen schlechter mit Stress umgehen können. Offenbar fällt es ihnen dann auch schwerer, sich später Gutes zu tun. Kanadische Wissenschaftler zeigten dies am Beispiel von Freiwilligen, die am Bildschirm Rechenaufgaben lösen mussten und – fälschlicherweise – ständig eingeblendet bekamen, dass sie langsamer und schlechter als der Durchschnitt waren. Das als Glückshormon geltende Dopamin, das ein Maß für das körpereigene Belohnungssystem ist, wurde bei den gestressten Probanden in deutlich geringerer Konzentration ausgeschüttet, die von einer unterkühlten Bindung zu ihren Eltern berichteten.

Zum Wechselspiel von Bindung und Biologie gibt es bei Menschen fast nur rückwirkende Untersuchungen. Aussagekräftiger ist es, in einer Studie zu analysieren, wie sich Menschen nach einer schweren Kindheit oder anderen Störungen der Bindung entwickeln. Im Tiermodell ist es hingegen möglich, prägende Entwicklungsschritte zu untersuchen. Hier gibt es überraschende Erkenntnisse: Hat beispielsweise eine mütterliche Glattechse häufig den Geruch einer Schlange wahrgenommen, wird der Echsennachwuchs größer und stärker und fällt deshalb später seltener einer Schlange zum Opfer. Auch an Ratten zeigt sich, wie stark die frühe Bindung und Erfahrung darüber bestimmt, ob die Nager als Erwachsene eher anfällig oder widerstandsfähig auf Stress reagieren.

Moduliert wird die körperliche Reaktion auf Stress zumeist

über zwei Wege. Ein System steuert der Hypothalamus im Zwischenhirn. Bei Belastung oder Gefahr wird hormonell die Hirnanhangdrüse stimuliert, die wiederum die Nebenniere dazu anregt, das Stresshormon Kortison auszuschütten. Über einen zweiten Reaktionsweg, das vegetative Nervensystem, wird bei Stress vermehrt Adrenalin und Noradrenalin freigesetzt. Beide Systeme zu aktivieren ist im Notfall sinnvoll, denn so ist es möglich, Energiereserven schnell zu mobilisieren und den Körper in höchste Anspannung zu versetzen.

## Wer geleckt wird, ist widerstandsfähiger

Ratten sind die Kuscheltiere der Biologen. Von ihnen lässt sich viel lernen. Ihr Verhalten ähnelt in mancher Beziehung dem des Menschen. An Ratten konnte der Neurobiologe Michael Meaney demonstrieren, was den Nachwuchs stark macht. Tiere, die von ihren Müttern nach der Geburt intensiv geleckt werden, bilden auch mehr molekulare Andockstellen aus, um das Stresshormon Kortison zu binden, damit dem Körperkreislauf zu entziehen und unschädlich zu machen. Diese Tiere zeigten sich bei späteren Belastungen entspannter als jene, die von ihren Müttern weniger verhätschelt wurden.

Diese Effekte können sogar auf der molekularen Ebene der DNA verfolgt werden. Das intensive Lecken beeinflusst die Biochemie der Zelle bis hin zu den Molekülen: Mit Hilfe so genannter Transkriptionsfaktoren und Methylierungsschritte werden die entsprechenden Gensequenzen im Erbstrang aktiviert oder gehemmt. Es bilden sich also die Erbanlagen gegen Stress aus. Je nach Bindungserfahrung werden mehr oder weniger Rezeptoren produziert, um später die im Körper anflutenden Stresshormone abfangen zu können. »Es kommt sehr auf den Kontext an, ob eine solche Fähigkeit hilfreich für die Anpassung ist oder pathologische Auswirkungen hat«, sagt Peter Henningsen. So waren Kinder von Menschen, die im holländischen Hungerwinter 1944/45 starken Belastungen ausgesetzt waren, klein und von niedrigem Geburtsgewicht – wie auch ihre Enkel. Später erkrankten diese Kinder und Kindeskinder aber häufiger an Diabetes und verengten Herzkranzgefäßen.

Nach der Geburt in den harten Jahren 1945/46 war es für die Kinder wichtig, im Körper schnell mehr Fett, Zucker und andere Reserven mobilisieren zu können, um im Mangel genug Energie zum Überleben zu aktivieren. Diese Neigung wurde ihnen im Erwachsenenleben jedoch zur Bedrohung. »Was akut hilft, um zu überleben, erhöht später das Risiko«, sagt der Humangenetiker Klaus Zerres von der Universität Aachen. »Diese Einflüsse lassen sich sogar über Generationen verfolgen.«

Für Psychosomatiker ist es faszinierend, dass ihre Erfahrungen mit Leid und Not von Patienten mittlerweile immer häufiger von Molekular- und Neurobiologen bestätigt und ergänzt werden können. »Es scheint fast so etwas wie eine psychosomatische Genetik zu geben«, sagt Peter Henningsen. Die Aufklärung der genetischen Mechanismen mache verständlich, wie frühe Beziehungserlebnisse nicht nur psychische, sondern auch stabile körperliche Spuren hinterlassen. »Auch wenn immer mehr neurobiologische Strukturen verstanden werden, die dem Verhalten zugrunde liegen, heißt das aber nicht, dass psychische Störungen nur neurobiologisch, sprich: pharmakologisch behandelt werden können.« Denn auch die Therapien, in denen Gespräche oder Verhaltensübungen im Vordergrund stehen, beeinflussen schließlich körperliche Vorgänge.

»Wir haben jetzt immerhin eine Erklärung dafür, wie die Erfahrung in den Körper kommt«, sagt Carl Scheidt, Psychosomatiker an der Universität Freiburg. Weil die frühe Bindung so wichtig sei, würden Verfahren wie Psychotherapie und Psychoanalyse oft auch so viel Zeit benötigen. »Wir bauen späte Nester – und das dauert nun mal«, sagt Thomas Loew, Chef der Psychosomatik an der Universität Regensburg.

## Kraft für ein ganzes Leben

Am Anfang war es nur ein etwa sieben Pfund schwerer Fleischklumpen. Neun Monate wuchs er im Dunkeln heran und konnte in dieser Zeit weder hören noch sehen. So dachte die Mehrzahl der Mediziner noch vor fünfzig Jahren über Neugeborene. Mittlerweile weiß die Forschung, dass Föten während der Schwangerschaft nicht nur sehen und hören können, sondern auch viele andere Hirnleistungen vollbringen. 100000 bis 250000 Nervenzellen werden jede Minute in manchen Schwangerschaftswochen im Gehirn des Ungeborenen gebildet. »Dass der Fötus lernt, steht außer Frage«, sagt der Neurobiologe Niels Birbaumer von der Universität Tübingen. »Der Fötus träumt, wenn er schläft, und er reagiert auf äußere Reize und emotionale Einflüsse.« Und je positiver diese Reize und Einflüsse sind, da sind sich die Wissenschaftler einig, desto gesünder und widerstandsfähiger werden die Kinder – und bleiben es ihr Leben lang.

»Armut ist immer noch der wichtigste Risikofaktor für eine schlechte Entwicklung des Kindes«, sagt Karl Heinz Brisch, Bindungsforscher und Psychosomatiker von der Ludwig-Maximilians-Universität München. »In Deutschland nimmt das Problem zu, und die Schere zwischen Arm und Reich wird immer größer.« Dabei ist es vom ersten Lebenstag an wichtig, eine intensive und liebevolle Bindung zum Kind aufzubauen.

Die Kinderpsychiaterin Heidelise Als aus Boston hat in etlichen Studien gezeigt, dass Frühgeborene sich besser entwickeln, schneller wachsen, weniger Hirnschäden bekommen, sich Lunge und Herz rascher kräftigen und sie früher entlassen werden können, wenn sie viel Wärme und Zuwendung bekommen.[70] Dieses Phänomen lässt sich auch neurobiologisch erklären, denn durch sensuelle Impulse reift das Gehirn schneller und die schützenden Markscheiden um die Nervenbahnen bilden sich früher.

Anfangs, in den 1970er Jahren, sei das Programm von Heidelise

Als, die Pflege Frühgeborener individueller zu gestalten, auf viel Widerstand bei Schwestern und Ärzten gestoßen – die professionellen Heiler und Helfer fühlten sich offenbar in ihrem Tagesablauf gestört. Eltern, die Nähe und individuellen Umgang wollten, galten als schwierig. »Vielen Schwestern wurde ja Nähe, Pflege und Wärme abtrainiert«, sagt Als. »Dabei ist liebevolle Pflege der Weg zur Heilung, nicht die Maschine.«

Der Psychiater David Servan-Schreiber berichtet in seinem empfehlenswerten Buch »Die neue Medizin der Emotionen« von einer Krankenschwester, die sich gegen den Trend der unpersönlichen Pflege verhalten hat.[71] In den 1980er Jahren hatte sich die Intensivmedizin so stark weiterentwickelt, dass die vielen Maßnahmen zur Belastung für die Frühgeborenen wurden. Die Techniken wurden daraufhin so verändert, dass die Babys ohne körperlichen Kontakt betreut werden konnten – an vielen Brutkästen stand sogar: »Nicht berühren«.

Die Frühgeborenen schrien und weinten – aber die Schwestern streichelten und trösteten sie kaum, denn es war ihnen ja untersagt. Trotz aller technischen Fortschritte gediehen die Kinder nicht richtig. Sie wuchsen kaum und wurden auch nicht gesünder. Es gab allerdings ein paar Ausnahmen, einige der Kinder erholten sich prächtig von ihrer frühen Geburt, ohne dass ein für die Ärzte erkennbarer Grund dafür bestand. Nach akribischen Nachforschungen stellte sich heraus, dass die Nachtschwester gegen die Vorschriften verstoßen und die weinenden Babys gestreichelt hatte.

Inzwischen werden in vielen Kliniken Intensivstationen für Frühgeborene anders geplant. So gibt es mehr Platz zwischen den Inkubatoren, damit die Bezugspersonen die Babys überhaupt berühren und streicheln können. »Die Hände der Eltern sind wichtiger als jede Kuscheldecke«, sagt Als. »Jeder hat nur ein Gehirn im Leben. Es verdient es, dass man sich darum kümmert.«

In vielen Waisenhäusern, die Mitte des zwanzigsten Jahrhun-

derts nach modernsten Standards entworfen wurden, hatten die
Pflegerinnen die Anweisung, die Kinder nicht zu berühren und
nicht mit ihnen zu spielen – aus Furcht vor Ansteckung. Obwohl die Waisen ansonsten bestens versorgt und ernährt wurden, starben vierzig Prozent der Kinder, als ihre Einrichtung
von den Röteln heimgesucht wurde. Außerhalb des Waisen-
hauses erlagen dieser zumeist harmlosen Infektionskrankheit
weniger als ein Prozent der Kinder.
Ähnlich furchtbare Ergebnisse zeigten sich auch in den Waisenhäusern Rumäniens nach dem Ende der kommunistischen
Diktatur.[72] Die Kinder wurden teilweise an ihre Betten gefesselt
und wie Tiere gehalten. Sie bekamen kaum emotionale Zuwendung – viele von ihnen starben. Unter den Überlebenden
waren etliche nicht nur geistig zurückgeblieben, sondern sie
hatten auch nur ein eingeschränktes Gefühlsleben entwickelt,
was ihnen viele Gemütsäußerungen gar nicht ermöglichte. Die
Strukturen in ihrem Gehirn, die für die Verarbeitung und den
Ausdruck von Emotionen zuständig sind, waren verkümmert.
»Psychisch muss man mit einer extremen Form des Hospitalis-
mus rechnen«, sagt Peter Henningsen. »Schwere Verhaltens-
auffälligkeiten können die Folge sein. Sie äußern sich oft in
rhythmischen Bewegungen wie Kopfwackeln und Schaukeln
mit dem Oberkörper.« Ärzte kennen diese Anzeichen des Kas-
par-Hauser-Syndroms von vernachlässigten Waisenkindern aus
allen Teilen der Welt. Der Körper beruhigt sich mit Schaukel-
bewegungen selbst.
Massiv sind die möglichen Folgen für den Umgang mit anderen. »Aus einer solch qualvollen Isolation können Kontaktängs-
te und Bindungsstörungen resultieren«, sagt Henningsen. »Ver-
zögerungen der Sprachentwicklung und der Denkleistungen
wären typisch, zudem entwickeln sich soziale Fähigkeiten oft
verzögert, sodass man von einer Art Autismus sprechen kann.«
Kinder, die keine regelmäßige Zuwendung bekommen, zeigen
später nicht nur schwerwiegende Störungen im Gefühlshaushalt

und im Verhalten zu anderen. Die Isolation beeinträchtigt auch ihre körperlichen Funktionen. Generell gilt: Vernachlässigte Menschen sind anfälliger für Krankheiten, ihr Abwehrsystem ist geschwächt. Sogar banale Infekte können bedrohlich werden. Die Widerstandskraft gegenüber körperlichem wie seelischem Stress ist vermindert. »Menschen können an einem Mangel an Beziehung und Zuwendung sterben«, sagt Henningsen. »Was mit den Opfern in solchen Institutionen passiert ist, kann man als eine Form des verzögerten Mordes bezeichnen.«

## Erst fühlen, dann verstehen

Erhalten Kinder früh und viel Zuwendung, entwickeln sie sich schneller und umfassender. Kleinkinder registrieren mehr, als ihnen viele Menschen zutrauen. Je mehr Zuwendung Eltern einem Kind schenken, desto aufnahmefähiger wird es. Dann lernt es zum Beispiel früher sprechen und entwickelt rascher soziale Kompetenzen. Haben Eltern und Kinder eine früh gepflegte liebevolle und stabile Beziehung, macht das die Kinder später widerstandsfähiger gegen Stress und Depression und begünstigt zudem einen gleichmäßigeren Herzrhythmus, der sie weniger anfällig für Infarkte macht.[73]

Da der Tastsinn der erste Sinn ist, der sich entwickelt, kann er auch früh stimuliert werden. »Das Neugeborene macht bereits haptische Erfahrungen und ist empfänglich dafür«, sagt Maria Hernandez-Reif von der Universität Alabama. Sie hat am Touch-Forschungsinstitut in Miami beobachtet, dass sich ein Frühgeborenen-Zwillingspaar zunächst schlecht entwickelte, als es getrennt behandelt wurde. Nachdem die beiden Geschwister zusammengelegt wurden, schlangen sie die Arme umeinander und erholten sich schneller. »Berührung ist die erste Sprache«, sagt Hernandez-Reif. »Verstehen kommt erst viel später als Fühlen.« Regelmäßige Berührung kräftigt bei Säuglingen die Knochen,

beschleunigt die Entwicklung – zudem sind die Mütter dann
weniger unruhig und depressiv, während beteiligte Väter so
mehr Nähe entwickeln.
Auch die kognitive Entwicklung beginnt bei Kindern viel früher, als bisher angenommen wurde. Gisa Aschersleben von der
Universität Saarbrücken hat 56 Mutter-Kind-Paare untersucht.
»Kinder können schon im Alter von sechs Monaten einfache
Handlungen als zielgerichtet verstehen«, sagt Aschersleben.
Die Untersuchung der Kinder im Alter von zehn Monaten habe
ergeben, dass Kinder von aufmerksamen, sensiblen und liebevollen Müttern einfache Zusammenhänge – etwa ob schwere
oder leichte Kugeln weiter rollen können – besser verstehen als
Kinder, deren Mütter eher abweisend waren und wenig auf ihre
Kinder eingingen. »Zudem entwickeln sich Sprache, Ausdauer
und soziale Kompetenz besser, wenn Kinder sich sicher gebunden fühlen«, sagt Aschersleben.
Auch das Verständnis, dass Handlungen emotional sind, ist
bei Kindern offenbar schon früh vorhanden. »Ein mentales
Bewusstsein gibt es seit der Geburt«, sagt Maria Legersteef von
der York-Universität Toronto. »Es wird durch Zuneigung verstärkt und es ist besonders die mütterliche Sensibilität, die
Kinder sozial und emotional macht.« Auch die Befunde anderer
Forscher, etwa zur Entwicklung eines eigenen Selbstverständ-
nisses, deuten darauf hin, dass Kinder früher Entwicklungsschritte vollziehen als bisher angenommen. »Im Vorschulalter
sind die Förderprogramme eigentlich schon zu spät dran«, sagt
Mechthild Papousek von der Ludwig-Maximilians-Universität
München. »In breiten Kreisen verstummt und verarmt die Kommunikation in den Familien, da muss man früher etwas tun.«
Damit die Bindung zwischen Eltern und Kindern von Anfang
an gestärkt wird, hat Karl Heinz Brisch in München und anderen größeren deutschen Städten das Programm Safe (Sichere
Ausbildung für Eltern) initiiert.[74] Eltern können in den Wochen
vor und nach der Geburt ihre Ängste verstehen und einen fein-

fühligen Umgang mit dem Baby lernen. »Kinder triggern manchmal traumatische Erfahrungen der Eltern und holen deren Geister aus dem Kinderzimmer hervor«, sagt Brisch. »Doch nicht die Methode entscheidet über den Therapieerfolg, sondern die Beziehung zum Therapeuten.«

»Erziehung ist die ganz normale Katastrophe«, sagt Remo Largo, der bekannte Buchautor (»Babyjahre«, »Kinderjahre«) von der Universitätskinderklinik Zürich. »Immer treten Konflikte auf, Kinder können ohne Konflikte gar nicht groß werden.« Man dürfe den Eltern daher nicht das Gefühl geben, schuldig zu sein, wenn das Kind manchmal nicht schläft, nicht isst, häufiger schreit oder ein auffälliges Sozialverhalten zeigt. Das sei natürlich kein Freibrief für Vernachlässigung. »Es ist wichtig, dass Kinder schon ganz früh eine Bezugsperson haben, die verfügbar ist, feinfühlig und verlässlich«, sagt Largo.

Die Spannbreite der kindlichen Entwicklung ist groß – Eltern sind oft in Sorge, dass ihr Kind sich nicht schnell genug entwickelt. Im Alter zwischen fünf und zwölf Jahren lernen Kinder, Körpersprache und Gesichtsausdruck zu erkennen. Die individuellen Unterschiede sind enorm. Zwischen drei und sieben Jahren schärft sich ihr nachahmendes Verhalten und die Orientierung an Vorbildern. »Wenn Sozialisation und Vorbildfunktion so wichtig sind, müssen wir mehr über uns Erwachsene reden, nicht über Kinder«, sagt Largo. Wenn das soziale Lernen zwischen zwei und sechs Jahren am stärksten ausgeprägt sei, könne es zudem nicht richtig sein, dass Mütter mit Kindern ständig nur allein zu Hause sind.

## Ritter ohne Schwert

Jungs sind das eigentliche schwache Geschlecht. Sie sind aggressiver als Mädchen – aber auch ängstlicher. Unter Kindern und Jugendlichen mit Aufmerksamkeitsdefizit und Hyperaktivität (ADHS) sind achtzig Prozent Jungen. In Förderschulen gibt es mehr Jungs als Mädchen – unter Abiturienten sind sie hingegen in der Minderheit. Jungs sind auch biologisch empfindlicher – ihre Säuglingssterblichkeit ist höher. Jungs sind zumindest in der frühkindlichen Zeit sogar stärker als Mädchen auf emotionale Nähe angewiesen. Ärzte, Psychologen und Biologen erkennen immer genauer, wie Angst, Aggression und frühkindliche Bindung zusammenhängen.

Frank Dammasch, Professor für psychosoziale Störungen von Kindern und Jugendlichen in Frankfurt, beeindruckt der Fall eines Elfjährigen, der seine Lehrerin terrorisiert. Er wirft Stifte nach ihr; hat er etwas gezeichnet, schmeißt er es in den Papierkorb. Gleichzeitig hat er das Gefühl, auf seine alleinerziehende Mutter aufpassen zu müssen. Sie würde sonst sterben, befürchtet er. »Kinder wehren ihre frühen Ängste durch aggressives Verhalten ab und übertönen sie«, sagt Dammasch. Jeder kenne ein solches Verhalten von Kindern, die bei Nachtwanderungen herumschreien – das berühmte Pfeifen im Walde.

Werden unruhig-aggressive Jungen zu früh in die Selbständigkeit entlassen, tut ihnen das nicht gut. »Sie versuchen sich dann zu Herren einer Situation zu machen, der sie früher schutzlos ausgeliefert waren«, sagt Dammasch. »Das mündet oft in Aggression.« Um die nicht ausufern zu lassen, sind Dammasch zufolge »raue Spielerfahrungen mit dem von der Mutter geliebten Vater nötig«. Nur heftig zu toben reiche aber nicht aus, die liebevolle Anerkennung durch die Mutter sei ebenfalls wichtig, damit sich eine männliche Identität herausbilden kann. Der Vater diene ebenfalls als Rollenvorbild gegen frühkindliche Ängste der Söhne. Er zeigt ja täglich, dass es gefahrlos möglich ist, sich von der Mutter zu trennen, ohne sie zu verlieren.

Eltern sind zumeist irritiert, wenn sich die Wut ihrer Kinder gegen sie richtet. Schon mit einem Jahr können Kinder ihre Erzeuger hassen. »Es ist doch prima, dass ein Kind als Erstes seine Eltern hasst«, sagt Henri Parens, Psychiater aus Philadelphia.

»Wer sonst würde sich liebevoll um jemanden kümmern, von dem er gehasst wird?« Allerdings ist der frühe Hass Parens zufolge auch die Grundlage für destruktives Verhalten und Vorurteile. »Das Kind, das wütend auf die Mutter ist, wirft nicht auf sie, sondern auf den, der neben ihr sitzt«, so Parens. So würden Menschen früh lernen, ihren Ärger nicht auf den Verursacher zu richten, sondern auf naheliegende Opfer, was sich auch an politischen Konflikten zeige.

Destruktivität und Vorurteile sind jedoch keinesfalls angeboren – darüber sind sich die Bindungsforscher einig. Der Mechanismus zur Entstehung von Aggression und Zerstörungswut ist zwar in jedem Menschen angelegt, gleichsam eine Konstante der Natur. Aktiviert wird er jedoch durch psychisches Leid. »Kinder zu beschämen oder gar zu demütigen ist ungeheuer schmerzhaft für sie«, sagt Parens. »Dadurch werden sie aggressiv und wütend.« Gehen Vernachlässigung, körperlicher oder emotionaler Missbrauch gar auf die Eltern oder die Angehörigen zurück, ist das noch traumatisierender, als wenn Fremde die Täter sind oder ein Unfall oder ein Naturereignis das Trauma auslösen.

Bei Primaten lässt sich gut nachverfolgen, wie die mangelhafte Bindung zur Mutter bei entsprechender Veranlagung zunächst zu Aggressionen und dann zur sozialen Isolation der männlichen Heranwachsenden führt. Stephen Suomi, Verhaltensforscher am Nationalen Institut für Kindergesundheit und -entwicklung der USA, hat gezeigt, dass ein gestörter Serotoninstoffwechsel junge Rhesusaffen anfällig für auffällig-aggressives Verhalten macht. Kann weniger von dem Überträgerstoff im Gehirn gebunden werden, eskaliert das normale Spiel der Tiere schnell zum Kampf.

Die aggressiven Jungaffen sprechen in Versuchen zudem deutlich stärker dem Alkohol zu. »Diese streitsüchtigen Tiere haben angefangen zu trinken, bis sie umfielen«, sagt Suomi. »Von der Horde werden sie gemobbt und andere Mütter sehen sie als

Bedrohung ihres Nachwuchses an.« Soziale Fähigkeiten entwickelten diese isolierten Affen nicht. Sie bringen nicht nur
andere, sondern auch sich in Gefahr. »Etwa die Hälfte dieser
Affen überlebt diese gefährliche Zeit nicht«, sagt Suomi, der
selbst über die Parallelen zu manchen aggressiven Jugendlichen
überrascht war.

Variationen der genetischen Ausstattung sind jedoch kein unabänderliches Schicksal. Es kommt auf die Interaktion mit der
Umwelt an, ob sich die Unterschiede im Erbgut auch im Verhalten ausprägen. Wuchsen Tiere bei ihrer Mutter auf, verhielten
sich alle untersuchten Jungaffen ähnlich, erst in der sozialen
Isolation wurden manche der Tiere auffällig. »Eine gute mütterliche Versorgung kann alle genetischen Unterschiede aufwie-
gen«, sagt Suomi. »Kümmert sich die Mutter nicht oder herrscht
starker Stress, wirken sich die Gen-Unterschiede jedoch aus
und die Tiere zeigen die ganze Bandbreite eines psychopatholo-
gischen Verhaltens.« Es mag dem überkommenen Rollenden-
ken entsprechen, aber Bindungsforscher sind sich überraschend
einig darin, dass die Mutter viel wichtiger als der Vater in der
frühkindlichen Entwicklung ist, wenn es darum geht, Nähe und
Zuneigung zu spenden.

Zwar werden viele prägende Erfahrungen in der frühen Kindheit vermittelt, während der Jugendjahre sind jedoch nicht nur
junge Affen, sondern auch junge Männer besonders verletzlich.
»Der größte Unterschied zwischen intellektuellen und emotionalen Fähigkeiten besteht im Alter zwischen 14 und 19 Jahren«,
sagt der Psychologe Nick Allen von der Universität Melbourne.
»Das zeigt auch die Gehirnentwicklung.« Wichtig für Söhne
ist neben mütterlicher Zuwendung aber auch das Vorbild des
Vaters. »Väter sind nötig, um aggressives Verhalten zu begren-
zen«, sagt Dammasch. »Aber viele Kinder sind bis zum zehnten
Lebensjahr nur von Frauen umgeben – von Müttern, Erzieherin-
nen, Kindergärtnerinnen, Lehrerinnen.« Dammasch berichtete
von einem Jungen, der sich zu Fasching als Ritter verkleiden

wollte. Die Schulleiterin erlaubte es ihm zwar – aber nur ohne Schwert.

## Spuren frühen Unglücks

Manche seelischen Verwundungen bleiben ein Leben lang bestehen. Wer Opfer einer Misshandlung, eines Unglücks oder einer anderen Traumatisierung geworden ist, hat mit den seelischen Auswirkungen oft Jahrzehnte zu kämpfen – solche Erfahrungen verblassen nie ganz. Von »Geistern aus der Kinderstube«, die immer wieder zurückkehren, sprechen Psychologen und meinen damit in erster Linie die langfristigen Folgen schwerer Verletzungen für das Gemüt.

Schlimme Erfahrungen in der Kindheit hinterlassen jedoch nicht nur Narben in der Seele, sondern auch im Körper. Amerikanische Kinderärzte und Psychologen haben gezeigt, dass Stress in der frühen Kindheit dauerhaft das Immunsystem und damit die Abwehr gegen feindliche Erreger schwächen kann. »Die emotionale Umgebung wirkt sich noch sehr lange auf die Gesundheit aus«, sagt Seth Pollak von der University of Wisconsin in Madison.[75]

Die Wissenschaftler haben Jugendliche untersucht. Von ihnen hatte die Hälfte eine vergleichsweise glückliche Kindheit ohne Traumatisierungen erlebt – ihr Immunsystem war intakt. Jene Jugendlichen in der Studie, die körperlich missbraucht worden waren und daher in emotional instabilen Verhältnissen aufwuchsen, konnten sich hingegen nicht so gut gegen Viren, Bakterien und andere Eindringlinge wehren.

Die Mediziner analysierten, wie das Abwehrsystem ihrer Probanden auf Herpes-Simplex-Viren vom Typ 1 (HSV-1) reagierte. Mehr als zwei Drittel der Bevölkerung tragen diese verbreiteten Erreger von Fieberbläschen und Halsschmerzen in sich, ohne deshalb Beschwerden zu haben. Symptome treten erst auf,

wenn das Virus reaktiviert wird – das geschieht unter Stress, im
Krankheitsfall und wenn das Immunsystem auf andere Weise
beeinträchtigt ist. Jugendliche, die in ihrer Kindheit missbraucht worden waren,
können die Herpes-Viren in ihrem Körper nicht gut in Schach
halten. Sie müssen mehr Antikörper gegen die Erreger produ-
zieren, die aber nicht so gut wirksam sind. Auch andere Ab-
wehrmechanismen ihres Immunsystems sind geschwächt. »Bei
der Geburt ist unser Immunsystem noch nicht vollständig ausgeprägt«, sagt Christopher Coe von der University of Wisconsin. »Die Zellen sind zwar vorhanden, aber wie sie sich entwickeln und reguliert werden, ist davon abhängig, wie man
aufwächst.«
Ein weiteres Ergebnis überraschte die Forscher. Sie untersuchten auch die Immunreaktion einer dritten Gruppe Jugendlicher
und junger Erwachsener. Diese Probanden hatten ihre früheste
Kindheit in Waisenhäusern in Rumänien zugebracht, lebten
aber nun längst in den stabilen Verhältnissen von Adoptivfa-
milien. Das Abwehrsystem dieser Probanden war ähnlich stark
geschwächt wie das der Jugendlichen, die körperlich missbraucht worden waren. »Diese Kinder hatten zwar eine schwierige Kindheit, aber seit mehr als einem Jahrzehnt werden sie
geliebt und erleben emotionale Sicherheit«, sagt Pollak. »Trotzdem steht ihr Körper dermaßen unter Stress, als ob sie missbraucht worden wären.«
Eine chronische Stressreaktion des Organismus kann das Lernen und Verhalten von Kindern und Jugendlichen ziemlich stark
beeinträchtigen. Pollak befürchtet daher, dass in Zukunft Kinder vermehrt unter solchen Einschränkungen leiden werden.
Dazu trägt auch ein Ereignis bei, das auf den ersten Blick wenig
damit zu tun hat: Die weltweite Finanzkrise 2008 und 2009 füh-
re nach Ansicht des Wissenschaftlers dazu, dass mehr Kinder in
Heimen oder anderen Institutionen betreut werden müssen und
weniger adoptiert werden können.

Bindungsforscher und Psychosomatiker wissen schon lange, dass frühkindlicher Missbrauch, emotionale Verwahrlosung, extreme Strenge und häufiger Familienstreit in späteren Jahren zu mehr Depressionen, Angststörungen und anderen psychischen Leiden führen. »Eine unsichere Bindungsentwicklung ist ein großer Risikofaktor«, sagt Karl Heinz Brisch, Psychosomatiker an der Ludwig-Maximilians-Universität München. Neue Forschungsergebnisse zeigen, welche starken körperlichen Spuren psychisches Leid hinterlässt. Nicht nur für den Moment, sondern manchmal sogar für immer.

# Sieben lange wirkende Tatsachen über früh geliebte Kinder

1 Frühkindlicher Missbrauch, emotionale Verwahrlosung, extreme Strenge und häufiger Familienstreit führen zu mehr Depressionen, Angststörungen und anderen psychischen Leiden in späteren Jahren – aber auch Diabetes, verkalkte Herzkranzgefäße, Übergewicht und Bluthochdruck sind häufiger.

2 Wer in frühen Jahren verwöhnt und geliebt wird, ist bei späteren Belastungen entspannter und stressresistenter als jene, die von ihren Müttern weniger verhätschelt werden.

3 Je positiver die Reize und Einflüsse in früher Kindheit sind, desto gesünder und widerstandsfähiger werden die Kinder – und bleiben es ihr Leben lang.

4 Frühgeborene entwickeln sich besser, wachsen schneller und bekommen weniger Hirnschäden, wenn sie Wärme und Zuwendung bekommen. Berührungen sind in dieser Phase wichtiger als verbaler Zuspruch.

5 Wenn Kinder in Waisenhäusern vernachlässigt werden, leiden sie später nicht nur häufiger an Kontaktängsten und Bindungsstörungen, sondern auch öfter an Krankheiten.

6 Werden Kinder beschämt oder gar gedemütigt, werden sie eher aggressiv und wütend. Gleichzeitig sind sie körperlich anfälliger.

7 Stress in der frühen Kindheit schädigt dauerhaft das Immunsystem und schwächt damit die Abwehr gegen feindliche Erreger.

# Der Schmerz, der bleibt

Der zehnjährige Junge aus Nordpakistan praktizierte eine ungewöhnliche Art der Freizeitgestaltung. Er nannte es Straßentheater. Seine Vorführung bestand darin, sich Messer durch die Arme und andere Körperteile zu stechen. Die Ärzte der Umgebung kannten ihn daher gut. Manchmal lief er auch über glühende Kohlen. Weder die Selbstverletzungen noch die Verbrennungen machten ihm etwas aus, denn er spürte keine Schmerzen. Der ungewöhnliche Junge starb kurz vor seinem 14. Geburtstag. Er war von einem Hausdach gesprungen. Dass er keine Schmerzen spürte, bedeutete ja nicht, dass er unsterblich war.

Die Vorstellung, dass Menschen keinerlei Schmerzen empfinden können, fasziniert Mediziner wie Filmemacher gleichermaßen. In dem James-Bond-Streifen »Die Welt ist nicht genug« von 1999 gibt es den Terroristen Renard als einen Gegenspieler des Agenten Ihrer Majestät. Nachdem er in einem früheren Duell eine Kugel von Bonds Kollegen 009 in den Kopf bekommen hat, kann Renard keine Schmerzen mehr empfinden. Um ungehorsame Untergebene zu bestrafen, drückt er ihnen schon mal ein paar glühende Kohlen in die Hand und hält sie fest. In diesen Szenen weiß man nicht, was den Gepeinigten mehr weh tut. Der Schmerz durch die Hitze oder die Angst davor.

Beides hängt eng miteinander zusammen. Fast alle Menschen sind zwar empfindlich für Schmerzen. Wie sehr, hängt aber von vielen Faktoren ab. Für die Wahrnehmung von Schmerz ist es wichtig, in welcher psychischen Verfassung er erlebt wird, das heißt, welche Gefühle ihm vorausgehen und ihn begleiten. Das ist für Ärzte wichtig zu wissen, denn zwanzig Prozent aller Patienten beim Hausarzt suchen den Doktor auf, weil sie über chronische Schmerzen klagen, die sich nicht erklären lassen.[76] Intensiver Schmerz ist selbst eine psychische Belastung und

wird als Stress empfunden. Ein Teufelskreis, weil die Wahrnehmung von Stress wiederum das Schmerzempfinden verstärkt. Chronische Angst, auch die Angst vor Schmerz, aber
auch Unzufriedenheit, privater Ärger, Zukunftssorgen, gedrückte Stimmung, Selbstzweifel und Antriebslosigkeit – all das sind
Faktoren, die dazu führen können, dass Schmerz stärker wahrgenommen wird. Die Schmerzschwelle wird in diesen Fällen
weiter gesenkt – man wird empfindlicher. Auf diese Weise wird
Schmerz geradezu erlernt.

Jeder kennt diesen Mechanismus vom Besuch beim Zahn-
arzt. Die Angst vorm Dentisten – die übrigens zwanzig Prozent aller Mitteleuropäer kennen – ist purer Stress. Durch den
Stress wird im Nervensystem die Schmerzwahrnehmung gebahnt und das Schmerzerleben ist intensiver. Diese Zusammenhänge finden sich auch auf der Ebene des Gehirns und der Nervenbahnen und haben für die Behandlung zu der verblüffenden
Erkenntnis geführt: Wenn man die Angst oder die Depressionen
richtig behandelt, wird dadurch auch die Schmerzwahrnehmung
deutlich gelindert und verschwindet in manchen Fällen sogar
ganz.

Negative Erfahrungen erhöhen die Schmerzempfindlichkeit.
Psychosomatiker sind der Frage nachgegangen, ob schlechte
Erlebnisse in der Kindheit zur Entwicklung von Schmerzsyndromen führen. Mediziner von den Universitäten Bonn und
Mainz untersuchten dazu mehr als 150 Patienten einer Schmerz-
ambulanz. Sie verglichen Kranke, bei denen keine körperliche
Ursache für die Beschwerden gefunden werden konnte, mit Patienten, bei denen sich die Schmerzen medizinisch erklären ließen. Kranke mit unklaren Schmerzen, so das Fazit, berichteten
deutlich häufiger von körperlichem Missbrauch, fehlender Zuwendung oder Streitereien der Eltern.[77]

Ein definiertes Schmerzzentrum gibt es nicht – offenbar ist die
Fähigkeit, Schmerz zu verspüren, reine Nervensache und davon
abhängig, wie die Nerven und Botenstoffe durch den seelischen

Zustand des Menschen beeinflusst werden. Ausnahmen gibt es, wie das Beispiel des Jungen am Anfang dieses Kapitels zeigt. Forscher aus Großbritannien und Pakistan haben das Phänomen seiner Schmerzlosigkeit genauer unter die Lupe genommen. Sie untersuchten die Großfamilie des Jungen, der seinen Mangel zur Schau gestellt hatte.[78] Sechs Verwandte konnten ebenfalls keine Schmerzen spüren. Keiner von ihnen wusste, wie sich das anfühlt. Alle hatten Verletzungen an den Lippen und Teile ihrer Zungen fehlten, weil sie sich als Kleinkinder immer wieder gebissen hatten, ohne es zu merken. Ihre Körper wiesen zahlreiche Verbrennungen, Schnittwunden und Quetschungen auf. Immerhin wussten die älteren Familienmitglieder, welche Situationen Schmerzen verursachen konnten. Einer der männlichen Jugendlichen konnte beispielsweise effektvoll niedersinken, wenn ihm bei einem Fußballspiel in die Beine gegrätscht wurde.

Die Genetiker entdeckten, dass es sich bei dem seltenen Syndrom um eine Störung der Nervenleitung handelte. Bei den schmerzfreien Pakistanis war ein Gen auf Chromosom 2 verändert. Diese Mutation führte offenbar dazu, dass ein spannungsabhängiger Natriumkanal in Nervenzellen, die Schmerzreize weiterleiten, defekt war. Da dieser Kanal nicht funktionierte, war die Erregungsleitung in diesen Nerven unterbrochen und der Schmerzreiz wurde nicht weitergeleitet.

Andere Empfindungen waren bei der pakistanischen Familie durchaus intakt. Sie konnten Kälte, Wärme, Druck und andere Formen der Berührung registrieren. Schnitt man ihnen jedoch in die Ellenbogen-Vene, spürten sie zwar den Druck, aber keinen unangenehmen Schmerz. Tauschen möchte man mit ihnen nicht. Es ist besser zu erlernen, wie man die Schmerzwahrnehmung dämpfen kann – sie ganz auszuschalten ist lebensgefährlich.

## Angst macht Pein –
## die Erwartung bestimmt den Schmerz

Die gute Nachricht zuerst: Die Kraft positiver Gedanken kann Schmerzen so stark lindern wie eine Dosis Morphin. Die schlechte Nachricht: Stellt man sich auf heftige Schmerzen ein – etwa vor dem Zahnarztbesuch –, empfindet man sie auch stärker, als wenn sie den Körper unvorbereitet heimsuchen. Wissenschaftler der Universität Winston-Salem in North Carolina haben beschrieben, wie subjektiv körperliche Pein erlebt wird. Ihr Fazit: Die Intensität der unangenehmen Empfindungen wird entscheidend davon beeinflusst, welches Ausmaß an Schmerzen zuvor erwartet wurde.[79]

Die amerikanischen Neurobiologen haben eine ausgeklügelte Versuchsanordnung gewählt: Freiwilligen Probanden fügten sie unangenehme, aber ungefährliche Hitzereize am Unterarm zu. Im immer gleichen zeitlichen Abstand erhöhten die Forscher die heißen Schmerzreize von »gering« über »mäßig« bis »stark«. Nachdem diese Steigerung zwei Tage lang trainiert worden war, variierten die Wissenschaftler die Tortur: Nun bekamen die Teilnehmer einen starken Schmerzreiz zu dem Zeitpunkt versetzt, an dem sie nur mit mäßiger Pein gerechnet hatten.

So unerwartet mit starker Hitze malträtiert, verringerte sich die subjektive Schmerzwahrnehmung um 28 Prozent im Vergleich zu den Versuchen, in denen starke Schmerzen von den Versuchsteilnehmern erwartet und ihnen auch verabreicht wurden. 28 Prozent sind ein beachtlicher Wert. Um etwa 30 Prozent werden Schmerzen auch durch Opiate gemildert – die medikamentösen Schmerzkiller, die am stärksten wirken.

»Wir erleben Schmerz nicht im luftleeren Raum«, sagt der Neurowissenschaftler Robert Coghill, der die Untersuchung geleitet hat. »Schmerz ist nicht nur das Ergebnis von Signalen aus einer malträtierten Körperregion, sondern er entwickelt sich aus dem gedanklichen Umfeld eines Menschen, das bei jedem einzigartig ist.« In der Studie zeigte sich, dass die Erwartung starker Schmerzen auch mit einer gesteigerten Nervenaktivierung in verschiedenen Hirnregionen, in denen sich die Schmerzzentren befinden, einherging. Die Wege der Schmerzempfindung waren gleichsam schon gebahnt, bevor der entsprechende Reiz überhaupt angekommen war. Die Pein auf der Haut hatte deshalb unvermutet freie Bahn zum Gehirn.

Dass die Erwartung den Schmerz beeinflusst, zeigt sich sogar in der Wahrnehmung von Gemeinschaftserlebnissen. Psychologen von der University of California in Los Angeles konnten zeigen, dass soziale Ausgrenzung körperlich weh tut: Sahen freiwillige Versuchsteilnehmer auf Videoeinspielungen, wie Menschen brüsk zurückgewiesen wurden, aktivierte sich ihr Schmerzzentrum. Physiologisch konnten die Forscher anhand von Aufnahmen der Hirnaktivität kaum unterscheiden, ob die Probanden selbst körperliche Schmerzen ertragen oder ob sie lediglich mit ansehen mussten, wie anderen seelischer Schmerz zugefügt wurde.

Wenn nicht nur Fakire und Yogi, sondern auch durchschnittliche Schmerzensmänner und -frauen in der Lage sind, ihre Wahrnehmung so stark zu beeinflussen, könnte sich das auch auf den Alltag von Kranken auswirken. »Schmerzen müssen mit mehr als nur mit Pillen behandelt werden«, fordert Neurobiologe Coghill. »Unser Gehirn kann den Schmerz formen – diese Fähigkeit müssen wir ausnützen.« Coghill meint damit die Kraft positiver Gedanken. Menschen sollten nicht mit dem Schlimmsten oder dem größtmöglichen Schmerz rechnen, sondern abwarten, was kommt. Dann hat der Schmerz nicht gleich freie Bahn, sondern wird auf dem Weg zum Gehirn womöglich aufgehalten.

Aus der Behandlung von Patienten mit chronischen Beschwerden ist der Zusammenhang zwischen Stimmung und körperlicher Pein bekannt: Schmerztherapeuten wissen, dass Antidepressiva nicht nur die Laune heben können, sondern bei manchen Patienten auch Schmerzen dämpfen. Manchmal werden die Mittel gegen die Schwermut sogar primär zur Schmerzlinderung eingesetzt. Weil die Hirnregionen für Schmerz und Wohlbefinden so eng miteinander verknüpft sind, trägt bessere Stimmung dazu bei, körperliche Torturen weniger stark zu empfinden.

»Für chronisch Kranke ist es wichtig, die eigene Schmerzerwartung zu unterbrechen«, sagt Carl Scheidt, Psychosomatiker aus Freiburg. »Kommt man nicht aus diesem Teufelskreis heraus, gilt leider: Chronischer Schmerz sagt weiteren chronischen Schmerz voraus.« Dann bewahrheitet sich, dass auch jenseits der persönlichen Schmerzgrenze manchmal selbst die schlimmsten Erwartungen Wirklichkeit werden: Der Schmerz bleibt und kommt einem sogar jedes Mal noch stärker vor.

## Wenn Schmerzen besonders schmerzhaft sind

Dass Schmerzen weh tun, ist keine besonders originelle Erkenntnis. Wissenschaftler verstehen bereits gut, wie Schmerzen entstehen, über welche Nervenbahnen und Moleküle sie vermittelt und wo sie im Gehirn »verarbeitet« werden, sodass sie bewusst erlebt und als schmerzhaft wahrgenommen werden. Viel weniger wissen Mediziner hingegen darüber, warum chronischer Schmerz bestehen bleibt und was ihn noch schlimmer macht. Ärzte und Psychologen der Universitätsklinik Mainz haben deshalb untersucht, welche Faktoren dazu beitragen, dass der Schmerz besonders schmerzhaft ist.[80]

Die Wissenschaftler hatten hundert Patienten genauer untersucht und befragt, die seit Jahren über starke Schmerzen klagten. Bei neun verschiedenen Ärzten waren die Kranken wegen ihrer Beschwerden schon. Alle Teilnehmer hatten starke Schmerzen an verschiedenen Stellen des Körpers, für die sich aber trotz hartnäckiger Suche der Ärzte keine organische Ursache finden ließ. Auf einer Skala von 0 bis 100, wobei 0 schmerzfrei bedeutete und mit 100 unerträgliche Schmerzen angegeben wurden, die nicht länger auszuhalten waren, gaben die Probanden im Durchschnitt einen Wert von 64,1 für ihre Beschwerden an.

Die Patienten fühlten sich in ihrer Lebensqualität stark beeinträchtigt und im Alltag durch die chronischen Schmerzen erheblich eingeschränkt. Erstaunlicherweise wirkte sich die Art, wie die Kranken ihr Leiden verarbeiteten und damit umgingen, am stärksten auf die Prognose ihrer Schmerzen aus. Wer sich weitgehend passiv verhielt und die Körperhaltungen einnahm, in denen er Schmerzen am intensivsten verspürte, bekam immer mehr Beschwerden. Eine weitere Einstellung, die den Krankheitsverlauf verschlimmerte, wird von Ärzten als »Katastrophisieren« bezeichnet. »Das bringt ja sowieso nichts« und »Es wird von Tag zu Tag schlimmer«, sind typische Äußerungen solcher Patienten, die sich kraft- und mutlos in ihr scheinbar unabänderliches Schicksal fügen und nicht daran glauben, dass es ihnen auch wieder besser gehen könnte.

Dabei funktionieren manche Dinge im Körper nach einem einfachen Prinzip: Wer nicht mehr mit einer Verbesserung seines Zustandes rechnet, kann auch nicht mehr damit rechnen. Der Körper hat aufgegeben und der Geist schon längst. Was Bernd Hontschik und andere psychosomatisch orientierte Ärzte die Bedeutungserteilung nennen, die entscheidend die Wirkung einer Therapie bestimmt, wird hier anschaulich: Eine Behandlung oder ein therapeutisches Gespräch sind nicht der einzige Auslöser, der zu einer Wirkung führt. Zwischen Ursache und Wirkung gibt es noch die Bedeutung, die der Patient dem ärztlichen Bemühen oder auch seinem eigenen Verhalten beimisst. Sieht er jeden Therapieversuch und jede häusliche Übung nur als Katastrophe und von vornherein als vergebens an, wird sich kaum ein Therapieerfolg einstellen.

Erstaunlicherweise wirkt sich auch Beten und Hoffen nicht lindernd auf die Schmerzwahrnehmung aus. Im Gegenteil, in einem Versuch wurden die Schmerzen noch schlimmer. Vielleicht erwarteten die Probanden von einem Gebet nicht wirklich, dass ihre Beschwerden gelindert oder sie gar geheilt wurden. Dass die Hoffnung zuletzt stirbt, muss angesichts dieser ernüchternden Ergebnisse jedenfalls bezweifelt werden.

Den behandelnden Ärzten empfehlen die Wissenschaftler aus Mainz, nicht nur die Schmerzintensität und die Therapie ihrer Patienten genau zu überprüfen. Mindestens ebenso wichtig sei es, zu erfragen, wie die Kranken mit ihren fortwährenden Beschwerden umgehen und wie und mit welcher Haltung sie ihren Alltag gestalten. Eine veränderte Einstellung der Patienten zu ihrem Leid kann womöglich mehr bewirken als weitere Tabletten.

# Acht schmerzliche Tatsachen über die Pein

1 Zwanzig Prozent aller Patienten beim Hausarzt klagen über chronische Schmerzen, die sich nicht erklären lassen.

2 Intensiver Schmerz ist selbst eine psychische Belastung und wird als Stress empfunden – was wiederum das Schmerzempfinden verstärkt.

3 Angst, Niedergeschlagenheit und negative Erwartungen senken die Schmerzschwelle und machen schmerzempfindlicher. Wer mit größtmöglichen Schmerzen rechnet, hat auch größere Schmerzen.

4 »Katastrophisieren« verstärkt die Schmerzen. Wer sich kraft- und mutlos in sein scheinbar unabänderliches Schicksal fügt, leidet stärker.

5 Schmerzen werden gefördert, wenn Eltern und Geschwister schon bei geringen Unpässlichkeiten massive Ängste hatten oder sich schonten.

6 Wer in einem Umfeld aufgewachsen ist, das ihm das Ausleben von Gefühlen erschwert hat, oder wer besonders schmerzhafte Trennungen erlebt hat, neigt dazu, bei späteren psychischen Belastungen mit Schmerzen zu reagieren.

7 Früher Schmerz hinterlässt Spuren. Die Nerven zur Weiterleitung des Schmerzimpulses werden sensibler, der Schmerz wird »gebahnt«.

8 Chronische Angst, auch die Angst vor Schmerz, Unzufriedenheit, privater Ärger, Zukunftssorgen, gedrückte Stimmung und Selbstzweifel können dazu führen, dass Schmerzen stärker wahrgenommen werden.

# Wenn das Herz leidet

In den 1970er und 1980er Jahren war auch unter Medizinern die Annahme weit verbreitet, dass der ewig ehrgeizige Persönlichkeitstyp, der nie mit dem Erreichten zufrieden ist und immer weiter strebt, der typische Kandidat für einen frühen Herzinfarkt war. Er wurde als Alpha-Persönlichkeit bezeichnet und sein ewiges Hasten schien zu seinem jähen Ende zu passen: Die Pumpe war irgendwann von der ständigen Belastung überfordert und machte nicht mehr mit.

Inzwischen weiß man: Natürlich gibt es auch heute noch Manager und andere Erfolgsmenschen, die einen Herzinfarkt erleiden – immerhin sind 42 Prozent aller Todesfälle in den USA auf Erkrankungen von Herz und Kreislauf zurückzuführen. Aber mittlere Angestellte und Arbeiter, die nicht Karriere gemacht haben und seit Jahren auf der Stelle treten, sind weitaus häufiger von einem Infarkt betroffen. Auch sozial benachteiligte Menschen aus unteren Schichten haben ein höheres Risiko, Herzkrankheiten zu bekommen. Zudem ernähren sich Personen mit geringerer Schulbildung und niedrigerem sozialen Status weniger bewusst, sie treiben weniger Sport, sind stärker übergewichtig und rauchen häufiger – das trägt ebenfalls zu ihrem erhöhten Infarktrisiko bei.

Ein weiterer Grund für die unterschiedliche Anfälligkeit für Herzinfarkt ist das unterschiedliche Erleben von Stress, Hektik und anderen Belastungen: Positiver Stress (»Eustress«), wie ihn viele Manager typischerweise erleben, ist zwar mit hohen Anforderungen verbunden, doch zumeist bringt er den Betroffenen voran und die selbst gesetzten Ziele werden erreicht. Diese Art von Belastung ist deshalb weitaus weniger gesundheitsschädlich als negativ empfundener Stress (»Distress«), der trotz aller Belastungen und Bemühungen nicht zu erfreulichen Ergebnissen führt.[81]

Nach einer Umfrage empfinden mehr als siebzig Prozent der leitenden Angestellten Stress immer wieder auch als positiv. Mehr als vierzig Prozent der Führungskräfte erleben positiven Stress während der Arbeit, bei den Freiberuflern und Selbständigen waren es in verschiedenen Erhebungen sogar mehr als fünfzig Prozent. Außerdem achten die Spitzenkräfte in den letzten Jahren stärker auf ihre Gesundheit. In Führungsetagen ist das zu spüren. Nicht nur der ehemalige Außenminister Joschka Fischer ist zu sich selbst gelaufen. Manche Manager leisten sich ihren Fitnesstrainer, andere haben es geschafft, trotz vollem Terminkalender Platz für Sport zu finden und sich gesund zu ernähren. Die Folge davon: Das Risiko des unzufriedenen Arbeiters am Fließband, am Infarkt zu sterben, ist statistisch gesehen dreimal so hoch wie das seines gleichaltrigen zufriedenen Fabrikdirektors.

## Ein Herz und eine Seele

»Die quälenden Erinnerungen an Schmerzen sickern durch das träumende Herz«, schrieb der griechische Dichter Aischylos vor 2500 Jahren. Heute sind aus den poetischen Worten konkrete Risikofaktoren geworden: Eine Depression, soziale Vereinsamung und übermäßige Arbeitsbelastung begünstigen einen Herzinfarkt ebenso wie Rauchen, hoher Blutdruck oder erhöhtes Cholesterin.[82]

Forscher der Universität von Hawaii entdeckten, dass auch unbewältigter Stress den Cholesterinspiegel erhöhen kann – ein weiterer Risikofaktor, der Herzinfarkte begünstigt. Probanden, die gut mit starken Belastungen umgehen konnten, hatten hingegen einen höheren Anteil des »guten« HDL-Cholesterins im Blut, das die Adern schützt und am Abbau des Cholesterins beteiligt ist. Depressive Verstimmung gilt mittlerweile als ebenso großer Risikofaktor für einen Herzinfarkt wie Bluthochdruck.

»Es gehört zu den erstaunlichsten Erkenntnissen der letzten Jahre, wie stark sich Depression und Infarkt beeinflussen«, sagt Peter Henningsen. »Auch unter Kardiologen ist das noch viel zu wenig bekannt. Nur auf körperliche Faktoren wie Rauchen, Bluthochdruck und Diabetes zu achten ist zu wenig.« Weil manche Ärzte die psychische Situation ihrer Patienten nicht beachten, werden viele Herzleiden übersehen. Umgekehrt lässt sich häufig auch schon aus der intensiven Befragung der Patienten erkennen, dass bei ihnen keine bedrohliche Verengung der Kranzgefäße vorliegt. Da aber viele Ärzte der Technik mehr vertrauen als ihrem Gespür und Einfühlungsvermögen, werden viel zu viele Darstellungen der Herzkranzgefäße mit Kontrastmittel angeordnet. Mehr als zwanzig Prozent dieser Koronarangiographien ergeben einen normalen, unauffälligen Befund.

In einer großen internationalen Studie, in der in 52 Ländern mehr als dreißigtausend Teilnehmer untersucht wurden, beobachteten kanadische Forscher, dass emotionale Belastungen das Infarktrisiko deutlich erhöhen – und das nicht nur in den Industrieländern.[83] Die Belastung durch Stress und Unzufriedenheit in Beruf, Familie oder Partnerschaft erhöhte das Infarktrisiko um den Faktor 2,67. Damit wirkten sich emotionale Belastungen fast so stark auf die Gefahr aus, einen Herzinfarkt zu bekommen, wie der klassische Risikofaktor Rauchen (Faktor 2,87) und noch stärker als etwa Diabetes (Faktor 2,37) oder Bluthochdruck (Faktor 1,91).

Forscher aus Schweden untersuchten 24 000 Probanden aus 52 Ländern genauer auf die Art und Weise ihrer Belastungen.[84] Sie stellten vier einfache Fragen – ob die Teilnehmer Stress zu Hause oder im Beruf empfanden, ob sie unter finanziellen Belastungen litten und ob sie im vergangenen Jahr ein schmerzhaftes Lebensereignis zu bewältigen hatten – etwa den Verlust eines Partners oder den Umgang mit einer schweren Krankheit. Unter den Patienten, die einen Infarkt erlitten hatten, wurden alle vier Fragen häufiger mit Ja beantwortet. Je nach Intensität und Dauer der Belastung war das Infarktrisiko durch die Stressfaktoren unterschiedlich stark erhöht – im Extremfall um das Vierfache.

Offenbar führt die Art der Belastung sogar zu unterschiedlichen Symptomen: Ängste und Phobien provozieren anscheinend eher Rhythmusstörungen, Depressionen eher Koronargefäßverkalkung. Ärger und Frustrationen erhöhen das Risiko für Arteriosklerose.

Warum Frust und Unzufriedenheit so stark aufs Herz schlagen, ist noch nicht im Detail bekannt. Dass es so ist, lässt sich sogar bei Tieren beobachten. Im Zoo von Philadelphia hat sich in den 1950er Jahren die Häufigkeit der Gefäßverkalkung bei Säugetieren und Vögeln erhöht, als die Käfige eine Weile überfüllt waren und die Tiere in sozialen Stress gerieten, weil sie sich nicht mehr in Ruhe bewegen konnten.

Laut einem populären Erklärungsmodell der Wissenschaftler kommt es bei psychischen Belastungen und Stress zu kleinen Entzündungen im Körper. Diese wiederum fördern die Entstehung von Blutgerinnseln und Verklumpungen, die in einer Gefäßverkalkung und -verstopfung enden können. Wobei, das ist immer wieder wichtig, Stress nicht gleich Stress ist. Wichtig ist, wie die Belastung empfunden wird. Es gibt Lebenskünstler, die viel gesünder leben, weil sie auch das vermeintlich Schwere leicht nehmen.

Wenn das Herz leidet, schlägt das aufs Gemüt. Umgekehrt können Erschöpfung und Depression auch das Herz belasten. Im Volksglauben ist dieser Zusammenhang fest verankert, doch die Wissenschaft interessiert sich erst seit relativ kurzer Zeit dafür. Inzwischen zeigen neue Forschungsergebnisse jedoch, wie massiv Herz und Seele aufeinander reagieren.[85] Kurz vor dem Infarkt verstärken sich die Symptome. Karl-Heinz Ladwig und sein Team konnten dies zeigen, indem sie Abrechnungsdaten der Krankenkassen von Tausenden Patienten auswerteten. »Ein paar Tage vor dem Infarkt gingen die Leute gehäuft zum Arzt«, sagt Ladwig. »Dort wurden aber keine Herzmedikamente verordnet, sondern hauptsächlich Psychopharmaka.« Seelische Nöte und Erschöpfung, nicht Herzbeschwerden, standen im Vordergrund der Leiden.[86] In den 1980er Jahren hat der Psychosomatiker Adrian Appels von der Universität Maastricht erstmals beschrieben, dass die von ihm so bezeichnete »vitale Erschöpfung« auf Angina Pectoris und damit auf einen drohenden Infarkt hinweisen kann.[87] Fast viertausend Männer beobachtete der niederländische Mediziner über mehr als vier Jahre. Dann zeigte sich: Starke Abgeschlagenheit und Erschöpfung, besonders aber das Gefühl, nicht mehr gebraucht zu werden, ließen die Herzkranzgefäße bedrohlich verengen. Appels fragte sich damals: »Was haben Frauen bei ihren Männern vor einem Infarkt beobachtet, was wir Ärzte mit unseren technischen Mitteln nicht sehen konnten?« Zumeist war dem Herzschlag ein unerklärlicher Leistungsabfall der Männer vorausgegangen.

Mittlerweile ist bekannt, dass depressive Veränderungen häufiger bei Menschen auftreten, die einem Verhaltensmuster entsprechen, das früher als Typ A oder Managerpersönlichkeit bezeichnet wurde – ehrgeizig, aggressiv, leistungsorientiert. »Diese Leute essen oft schnell und lassen andere nicht ausreden«, sagt Ladwig. Sie erleben beruflich wie privat viel Reibung, der sie standhalten müssen, was irgendwann nicht mehr gelänge. Sie sind nicht sehr stressresistent. Dann würden sie pessimistisch, verlören das Interesse an Dingen, die sie zuvor begeistert haben, fühlten sich leer und gefühlskalt. Psychosomatiker kennen dieses Phänomen als »emotional freezing«.

Diese Form von Niedergeschlagenheit entspricht keiner schweren Depression, die Erkrankte antriebsarm und arbeitsunfähig macht und nur an Suizid denken lässt. Nur wer genau hinschaut oder die Betroffenen gut kennt, sieht die Veränderung. Die Menschen haben plötzlich chronisch negativ getönte Gefühle. Sie können zumeist noch arbeiten, haben Familie und werden nicht automatisch für krank gehalten. Eine große Studie mit britischen Beamten hat gezeigt, dass depressive Verstimmungen und ein erhöhtes Infarktrisiko besonders ausgeprägt waren, wenn sie wenig Rückhalt am Arbeitsplatz erlebten und sich ungerecht behandelt fühlten.[88]

Auffällig ist, wie oft die beiden großen Volksleiden Herzinfarkt und Depression gemeinsam vorkommen. 17 bis 27 Prozent der Patienten mit Koronarer Herzkrankheit leiden zusätzlich an einer Depression. »Bis zu zwanzig Prozent der Männer zwischen 45 und 75 Jahren erleben in dieser Altersspanne eine depressive Verstimmung, die das Infarktrisiko erhöht«, sagt Ladwig. Das Risiko für einen Herzschlag sei in diesem Alter um das 1,6-Fache größer – das gelte auch für Frauen.

Für die Häufung beider Leiden gibt es mehrere Erklärungen. Bei Depressiven ist nicht nur die Stimmungs-, sondern auch die Gerinnungslage verändert: Ihre Blutplättchen verklumpen leichter, den Gefäßen droht Verstopfung. Das autonome Nervensystem, das unwillkürlich Pulsschlag, Atmung und Verdauung steuert, ist bei Depressiven weniger anpassungsfähig, was Infarkte begünstigen kann. »Das höhere Infarktrisiko ist ja kein Voodoo-Phänomen, sondern schlägt sich im Körper nieder«, sagt Ladwig.

Zudem sind im Blut von Depressiven Entzündungsstoffe wie Interleukin 6, Interleukin 9 und der Tumornekrosefaktor-alpha erhöht. Auch das C-reaktive Protein, das bei Entzündungen ansteigt, ist bei negativen Gefühlen erhöht. »Das ist doch wahnsinnig, dass der Körper nicht nur auf Giftstoffe oder Verletzungen mit einem Anstieg der Entzündungswerte reagiert, sondern auch auf mentale Überforderung«, begeistert sich Ladwig.

Die Wahrscheinlichkeit, einen Infarkt zu erleiden, wird durch das Verhalten Depressiver weiter erhöht. Sie werden nachlässig, ernähren sich schlechter, treiben weniger Sport und achten nicht auf die Warnsignale ihres Körpers. Zudem befolgen Patienten mit Depressionen ärztliche Ratschläge seltener und nehmen Medikamente unzuverlässiger ein. Unter Depressiven gibt es mehr Raucher. Bluthochdruck, Diabetes, Fettstoffwechselstörungen und Übergewicht sind fast doppelt so häufig wie in der Normalbevölkerung. Wer eine Kombination dieser Risikofaktoren aufweist, hat ein um 16 bis 18 Prozent erhöhtes Risiko, in den kommenden zehn Jahren eine Herzerkrankung zu erleiden. Auch wenn Patienten die Herzattacke überleben, ist ihre weitere Prognose davon abhängig, in welcher seelischen Verfassung sie sind: Wer nach einem Infarkt depressiv wird, hat ein dreifach erhöhtes Risiko, an den Komplikationen zu sterben, als Infarktpatienten, die ausgeglichen und zufrieden sind, berichtete der New Yorker Psychiater Alexander Glassmann auf einer Tagung für Neuropsychopharmakologie in Wien vor wenigen Jahren. Selbst wer bisher körperlich völlig gesund war, erhöht die Wahrscheinlichkeit, später einen Herzschlag oder Schlaganfall zu erleiden, wenn ihn eine Depression ereilt.

Die Variabilität der Herzfrequenz sagt ebenfalls viel darüber aus, wie groß die Chance ist, den Infarkt zu überleben. Schwermut dämpft die Fähigkeit des Herzens, mit ausgleichenden Veränderungen der Pulsrate auf unterschiedliche Anforderungen zu reagieren.

Glassmann fordert, Patienten, denen ein Infarkt droht oder die ihn erlitten haben, konsequent Psychopharmaka zu geben. Das ist einseitiges Wunschdenken, denn seelisch Kranke werden sogar schlechter betreut. »Wer psychisch krank ist und einen Infarkt bekommt, hat geringere Chancen, optimal versorgt zu werden – sei es mit Medikamenten, einem Bypass oder der Aufdehnung der Kranzgefäße«, beklagen die Kardiologen John Newcomer und Charles Hennekens.[89] Die Sterblichkeit nach Infarkt ist bei psychisch Kranken um 19 Prozent höher als im Durchschnitt der Bevölkerung.

Auch in der Vorsorge werden Depressive vernachlässigt. Eine große US-Studie zeigte, dass 88 Prozent der psychisch Kranken mit Fettstoffwechselstörung keine Cholesterinsenker bekamen. Bei dreißig Prozent der Diabetiker unter ihnen blieb die Zuckerkrankheit unbehandelt. 62 Prozent bekamen trotz Hochdruck keine Arznei. »Wenn Kardiologen und Psychiater nicht enger zusammenarbeiten, werden vermeidbare Todesfälle durch Infarkte bei psychisch Kranken immer häufiger«, befürchten Newcomer und Hennekens.

## Herzen in südlicher Stimmung

Wer Angst um sein Herz hat und befürchtet, dass seine Kranzgefäße bald dichtmachen, sollte besser in Frankreich, Portugal, Italien oder Spanien leben. Das könnte ihm aus vielerlei Gründen guttun. Auch in der Schweiz und in den Niederlanden ist die Wahrscheinlichkeit geringer, einen Herzinfarkt zu erleiden. In Lettland, Litauen und Estland erleiden Männer hingegen fast siebenmal so oft einen Infarkt wie in Frankreich. Auch in Ungarn, der Slowakei, Tschechien, Rumänien, Bulgarien und Polen sterben Männer wie Frauen deutlich häufiger als in anderen Ländern Europas am Herzschlag.

Deutschland nimmt wie Schweden und Norwegen einen Mittelplatz ein. Zu diesen Ergebnissen sind Mediziner um Jacqueline Müller-Nordhorn von der Charité in Berlin gekommen.[90] Die Epidemiologen hatten Sterbe- und Erkrankungsregister aus fast allen europäischen Ländern ausgewertet und analysiert, wie oft Männer und Frauen an Infarkten und Schlaganfällen sterben. »Es gibt eine zunehmende Häufigkeit von Südwest nach Nordost«, sagt Müller-Nordhorn. »Insgesamt ist der Trend aber fast überall rückläufig. Auch in Osteuropa gehen die Infarkte seit Mitte der 1990er Jahre zurück.«

In Deutschland ist wie in Europa zu beobachten, dass Infarkte von Nordosten nach Südwesten seltener werden. »In Bayern und Baden-Württemberg sind weniger Menschen betroffen«,

sagt Müller-Nordhorn. Das müsse jedoch nicht nur an den klassischen Risikofaktoren für Herz-Kreislauf-Leiden wie erhöhtem Blutdruck oder Übergewicht liegen.»Höhere Arbeitslosig-
keit, niedrigeres Einkommen und schlechtere Ärzteversorgung
können zusammen mit Stress und Depressionen das Risiko für
Infarkte erhöhen«, sagt die Forscherin.
Natürlich ernähren sich die Menschen in Europa unterschiedlich herzfreundlich und bewegen sich in manchen Regionen
mehr als anderswo. Doch das kann die großen Unterschiede der
Herzerkrankungen bisher nicht erklären. Gutes Wetter, gute
Stimmung und geselliges Miteinander spielen ebenfalls eine
wichtige Rolle für das Herz.
Wie stark sich Lebensstil und sozioökonomische Einflüsse auf
die Infarktrate auswirken, wissen Psychosomatiker schon länger.»Medizinische Faktoren machen maximal fünfzig Prozent
des Risikos aus«, sagt Müller-Nordhorn.»Frankreich schneidet
wohl nicht nur so gut ab, weil dort die Ernährung gesünder
wäre. Das Essen ist dort viel geselliger und mit mehr Freude
verbunden.«

# Fünf gute Gründe,
## sich nicht alles zu Herzen zu nehmen

1 Das Risiko des unzufriedenen Arbeiters am Fließband, am Infarkt zu sterben, ist dreimal so hoch wie das seines gleichaltrigen zufriedenen Fabrikdirektors.

2 Unbewältigter Stress kann den Cholesterinspiegel erhöhen und so Herzinfarkte begünstigen. Wer gut mit starken Belastungen umgehen kann, hat hingegen einen höheren Anteil des »guten« HDL-Cholesterins im Blut, das die Adern schützt und am Abbau des Cholesterins beteiligt ist.

3 Depressive Verstimmung, Stress und Unzufriedenheit in Beruf, Familie oder Partnerschaft gelten mittlerweile als ebenso große Risikofaktoren für einen Herzinfarkt wie Bluthochdruck, Rauchen oder Diabetes.

4 Psychische Belastungen und Stress können zu kleinen Entzündungen führen. Bei Depressiven ist auch die Gerinnung verändert: Ihre Blutplättchen verklumpen leichter, den Gefäßen droht Verstopfung. Dies fördert Blutgerinnsel und Verklumpungen – ein Infarkt droht.

5 Einem Infarkt geht oft eine »vitale Erschöpfung« in den sechs Monaten zuvor voraus. Diese Leute essen oft schnell und lassen andere nicht ausreden. Sie erleben beruflich wie privat viel Reibung. Sie sind nicht sehr stressresistent. Dann werden sie pessimistisch, leer und gefühlskalt. Psychosomatiker kennen das Phänomen als »emotional freezing«.

# Kranke Seele,
# morsche Knochen

Rein somatisch ist gar nichts. Es gibt nur psychosomatische Krankheiten«, war Thure von Uexküll überzeugt. »Auch bei einem Sehnenriss oder einem Knochenbruch ist das Psychische am Werk, wenn auch sicher weniger als bei Herz, Kreislauf oder Magen. Manche Menschen sind ja auf merkwürdige Weise anfällig für Unfälle.«

Uexküll hat Krankheiten als Anpassungsstörungen auf der psychosozialen Ebene verstanden. Besonders wenn es etwas Neues gebe, müssen die Menschen Anpassungsleistungen vollbringen. An Veränderungen im Beruf, in der Partnerschaft, im Zusammenleben. Gelingt dies nicht, fühlt sich der Mensch nicht wohl oder wird krank. »Einige Untersuchungen besagen, dass die Krankheiten, die mit dem engen mechanistischen Konzept der Schulmedizin erfasst werden können, nur ungefähr fünf Prozent ausmachen«, sagt Uexküll. »Nur auf diese trifft das medizinische Modell zu, für diese ist es hilfreich.«

Einige Mediziner wissen inzwischen, dass es Anpassungsstörungen gibt, wobei es an beiden liegen kann, dem Menschen und dem, was gezwungenermaßen konstruiert wurde. Was dabei herauskommt, kann alle Organe betreffen und dem Menschen vom Scheitel bis zur Sohle Beschwerden verursachen. Jeder hat seine eigenen typischen Schwachstellen, an denen es zwickt, juckt oder schmerzt, wenn die Belastungen zu viel werden und das Gefühl entsteht, dass einem die Probleme über den Kopf wachsen.

Für Ärzte, die den psychologischen Deutungen von Krankheit misstrauen, und für Patienten, denen körperliche Erklärungen ihrer Beschwerden lieber sind, gibt es seit wenigen Jahren beruhigende Neuigkeiten: Etliche Forschungsergebnisse liefern Begründungen für den Zusammenhang zwischen Geist und Seele, die sich auch naturwissenschaftlich dingfest machen lassen: Biochemiker, Neurobiologen und Physiologen zeigen, dass seelisches Leid, Stress, Niedergeschlagenheit und ungelöste Konflikte viele Spuren im Körper hinterlassen. Immer mehr erweist sich, dass die geschundene Psyche Nervenzellen beeinflusst, Hormonkonzentrationen verschiebt, das Immunsystem schwächt und sich negativ auf alle Organfunktionen auswirken kann, sodass sogar die Knochen knirschen.

## Vom Kopf ins Kreuz

Rückenschmerzen sind wie Erkältungen: »Mit Behandlung dauern sie 14 Tage – ohne zwei Wochen. Meistens wenigstens.« Das sagt nicht jemand, der Patienten mit Schmerzen im Kreuz für Simulanten hält, sondern Peer Eysel, Chefarzt der Orthopädie an der Universitätsklinik Köln. Zu ihm kommen die Gebeugten und die Steifen, die Lahmen und die Gekrümmten. Natürlich weiß Eysel, dass bei manchen seiner Patienten gravierende Krankheiten hinter den Rückenschmerzen stecken, Entzündungen oder Tumore etwa. Aber der seelische Zustand sei bei Rückenschmerzen weitaus wichtiger als bisher angenommen, sagt Eysel: »Psychische Faktoren sagen das Therapieergebnis bei Rückenschmerzen zu mehr als achtzig Prozent voraus.«

Etwa siebzig Prozent der Menschen hier zu Lande klagen mindestens einmal im Jahr über Schmerzen im Kreuz. Doch bei sechs von sieben Patienten mit chronischen Problemen der Wirbelsäule lässt sich keine Ursache dafür finden. Und die, bei denen zufällig ein Schaden festgestellt wird – so ein weiteres Paradox –, haben häufig keinerlei Beschwerden. Besonders deutlich wurde dieses Phänomen, als in der Schweiz vor Jahren Röntgenbilder der Wirbelsäule von beschwerdefreien Erwachsenen angefertigt wurden. Radiologen und Orthopäden sollten

die Bilder beurteilen, ohne dass sie wussten, von wem sie
stammten. Bei etwa einem Drittel der Menschen, deren Bilder sie sahen, empfahlen sie eine Operation oder eine andere
eingreifende Behandlung – und das, obwohl keiner der Versuchsteilnehmer über Schmerzen oder andere Symptome geklagt hatte.

Sollen Rückenschmerzen etwa Einbildung sein? Oder – was für
viele Menschen das Gleiche ist – allein auf den Einfluss psychischer Faktoren zurückgehen? »Jede psychische Reaktion ist
begleitet von körperlichen Vorgängen«, sagt Marcus Schiltenwolf von der Orthopädischen Universitätsklinik Heidelberg.
»Das hat nichts mit Einbildung zu tun.« Dennoch gibt die seelische Verfassung mehr Aufschluss über die Anfälligkeit für
Rückenprobleme als das Skelett. Wenn die Psyche angeknackst
ist, knirschen auch Knochen und Gelenke. »Wir Menschen
haben ein Verhalten entwickelt, mit dem wir Rückenschmerzen
geradezu entstehen lassen«, sagt Peer Eysel.

Mittlerweile gilt es als erwiesen, dass die Psyche einen wichtigen Einfluss auf die Last im Kreuz hat. Orthopäden von der
Stanford University haben analysiert, welche Menschen Rückenschmerzen entwickeln und ob man diese Anfälligkeit vorher erkennen und etwas dagegen tun kann.[91] Dazu beobachteten
sie fünf Jahre lang Probanden, die anfangs keine Beschwerden
hatten. Es zeigte sich, dass Rückenschmerzen am besten anhand
eines Persönlichkeitsprofils vorhergesagt werden konnten. Wer
gehemmt war und Gefühle selten auslebte, erwies sich als besonders anfällig.

Die von den Orthopäden gemeinhin favorisierten Prognose-
faktoren erwiesen sich als wenig aussagekräftig: Weder eine
Verkleinerung des Zwischenwirbelraums noch Schmerzen bei
einer Injektion in die Bandscheibe taugten dazu, die Pein im
Kreuz vorherzusagen. »Wir waren selbst überrascht, dass die
technische Diagnostik nicht sehr viel gebracht hat«, sagt Eu-
gene Carragee, der die amerikanische Studie geleitet hat. Dazu

passt, dass das Risiko für Rückenschmerzen um den Faktor sieben erhöht ist, wenn die Unzufriedenheit am Arbeitsplatz groß ist oder gar das Gefühl hinzukommt, gemobbt zu werden. Das bekommen Ärzte im Gespräch mit ihren Patienten heraus, dazu braucht es keine aufwändigen Röntgenaufnahmen.

Die Wirkung der Seele auf das Kreuz ist nicht zu leugnen. Wer passiv ist und unzufrieden, dessen Schmerzrisiko ist gleich um das Siebenfache erhöht. Psychosomatiker wissen das. Eine Untersuchung erbrachte, dass kein orthopädischer Aspekt, aber vier so genannte psychosoziale Faktoren dafür ausschlaggebend waren, ob jemand Rückenschmerzen entwickelt oder nicht. Die vier Faktoren waren: 1) außer am Rücken tat es noch an mindestens fünf anderen Stellen im Körper weh, 2) die Patienten hatten im Durchschnitt mehr als zwei verschiedene Ärzte pro Jahr wegen der Beschwerden aufgesucht, 3) die Schmerzen waren früh, das heißt im Alter von unter 35 Jahren, erstmals aufgetreten, 4) Angst und Depression waren stark ausgeprägt. Schlimme Erfahrungen in der Kindheit wie Missbrauch, Trennung der Eltern und Vernachlässigung erwiesen sich hingegen als weniger starker Einfluss auf den Rücken, wie lange angenommen wurde.[92]

Mittlerweile haben Psychiater und Psychosomatiker erkannt, dass die Wirbelsäule eben nicht nur ein statisch starres Modell ist, das nach zu vielen mechanischen Belastungen Beschwerden macht, sondern auch auf seelische Belastungen stark reagiert – aber das ist vielen Orthopäden oder Chirurgen noch nicht so leicht zu vermitteln. Unsere Sprache hat dafür viele schöne Bilder gefunden: Sie kennt Menschen, die zu viel buckeln oder auch zu viel Haltung bewahren, die zu hartnäckig sind, zu starr oder auch den Kopf zu oft hängen lassen.

Vor zehn, zwanzig Jahren hätte die Einschätzung, dass die Seele den Schmerz im Kreuz regiert, die Zunft der Orthopäden wohl noch in Aufruhr versetzt. Und Patienten sowieso. Man kennt das von manchen Fachärzten bis heute: Irgendwo zwischen

Aquarium und Bücherwand steht ein Skelett im Sprechzimmer. Und auf dem Schreibtisch des Arztes thront die Wirbelsäule im Detail. Wenn man dem Knochenspezialisten gegenübersitzt, sofern man noch sitzen kann vor Schmerzen, zeigt er auf das klapprige Gestell und doziert: Hier ist der Zwischenwirbelraum verkleinert, da die Längsachse verkrümmt und dort drückt der Knochen auf die Bandscheibe.

In solchen Momenten scheint die Genese der Rückenschmerzen einfach: 24 Wirbel, Kreuzbein, Steißbein, dazu jede Menge Bänder, Sehnen und Muskeln, die das Rückgrat stabilisieren. Ein mechanisches Gerüst, das nach Gesetzen der Statik funktioniert, sollte man meinen – immerhin ist der Druck auf die Bandscheiben sogar im Sitzen größer als in einem prall gefüllten Autoreifen – er beträgt etwa 2,7 Bar. Wenn die Belastung zunimmt, die Spannkraft der Muskeln nachlässt oder einseitige Bewegungen die Balance gefährden, schlägt der Körper Alarm. Rückenschmerzen sind der häufigste Grund für Krankschreibungen, Arbeitsausfälle und Frühberentungen und die Psyche spielt eine besonders wichtige Rolle – aber therapiert werden Knochen und Muskeln. Rückenschmerzen sind das Volksleiden Nummer eins. Keine anderen Beschwerden verursachen so viele Arbeitsausfälle und Frühberentungen. Eine ganze Industrie lebt von Rückenpatienten: Hersteller von Schmerzmitteln, Autositzen, Bandagen und Stützverbänden, Fitnessstudios und Rückenschulen. Es muss kaum jemand um seine Einnahmequelle fürchten.

Die volkswirtschaftliche Bedeutung der Rückenleiden ist enorm. Rund siebzig Prozent der Menschen in Mitteleuropa klagen mindestens einmal im Jahr über Schmerzen im Kreuz. Rückenschmerzen verursachen jedes Jahr in Deutschland 17 Milliarden Euro Kosten, 3,7 Millionen Krankmeldungen und führen zu 75 Millionen Arbeitsausfalltagen. Jedes Jahr kommt es allein in Deutschland zu 530 000 Frühberentungen wegen Rückenschmerzen und 270 000 Fälle werden stationär behandelt – ergibt insgesamt 4,1 Millionen Behandlungstage auf Station.

Natürlich gibt es Warnsignale und Schmerzen, für die nicht psychische Faktoren verantwortlich sind. Bei Lähmungen oder Taubheitsgefühl, bei neurologischen Störungen wie Blasen- oder Enddarmschwäche sollte sofort ein Arzt aufgesucht werden. Auch wenn die Schmerzen trotz Behandlung stark zunehmen oder neu auftreten nach einem Unfall oder Sturz, ist akute medizinische Hilfe wichtig – ebenso wie bei Schmerzen im Zusammenhang mit schweren Erkrankungen wie Krebs, bei starkem Fieber oder Entzündungen. 90 Prozent der Bandscheibenvorfälle und 75 Prozent der Schmerzen kommen aus der Lende.

Trotz gravierender körperlicher Ursachen für Rückenschmerzen lässt sich bei sechs von sieben Patienten mit chronischen Problemen der Wirbelsäule aber keine Ursache finden. Und die, bei denen zufällig ein Schaden festgestellt wird – so ein weiteres Paradox – haben häufig keinerlei Beschwerden. So hat beispielsweise etwa die Hälfte aller Erwachsenen über vierzig Jahren einen Bandscheibenvorfall – und die meisten von ihnen merken nichts davon. Und das ist auch besser so. Diagnosen und Untersuchungen schaden manchmal mehr, als dass sie nutzen. Denn was haben Gesunde von Befunden ohne Bedeutung? Genauso wenig wie Kranke von Beschwerden ohne Befund.

## Rückenschmerzen, die bleiben

Viele Schmerzgeplagte machen das Schlimmste, was sie tun können. Sie fangen an zu »katastrophisieren«. Darunter verstehen Mediziner das ängstlich-passive Vermeidungsverhalten von Patienten, die mit dauerhaften Schäden rechnen und daher panisch versuchen, Schmerzen abzuwehren. Sie treiben keinen Sport mehr, ruhen sich lieber aus, statt aktiv zu sein. Alles, was mit Schmerzen in Verbindung gebracht wird – das kann auch der Körper insgesamt sein, wird abgelehnt. »Schmerzen, besonders Rückenschmerzen, überdecken oft Wut, Aggression oder Trauer«, sagt Carl Scheidt, Psychosomatiker in Freiburg. »Therapeutisch ist es hilfreich, wenn die Patienten lernen, verdeckte Emotionen zuzulassen. Dann stellt sich oft Linderung ein.« Scheidt unterscheidet drei Faktoren, die Rückenschmerzen fördern können: Erstens geht es um das Lernen von Vorbildern. Wie sind Eltern und Geschwister mit Schmerz und Krankheit umgegangen? Lösten schon geringe Unpässlichkeiten massive Ängste in der Familie aus? »Wenn sich die Mutter mit Gelenkrheuma immer aufs Sofa gelegt hat, wird dieses Verhalten später oft nachgeahmt«, sagt Scheidt. Der zweite Faktor ist der »emotionale Kontext«. Wer etwa in einem Umfeld aufgewachsen ist, das ihm das Ausleben von Gefühlen erschwert hat, oder wer besonders schmerzhafte Trennungen erlebt hat, neige dazu, bei späteren psychischen Belastungen wieder mit Schmerzen zu reagieren, erklärt Scheidt. Der dritte Faktor ist ein körperlicher. Früher Schmerz hinterlässt Spuren. Die Nerven zur Weiterleitung des Schmerzimpulses werden sensibler, der Schmerz wird »gebahnt«. Wenn Schmerz unter psychischen Belastungen erfahren wurde, prägt sich auch dies ein. Die Orte für Schmerz- und die für die Gefühlsverarbeitung liegen im Gehirn dicht beieinander. Das Gehirn vernetzt beide Zustände, denn Schmerz bedeutet für den Körper Stress und schlechte Laune. Durch Angst vor Schmerz wird der Stress noch größer. »Wenn diese Spur erst einmal genügend befahren wurde, funktioniert es auch umgekehrt«, sagt Carl Scheidt. »Dann lässt sich durch Stress Schmerz auslösen.«

Denn leider merkt sich der Körper nicht nur positive Erfahrungen, sondern auch negative Muster. In den Gehirnregionen des Limbischen Systems, genauer: im Bereich des Mandelkerns und der vorderen Kommissur, werden Schmerzreize mit Gefühlswahrnehmungen verknüpft. Dort entscheidet sich, wie in-

tensiv der Schmerz aus dem Rückgrat in das Bewusstsein gelangt. Dort wird ausgewählt, welche Schmerzreize aus der Peri-
pherie überhaupt im Gehirn ankommen. Gesunde verfügen über
etliche Kontrollposten, die den Schmerz auf seinem Weg zum
Gehirn hemmen.

Man kann sich das vorstellen wie in Kafkas »Vor dem Gesetz«.
In dieser Erzählung hindert der Türhüter den Mann vom Lande
daran, sein Anliegen vorzubringen. Ähnlich verhält es sich mit
hemmenden Nervenbahnen, die einzig dazu da sind, bestimmte
Schmerzreize zu unterdrücken. Sie hemmen auf Rückenmarks-
ebene die Schmerzweiterleitung. »Gate-Control-Theorie« nennen das die Forscher. »Durch chronische Schmerzerfahrung
und negative Gefühle wird die Schmerzschwelle gesenkt und
der hemmende Einfluss auf die Schmerzbahnung entfällt«, sagt
Scheidt.

Schlechte Gefühle schlagen sich sogar neurobiologisch nieder,
sie gehen buchstäblich auf die Nerven. Der Türhüter wird durch-
lässig für äußere Begehren. »Rückenschmerz ist keine Einbahn-
straße, auf der Impulse nur von den peripheren Nerven zum
Gehirn verlaufen«, sagt der Schmerzforscher Ulrich Egle.
»Mindestens ebenso wichtig ist, was durch Gefühle und Wahr-
nehmungsmuster von oben nach unten zurückgemeldet wird.«

Weitere Risikofaktoren für die Entwicklung von Rückenschmerzen sind frühkindliche Gewalterfahrungen. Unter erwachsenen
Patienten mit unklaren Schmerzsyndromen finden sich deutlich
mehr, die als Kinder misshandelt wurden. Auch Kinder kranker
Eltern, die nicht genügend Schutz bieten konnten, sind vermehrt
darunter. In Deutschland geben 12 bis 14 Prozent aller Erwachsenen an, als Kinder geschlagen worden zu sein. »Wenn sie später Probleme haben, kommen sie mit allem, was körperliche
Ursachen zu haben scheint, zum Arzt«, sagt der Heidelberger
Orthopäde Schiltenwolf.

Aus evolutionärer Sicht sind manche Reaktionen zur Schmerz-
vermeidung zwar sinnvoll, etwa sich auszuruhen, wenn es weh

tut. Was bei akuten Schmerzen nützt, schadet bei chronischen Schmerzen jedoch eher. Dabei könnte die Therapie so einfach sein: »Patienten müssen lernen, dass sie selbst etwas tun können. Etwa keine Angst mehr vor Schmerzen zu haben«, sagt Schiltenwolf. »Dann beenden sie oft ihr Vermeidungsverhalten und die Schmerzschwelle erhöht sich langsam wieder.« Selbst chronisch Schmerzkranke erleben dann ein lange vermisstes Gefühl: Sie können spüren, wie schön es ist, wenn der Schmerz endlich nachlässt.

## Bandscheibenvorfall? Warten statt operieren

In kaum einem Bereich der Medizin gibt es so große Unterschiede zwischen Befund und Befinden wie bei Rückenschmerzen. Konkret heißt das: In den Röntgen-, CT- und Kernspinaufnahmen sieht man zwar bei den meisten Menschen starke Abnutzungserscheinungen, aber der Verschleiß sagt wenig darüber aus, ob jemand Beschwerden mit seiner Rückseite hat.
Mittlerweile weiß man: Röntgenärzte stellen bei einem Drittel aller Erwachsenen Veränderungen der Wirbelsäule fest, die krankhaft zu sein scheinen, aber eigentlich keine Behandlung erfordern. Fast die Hälfte aller Fünfzigjährigen hat sogar einen Bandscheibenvorfall und merkt nichts davon, wie die Auswertung von Röntgen- und CT-Bildern ergeben hat. Umgekehrt gelten neunzig Prozent aller Rückenschmerzen als »unspezifisch«, das heißt, es lassen sich keine Auslöser für die Schmerzen finden. In den Praxen der Orthopäden ist es die mit Abstand häufigste Diagnose, vierzig Prozent der Patienten suchen die Knochenärzte deswegen auf und erwarten eine Erklärung.
Man will schließlich wissen, warum es weh tut. Und dann wird geröntgt, in die Röhre geschoben oder es werden Kontrastmittel gespritzt, um die widerspenstige Knochenkette zu erforschen. Irgendeine Abnutzung findet der Arzt bestimmt. Der Doktor hat

dann seine Diagnose. Der Patient seine Erklärung. Der Rest ist
soziale Legendenbildung. Begründungen für Rückenschmerzen
hat schließlich jeder: »Ich arbeite zu viel«, sagt der eine, wahl-
weise »Ich sitze zu viel« oder: »Ich muss mich zu oft bücken.«
Das ist ja nicht falsch, aber dann setzt die Zuwendungsmaschi-
nerie ein. Schonung, Massage, Rücksichtnahme. Krankschreibung, Krankengymnastik, Krafttraining und eventuell die Operation. Alles keine Anreize zur Genesung. Sekundären Krank-
heitsgewinn nennen das Mediziner. Die Abhilfe könnte so
einfach sein. »Wichtig ist, dass man den Patienten sagt, dass
ihre Beschwerden zu 99,9 Prozent harmlos sind und meist von
allein wieder verschwinden«, sagt Peer Eysel, der Chef der
Orthopädie an der Uniklinik Köln.

Doch statt sich etwas Gutes zu tun oder Übungen zur Schmerzlinderung zu erlernen, kämpfen die Gebeugten und Gekrümmten mechanisch gegen ihr Gebrechen an. Sie rennen in Fitnessstudios und glauben bereitwillig der Schnellanalyse des Trai-
ners. Wenn sie über ihre muskulären Schwachstellen und andere
vernachlässigte Problemzonen aufgeklärt sind, geht es an die
Geräte. Das Motto der Kieser-Studios klingt gut: »Ein starker
Rücken kennt keinen Schmerz.« Gymnastik kann nie schaden,
wirkt vielleicht auch zusätzlich wie ein starkes Placebo, doch
wenn die Psyche schwächelt, hilft auch keine Kräftigung der
Streckmuskeln.

Der Psychosomatiker Ulrich Egle hat beschrieben, dass die
weitere Schmerzkarriere von Patienten mit Beschwerden im
Bereich der Lendenwirbelsäule in erster Linie von psychischen
Faktoren abhängt. Patienten, denen es auf Dauer schlecht ging,
klagten noch über mindestens fünf weitere psychosomatische
Beschwerden. Sie hatten im Durchschnitt mehr als zwei verschiedene Ärzte pro Jahr aufgesucht und litten häufiger an Angst
oder Depressionen. »Schmerz entsteht nicht dort, wo er wahrgenommen wird«, sagt Egle. Weil die Psyche auf die Knochen
geht, haben Operationen bei Rückenschmerzen auch so eine

schlechte Erfolgsquote. Zwischen zehn und zwanzig Prozent der Bandscheibenoperationen führen zu unbefriedigenden Ergebnissen. Wenn die Ursachen in der mangelnden Bewältigung von Stress und Schmerz liegen, hilft auch kein Chirurg. Helfen kann hingegen das richtige Verhalten. Es beeinflusst die Schmerzanfälligkeit. Wer passiv ist und unzufrieden am Arbeitsplatz, ist einem siebenfach höheren Risiko für Rückenschmerzen ausgesetzt als derjenige, der zufrieden ist. Wer seine Arbeit als besonders schwer empfindet, ist zusätzlich gefährdet. Dauern die Schmerzen an, droht die Situation ausweglos zu werden.

Amerikanische Ärzte haben gezeigt, dass es für Patienten mit Bandscheibenvorfall und Ischiasbeschwerden offenbar kaum einen Unterschied macht, ob sie unters Messer kommen oder nicht. Etwa fünfhundert Patienten mit ausstrahlenden Rückenschmerzen wurden entweder an der Bandscheibe operiert oder sie bekamen Physiotherapie und Anleitungen, wie sie zu Hause die Rückenmuskeln stärken konnten. Schmerzempfinden, Funktionseinschränkungen und Arbeitsausfälle wurden zwei Jahre lang erhoben: In beiden Gruppen besserten sich die Symptome. In beiden Gruppen waren mehr als zwei Drittel der Patienten mit der Linderung zufrieden. Die Vorteile der Operierten gegenüber den konservativ Behandelten waren allerdings so gering, dass sie statistisch nicht ins Gewicht fielen.

## Wenn nicht nur das Gemüt brüchig wird

Depressionen schlagen nicht nur aufs Gemüt, sondern sogar auf die Knochen. Der Mineralgehalt des Skelettsystems wird bei Schwermütigen – vermutlich durch erhöhte Kortisonspiegel – so vermindert, dass es in manchen Studien innerhalb von zehn Jahren zu vierzig Prozent mehr Knochenbrüchen unter den Depressiven kam.[93] Psychiater, Hormonexperten und Orthopäden aus den USA haben gezeigt, dass schon bei Frauen mit einer milden Depression die Knochenmasse abnimmt und die Anfälligkeit für Brüche steigt.[94] »Häufig sind Knochenbrüche die ersten Symptome einer Osteoporose, die Ärzte sehen«, sagt Richard Nakamura, Direktor des Nationalen Instituts für seelische Gesundheit der USA.»Jetzt wissen wir, dass Depression ein Alarmsignal für brüchige Knochen sein kann.«

Die Ärzte untersuchten 150 Frauen im Alter zwischen 21 und 45 Jahren, von denen zwei Drittel an einer als »mild« eingestuften Depression litten, die anderen waren seelisch gesund. Dichtemessungen ergaben, dass die Knochen bei depressiven Frauen erheblich dünner waren als bei den psychisch stabilen. So zeigte der Oberschenkelhals bei 17 Prozent der Frauen mit Depressionen einen Schwund der Knochenmasse, während nur zwei Prozent in der Vergleichsgruppe solche Veränderungen aufwiesen. Der Knochen ist kein starres Material, sondern offenbar auch ein Spiegel des Gemütes und der Seele.

In der Lendenwirbelsäule war die Knochendichte bei zwanzig Prozent der depressiven Frauen vermindert. Dieser Befund wurde aber bei nur neun Prozent der anderen Frauen erhoben. Ein Zusammenhang zwischen der Schwere der seelischen Erkrankung und dem Ausmaß des Knochenschwunds beobachteten die Ärzte nicht. »Depression haben die Ärzte nicht als Risikofaktor für Osteoporose auf dem Radar«, sagt Giovanni Cizza, ein Koautor der Studie.»Das sollte sich jetzt ändern.« Schließlich hatten die Frauen in der Studie die Wechseljahre noch vor sich – erst danach steigt das Risiko für Knochenschwund stark an.

Depressive Patienten sind häufig inaktiv und antriebslos. Dieses Verhalten führt zu einer schlaffen Muskulatur, der Knochen wird weniger belastet. Umgekehrt gilt aber auch: Zufriedenheit lässt nicht nur das Leben leichter ertragen, sondern stärkt auch die Knochen. »Ein aktiver und fröhlicher Mensch hat statistisch gesehen auch einen festeren Knochen und eine stärkere Muskulatur als ein depressiver, inaktiver Mensch«, sagt Knochen-

experte Reiner Bartl von der Ludwig-Maximilians-Universität
München. »Fröhlichkeit ist Balsam für den Knochen – ein
Spruch, den wir Patienten nahebringen. Vereinfacht und wissen-
schaftlich fundiert kann man sagen: Glück stärkt den Knochen!«

## Das Knie des Anstoßes

So anmutig sie aussehen können – anatomisch betrachtet sind
Knie eher eine Fehlkonstruktion. Kein Knochen passt richtig
auf den anderen. Die Menisken federn zwar Stöße ab und ein
komplizierter Bandapparat hält das Gelenk zusammen. Trotzdem klagt jeder zehnte Erwachsene über Kniebeschwerden.
Ärzte empfehlen Patienten dann häufig eine Arthroskopie. Bei
der Gelenkspiegelung wird – zumeist unter Vollnarkose – der
Innenraum des Knies gespült. Zudem werden etwaige Knochenwülste abgefräst und Knorpel glatt gehobelt. Orthopäden
aus Kanada haben jedoch gezeigt, dass der Eingriff wenig
nützt.[95] »Diese Studie beweist definitiv, dass die Arthroskopie
nicht mehr bringt als Krankengymnastik und Medikamente«,
sagt der Mediziner Brian Feagan.
»Es ist eine Herausforderung für Ärzte, zu erkennen, welche
Patienten von dem Eingriff profitieren können«, sagt der New
Yorker Sportarzt Robert Marx. Wenn ein Kreuzband gerissen ist
oder ein abgerissenes Knorpelstück vom Meniskus das Gelenk
blockiert, kann eine Arthroskopie hilfreich sein. Solche Patienten wurden in der Studie nicht untersucht. »Bei Arthrose, anderer Abnutzung und daraus resultierenden Schmerzen ist der
Eingriff aber nicht angezeigt«, so Marx. Allerdings betonen Orthopäden, wie sehr auch die Blickdiagnose täuschen kann: Viele
Patienten, bei denen in der Kernspin-Aufnahme große Einrisse
im Meniskus zu erkennen waren, hatten keinerlei Beschwerden.
Andere, deren Gelenkinnenleben intakt erschien, klagten hingegen über starke Schmerzen.

# Zehn knochentrockene Tatsachen über Knie- und Rückenleiden

1 Rückenschmerzen sind wie Erkältungen: Mit Behandlung dauern sie 14 Tage ohne zwei Wochen. Meistens wenigstens. Die Mehrzahl der Rückenschmerzen verschwindet auch ohne Behandlung wieder.

2 Bei sechs von sieben Patienten mit chronischen Problemen der Wirbelsäule lässt sich keine Ursache finden. Und die, bei denen zufällig ein Schaden festgestellt wird – so ein weiteres Paradox – haben häufig keinerlei Beschwerden.

3 Röntgenbilder der Wirbelsäule täuschen: Bei etwa einem Drittel der Menschen würden Ärzte anhand der Aufnahmen eine Operation oder andere Behandlungen empfehlen – obwohl keiner über Schmerzen oder andere Symptome geklagt hatte.

4 Wenn die Psyche angeknackst ist, knirschen auch Knochen und Gelenke. Unzufriedenheit – besonders im Beruf – hat einen wichtigen Einfluss auf die Last im Kreuz.

5 Schmerzen, besonders Rückenschmerzen, überdecken oft Wut, Aggression oder Trauer.

6 Wenn Schmerz unter psychischen Belastungen erfahren wurde, prägt sich dies ein. Die Orte für Schmerz- und die für die Gefühlsverarbeitung liegen im Gehirn dicht beieinander. Das Gehirn vernetzt beide Zustände, denn Schmerz bedeutet für den Körper Stress und schlechte Laune. Durch Angst vor Schmerz wird der Stress – und der Schmerz – noch größer.

7 Unter erwachsenen Patienten mit unklaren Schmerzsyndromen finden sich deutlich mehr, die als Kinder misshandelt wurden. Auch Kinder kranker Eltern sind vermehrt darunter.

**8** Für viele Patienten mit Bandscheibenvorfall und Ischiasbeschwerden macht es kaum einen Unterschied, ob sie operiert werden oder nicht.

**9** Die Knochendichte wird bei Schwermütigen so vermindert, dass es zu mehr Knochenbrüchen unter Depressiven kommt.

**10** Kniespiegelungen bringen in vielen Fällen kein besseres Ergebnis als Scheinbehandlungen.

# Wo die Seele zwickt

Als ich im Grundschulalter war, konnte ich auf Befehl Bauchweh bekommen. Meine Eltern brauchten nur anzukündigen, dass sie am Abend zu einer Veranstaltung wollten, und das Haus verlassen und es grummelte und drückte in meinem Leib. Das war nicht eingebildet, ich tat dies auch nicht absichtlich. Trotzdem setzte die Pein in der Magengegend immer zuverlässig ein, wenn ich mit meiner Schwester allein bleiben sollte.

Meine Mutter tröstete mich, stellte mir zur Sicherheit eine Schüssel ans Bett, redete mir gut zu. Nichts half, im Gegenteil. Manchmal wurden die Bauchschmerzen nur noch schlimmer. Wenn sie dann sagte, dass sie jetzt doch hier bleiben würde und ich mir keine Sorgen zu machen brauche, war ich erst erleichtert. Wenige Minuten später waren die Beschwerden vorbei.

Manche Kinderärzte und Eltern sind der Ansicht, dass Kindern bis zum Alter von sieben oder acht Jahren alles auf den Bauch schlägt. Nicht nur, wenn sie Angst und Sorgen plagen, sondern auch wenn eine Halsentzündung oder ein anderer Infekt im Anmarsch ist. Bei Kindern ist der Bauch ein besonders empfindliches Organ. Mit zunehmendem Alter entwickelt jeder seine persönlichen Schwachstellen, sei es der schmerzende Rücken, der dröhnende Kopf, die empfindliche Haut, das rasende Herz, der Kloß im Hals oder eben der drückende Bauch.

Die australischen Mediziner Barry J. Marshall und J. Robin Warren entdeckten Mitte der 1980er Jahre den Keim Helicobacter pylori als Ursache für Magengeschwüre. Es gab massive Widerstände gegen die Hypothese der beiden Forscher, wonach ein Bakterium für das Magendrücken verantwortlich sein sollte, bis Marshall 1985 im Selbstversuch der entsprechende Nachweis gelang.

Er ließ sich den Magen spiegeln, wobei nichts Auffälliges festgestellt wurde. Anschließend trank er eine Bakterienbrühe mit Helicobacter. Wenige Tage später bekam der Wissenschaftler Magenbeschwerden und entwickelte eine Gastritis. Der Beweis war überzeugend. Mittlerweile ist in den Erklärungsversuchen der reinen Organmediziner, wie es zum Magengeschwür kommt, die Mikrobiologie an die Stelle der Seelenerkundung getreten. Für die Therapie gilt demnach: Antibiotika statt Couch. In den nächsten Jahren wurde die Hypothese immer wieder bestätigt. Entscheidend trug dazu auch eine 1988 veröffentlichte Untersuchung bei, wonach Magengeschwüre mittels Antibiotika, die den Keimen den Garaus machen, geheilt werden konnten.[96]

Doch so einfach ist es nicht. Wie kommt es, fragte Thure von Uexküll, dass etwa neunzig Prozent der Erwachsenen im Laufe ihres Lebens mit Helicobacter infiziert sind, aber nur ein Bruchteil von ihnen jemals an einem Geschwür erkrankt? Wissenschaftler untersuchen deshalb schon länger, was Menschen anfälliger für Beschwerden im Magen-Darm-Trakt machen könnte. Bauchschmerzen sind das typische Symptom bei unerklärlichen Beschwerden im Verdauungstrakt – sie werden mit Begriffen wie Reizdarm, Reizmagen oder Colon irritabile umschrieben. Gastroenterologen, so bezeichnet man Experten für Magen und Darm, haben am häufigsten mit Patienten zu tun, deren diffuse Bauchschmerzen sich nicht erklären lassen.[97]

Epidemiologische Untersuchungen haben gezeigt, dass unter Patienten mit Reizdarmbeschwerden Menschen mit Angststörungen und schweren Belastungen wie körperlichem oder sexuellem Missbrauch häufiger sind.[98] Zudem sind Patienten, die über Bauchschmerzen unklarer Ursache klagen, wohl empfindlicher für Reize aus dem Verdauungstrakt. Ob sie ihren Bauch mit gesteigerter Aufmerksamkeit betrachten und wahrnehmen oder ob ihre Schmerzverarbeitung besonders »bauchlastig« ist, können Wissenschaftler aber noch nicht sagen.[99]

Aus Sicht der Forscher kommen mehrere Faktoren zusammen, die unklare chronische Magen-Darm-Beschwerden begünstigen: starke Angst, Missbrauch in der Vergangenheit sowie eine Überempfindlichkeit für ungewohnte oder irritierende Signale aus der Körpermitte. Was jeder aus dem Alltag kennt, wenn ein schwieriges Gespräch, eine Prüfung oder andere unangenehme Situationen bevorstehen, gilt auch für chronische Bauchschmerzpatienten: je größer Angst und Verzweiflung, desto stärker die Beschwerden.[100]

Da sich Gehirn und Bauch so stark gegenseitig beeinflussen, haben Wissenschaftler in jüngster Zeit begonnen zu untersuchen, ob und wie sich die Nervenzentren bei Patienten mit Reizdarm von denen Gesunder unterscheiden. Auch wenn noch viele Fragen offen sind, zeigt sich, dass die Schmerzdämpfung im Gehirn geringer ausgeprägt ist, während Nervenbahnen, die Schmerzen weiterleiten und zu Bewusstsein bringen, vermehrt aktiv sind.[101] Wer dauerhaft Bauchschmerzen hat, dessen Verdauungstrakt ist offenbar nicht nur empfindlicher – in seinem Gehirn sind auch die Wege gebahnt, den Schmerz entsprechend zur Geltung kommen zu lassen.

Ähnliche Mechanismen gibt es übrigens auch bei Gesunden: Freiwilligen Teilnehmern wurde von Psychiatern aus London die Speiseröhre mit einem Ballon gedehnt. Dieser Vorgang ist nicht gefährlich, aber unangenehm schmerzhaft. Einem Teil der Probanden wurden anschließend Bilder mit freundlichen Gesichtsausdrücken gezeigt, die anderen sahen aggressive oder wütende Grimassen. Bei den Teilnehmern, die unfreundliche Gesichter zu sehen bekamen, wurden die schmerzverarbeitenden Zentren im Gehirn stärker aktiviert als bei jenen, die zufriedene Zeitgenossen erblickten.[102] Die Stimmung beeinflusst offenbar, wie stark Bauchschmerzen empfunden werden. Zufriedene Gesichter können womöglich das Grunmeln im Leib etwas lindern.

## Die Haut als Spiegel der Seele

Sie gilt als Ausweis des Befindens. Sie zeigt, wenn es einem nicht gut geht. Sie ist die Verpackung des Körpers. Wenn die Haut juckt, Falten wirft oder Ekzeme aufblühen, kann die Sonne schuld daran sein, zu viel Pflege – oder auch ein aus der Balance geratenes Seelenleben. Allerdings ist nicht jeder Pickel auf Probleme zurückzuführen, manchmal sind banale äußerliche Einflüsse die Ursache.

Da ist beispielsweise die junge Frau, um deren Mund und Augenwinkel sich rötliche Knötchen gebildet haben. Nur an den Lippen ist ein schmaler Saum frei. Das ganze Gesicht wirkt geschwollen, die Haut brennt und spannt. Beim Dermatologen klagt die 32-jährige PR-Beraterin ihr Leid: Obwohl sie morgens und abends Gesicht, Hals und Dekolletee mit einer teuren Pflegeserie eincreme und Körperlotion benutze, seien die Pickel eher mehr geworden. Da sie beruflich viel mit Leuten zu tun habe, sei sie der Verzweiflung nahe.

»Die Menschen machen viel zu viel mit ihrer Haut«, sagt Volker Steinkraus, Arzt für Hauterkrankungen am Hamburger Dermatologikum, einer Tagesklinik und Ambulanz. »Weniger ist mehr, denn die besten Kosmetika produziert die Haut selbst.« Zu ihrer großen Verwunderung empfiehlt Steinkraus Patienten wie der PR-Beraterin, Kosmetik und Pflege einzuschränken und die Haut weniger zu malträtieren. Denn gerade diejenigen leiden, die sich besonders intensiv um ihr Äußeres bemühen.

Als Periorale Dermatitis bezeichnen Ärzte, was in der Umgangssprache »Stewardessenkrankheit« genannt wird. Sie entsteht besonders bei Frauen, die mehrmals täglich duschen und die Haut anschließend mit zu fetthaltigen Kosmetika abdecken.

Wer übertrieben reinlich ist, dessen Haut schuppt nicht nur leichter, ist gerötet und voller Ausschläge, sie infiziert sich auch schneller mit Pilzen und Bakterien. Kontaktekzeme gedeihen besonders gut in Achselhöhlen, die regelmäßig rasiert und täglich mit Duschlotionen, Cremes und Deos traktiert werden. »Die Haut muss nach Bedarf gepflegt werden«, sagt Steinkraus. »Manche Leute schmieren sich morgens und abends fettige Cremes ins Gesicht und wundern sich dann, dass sie Pickel kriegen.«

»Dass Leiden der Haut zunehmen, weil psychische Belastungen zunehmen und der Schönheitskult um sich greift, ist wahrscheinlich, aber schwer zu belegen«, sagt Uwe Gieler, Psychosomatiker mit dem Forschungsschwerpunkt Hauterkrankungen an der Universitätsklinik Gießen. Der Umsatz mit Kosmetika in Europa ist von 16,4 Milliarden Mark 1997 auf fast vierzig Milliarden Euro im Jahr 2008 gestiegen. Gleichzeitig geben immer mehr Menschen in Deutschland in Umfragen an, unter Kontaktarmut und dem Gefühl zu leiden, zu vereinsamen. Für Hautkranke kann das ein Teufelskreis sein: Sie werden weniger berührt als Hautgesunde. Weniger Berührung kann zugleich die Symptome bei Hauterkrankungen verschlimmern.

»Die Haut ist mit bis zu zehn Kilogramm Gewicht und zwei Quadratmetern Oberfläche nicht nur das größte Organ des Menschen«, sagt Kristian Reich, ebenfalls Hautarzt am Dermatologikum. »Sie ist vor allem ein wichtiges Kommunikationsorgan.« Das zeigt die Sprache und das wird daran deutlich, wie Hautfarbe und äußere Erscheinung eingeschätzt werden: Blass bedeutet so viel wie langweilig. Farblos klingt noch schlimmer. Gebräunte Haut steht trotz aller Warnungen vor Hautkrebs für Vitalität und Gesundheit, obwohl die Zahl der Melanome seit Jahren ebenso zunimmt wie die der sonnenbedingten Ekzeme und der Mallorca-Akne. »Wer du bist, wird über die Haut ausgedrückt«, sagt Dermatologe Reich. »Deshalb kommen auch immer mehr Menschen wegen ästhetischer Fragen zu uns.« Der Hautarzt wählt den Vergleich mit dem Auto: »Früher waren sie Mittel zur Fortbewegung und kleine Macken hatten keine Bedeutung. Wenn das Auto Statussymbol ist, stört hingegen jeder

Kratzer – so ähnlich gehen viele Leute inzwischen mit ihrem Körper um.«

Im lichtdurchfluteten Dermatologikum kann man sehen, was schwere Erkrankungen und Stress aus der Haut machen können – und welchen Stress manche Leute um ihre Haut machen. In die Sprechstunde in das Therapiezentrum kommen täglich zwischen 200 und 250 Patienten, zu sechzig Prozent sind sie privat krankenversichert. Die Kittel der leitenden Mediziner am Dermatologikum haben versilberte Knöpfe. Alles ist auf Hochglanz poliert. Unebenheiten im Interieur würden hier ebenso auffallen wie ein kleiner Pickel am Hals. Am Empfang stehen adrette Damen bereit, um die Patienten zum Arzt zu geleiten. »In den Bereichen medizinische Kosmetik und Ästhetik sprechen wir nicht von Patienten, sondern von Kunden«, sagt Volker Steinkraus. Das ist ehrlich, denn mit Medizin hat das nichts zu tun.

Die Haut ist empfindlich für Einflüsse von außen wie von innen. Mehr als eine Million Tastorgane befinden sich in ihr, außerdem mindestens so viele freie Nervenenden, die Reize registrieren und weiterleiten. »Die Haut ist eine riesige Antenne«, sagt Kristian Reich. Umgekehrt werden viele Gefühle über die Haut offenbart: Erröten und Erblassen zeigt sofort an, wie sich jemand gerade fühlt. Zudem funktionieren beim Menschen die evolutionär angelegten Muskeln noch, die bewirken, dass sich Haare sträuben. Dass seelische Probleme die Haut angreifen können, verwundert angesichts der sensiblen Ausstattung unserer Oberfläche nicht.

»Kranke Haut ist aber nicht immer gleichbedeutend mit einer kranken Seele«, sagt Gerhard Schmidt-Ott, Psychosomatiker an der Medizinischen Hochschule Hannover und Experte für Hauterkrankungen. »Das stigmatisiert Betroffene nur noch stärker.« Hautkrankheiten würden ohnehin schon als schmutzig und ansteckend wahrgenommen. Die deutsche Badeordnung, wonach Patienten mit Schuppenflechte aus dem Schwimmbad verwie-

sen werden konnten, wurde erst 2006 auf Initiative des Deutschen Psoriasis-Bundes geändert.
»Hauterkrankungen können Narben auf der Seele verursachen«, sagt Schmid-Ott. »Ein Spiegel der Seele ist die Haut besonders dann, wenn es um momentane Veränderungen geht – etwa wenn jemand blass vor Schreck, rot vor Wut wird oder sich ihm die Haare sträuben.« Schmidt-Otts Team hat gezeigt, dass Hautleiden bei manchen Menschen durch Stress tatsächlich schlimmer werden – aber eben nicht bei allen. Bei Menschen mit Schuppenflechte sind jedoch die Entzündungsmoleküle und Abwehrzellen im Blut deutlich erhöht, wenn die Patienten belastenden Situationen ausgesetzt werden.[103] »Hauterkrankungen lassen sich provozieren«, sagt Matthias Augustin. Der Dermatologe erforscht an der Universitätsklinik Hamburg die Lebensqualität von Patienten mit Hauterkrankungen.

In verschiedenen Versuchen setzten Forscher Patienten mit Neurodermitis wie auch mit Schuppenflechte unter Stress. Die Teilnehmer sollten vor Publikum ein Bewerbungsgespräch simulieren und sich möglichst gut präsentieren. Zudem mussten sie von einer vierstelligen Zahl in Sprüngen von 17 runterzählen. Die Studienleiter erhöhten den Stress und trieben die Probanden an, indem sie »schneller, schneller!« riefen.

Wenig später wurden die Teilnehmer erneut untersucht. Die Neurodermitiker reagierten sofort auf Stress. Schon zehn Minuten nach der psychischen Belastung waren vermehrt Entzündungszellen in ihrem Blut aktiviert – sie können Blutgefäße angreifen und Organe schwächen.[104] »Spannend für uns ist, dass die Entzündungsreaktion auf Stress bei Patienten mit Neurodermitis erkennbar stärker ausfällt als bei denjenigen, die keine Hautprobleme haben«, sagt Augustin. Wer an Neurodermitis oder Schuppenflechte leidet, ist zwar nicht unbedingt dünnhäutiger. Doch auf der Haut dieser Patienten werden innere Anspannungen, Sorgen und Ängste offensichtlicher.

In einem anderen Versuch wurden Menschen untersucht, die anfällig für Lippenherpes waren. Der Hälfte der Probanden wurden Fotos gezeigt, die Ekel auslösten.[105] Auf den Bildern waren benutzte Gläser und Teller mit Essensresten zu sehen, auf denen tote Fliegen lagen, oder eine verschmutzte Küche. Die andere Hälfte der Probanden sah neutrale Fotos oder angenehme Bilder von Blumenwiesen und lieblichen Auen. Wenig später lasen die Forscher den Versuchsteilnehmern buchstäblich von den Lippen ab: Bei vierzig Prozent derjenigen, die eklige Bilder ansehen mussten, blühten Herpesbläschen auf, zudem waren Entzündungswerte wie TNF-alpha in ihrem Blut erhöht. In der Gruppe, die angenehme Bilder zu sehen bekam, war hingegen nicht eine Unebenheit auf der Lippe zu erkennen. Auch die Blutwerte der Vergleichsgruppe waren normal.

Äußere Belastungen, die aufs Gemüt schlagen oder Stress auslösen, können der Haut ebenfalls zusetzen. Japanische Mediziner untersuchten vor einigen Jahren fast 1500 Patienten mit Neurodermitis. Die Hälfte lebte in der Region, die kurz zuvor von dem Erdbeben von Kobe 1995 verwüstet wurde, die andere Hälfte wohnte in anderen Gegenden Japans. Die Ergebnisse waren eindeutig: Bei 38 Prozent der Neurodermitiker, deren Wohngegend zerstört worden war, verschlimmerten sich die Symptome.[106] In dem nicht vom Beben betroffenen Gebiet klagten demgegenüber nur sieben Prozent darüber, dass sich ihre Neurodermitis verschlechtert hatte. »Naturkatastrophen lösen Stress aus und das verschlechtert die Symptome«, schreiben die Autoren.

Dass nicht nur Hautkranke nach optischen Reizen, Stress oder anderen belastenden Stimuli pathologische Hautreaktionen zeigen, hat Uwe Gieler in einem originellen Versuch belegt. Der Psychosomatiker hielt einen Vortrag über Juckreiz, bei dem die Zuhörer heimlich gefilmt wurden. Während der Ausführungen zu Läusen, Flöhen oder anderen ekligen Themen kratzten sie sich besonders oft. Sprach Gieler hingegen über das angenehme Berührungsorgan Haut, kratzte sich kaum jemand. »Juckreiz ist

suggestibel«, sagt Gieler, was jeder bestätigen kann, der einem
Gespräch über Ameisen oder andere Krabbeltiere gelauscht hat
und sich plötzlich kratzen musste. Doch trotz zahlreicher Messungen von Stressfaktoren im Blut,
von veränderten Neuropeptiden und Immunzellen, sind die ge-
nauen Mechanismen für diese Phänomene noch unklar. »Alles
auf die Psyche zu schieben ist auch Quatsch, obwohl das ziemlich populär ist«, sagt Gieler. »In Umfragen geben 70 Prozent
der Hautkranken an, dass die Beschwerden unter Stress stärker
werden. In klinischen Studien bestätigt sich dies aber nur bei
etwa 30 Prozent.«
Genetische Veranlagung und ungünstige Umweltbedingungen
können der Haut ebenso zusetzen. Wer empfindlich ist, bei dem
sprießen eventuell Pickel und Ekzeme, wenn Stress oder andere
Probleme überhandnehmen. Wer hingegen mit einem »dicken
Fell« ausgestattet ist und eine robuste Hülle hat, bei dem schlagen sich auch größte Hektik und andere Belastungen nicht auf
der Haut nieder.
Auch die immer höheren Anforderungen an das eigene Aussehen treiben die Menschen zum Hautarzt. Etwa jene, die nach
Einschätzung ihrer Umgebung normal aussehen, aber dennoch
mit ihrem Körperbild unzufrieden sind und den »nicht nach-
vollziehbaren Wunsch nach Veränderungen haben«, wie Volker
Steinkraus es nennt. Dysmorphobie heißt das Leiden, die Angst
davor, zu hässlich, zu dick oder zu faltig zu sein, auch wenn
niemand dieses Urteil teilt. Zwischen fünf und zehn Prozent der
Patienten in Hautarztpraxen leiden darunter, Tendenz steigend.
In der Bibliothek des Dermatologikums liegt ein Zeitungsarti-
kel mit dem Titel: »Das hässliche Geschäft mit der Schönheit«.
Cremehersteller, Hautärzte und kosmetische Institute befördern
den Trend, den sie einzudämmen vorgeben: Einerseits wird
Patienten wie Kunden geholfen, wenn die Haut juckt, schuppt
oder Pusteln aufwirft. Gleichzeitig befeuern Mediziner und
Forscher das Streben nach immer perfekterer Haut. »Wer keine

Falten hat, hat nicht gelebt«, sei sein Motto, sagt Volker Steinkraus, lächelt und erklärt den Unterschied zwischen kalenda-
rischem, optischem und biologischem Alter: »Ziel ist es doch,
50 Jahre alt zu sein, wie 45 auszusehen, Leistungen wie ein
Vierzigjähriger zu vollbringen – und sich zu fühlen wie mit 35.«
Wer das erreichen will, setzt sich allerdings gehörig unter
Druck – und fügt seiner Haut damit Stress zu.

## Und plötzlich bleibt die Luft weg

Das Mädchen hat die Augen weit aufgerissen und ringt nach
Luft. Beim Einatmen fiept und röchelt sie. Das pfeifende Ge-
räusch geht durch Mark und Bein. Dann würgt sie, hustet heftig,
bevor das pfeifende Fiepen wieder einsetzt. »Die Mutter hat mir
das Video geschickt«, sagt Klaus Kenn, Leiter der Lungenabtei-
lung im Klinikum Berchtesgadener Land. Immer wieder sei sie
mit ihrem Kind in die Klinik gefahren oder habe den Notarzt
gerufen. »Die Patienten wähnen sich in Lebensgefahr, weil
ihnen urplötzlich von einem Atemzug auf den anderen die
Luft wegbleibt«, sagt Kenn. »Dabei ist die Krankheit eigentlich
ziemlich ungefährlich.«
Todesangst, qualvolle Atemnot und das Gefühl höchster Bedrohung – wie passt das zu einer angeblich harmlosen Erkrankung?
Um Simulanten handelt es sich bei den Betroffenen nicht, die
Klaus Kenn behandelt, obwohl sie oft erfahren haben, dass Ärzte sie für schauspielerisch begabte Hypochonder halten. Dabei
leiden bis zu dreihunderttausend Menschen in Deutschland an
einem krampfhaften Verschluss der Stimmbänder, der nach der
englischen Bezeichnung »Vocal Cord Dysfunction« auch VCD
genannt wird.[107] Doch das Leiden wird von vielen Medizinern
verkannt oder unterschätzt. In der Gruppe der Asthmatiker, die
als behandlungsresistent gelten, sind bis zu dreißig Prozent der
Patienten falsch diagnostizierte und falsch behandelte VCD-

Patienten. »Man muss die Wahrnehmung der Ärzte dafür schärfen, dass sie die Krankheit erkennen«, sagt Karl Hörmann vom Mannheimer Klinikum der Universität Heidelberg und Präsident der Deutschen HNO-Akademie. »Sonst wird ein triviales Leiden grotesk verschleiert.«

Triviales Leiden, aber Patienten in größter Angst? »Die Beschwerden erscheinen auch Ärzten oft so dramatisch, dass in der akuten Situation falsche und für die Patienten schädliche Therapieentscheidungen getroffen werden«, sagt Klaus Kenn. Von Notärzten werden die Patienten gelegentlich sicherheitshalber künstlich beatmet. In einzelnen Fällen griffen Ärzte sogar zum Skalpell und versuchten Patienten per Luftröhrenschnitt wieder freie Atemwege zu verschaffen. »Es ist wie ein Spuk, denn der Anfall dauert zumeist nur dreißig bis sechzig Sekunden«, sagt Kenn. »Wenn sie in die Klinik kommen, sind die Patienten oft schon wieder beschwerdefrei.«

Mindestens so überflüssig und schlimm wie die akute Therapie kann die chronische Behandlung sein. Manchen Patienten werden nach der Fehldiagnose Asthma jahrelang Medikamente in hoher Dosis verabreicht, die Hals und Bronchien wieder abschwellen lassen sollen. Bei VCD helfen sie aber nicht, dafür haben sie starke Nebenwirkungen. Eine junge Dame wurde beispielsweise jahrelang hochdosiert mit Kortisonpräparaten gegen ihr angeblich therapieresistentes Asthma behandelt. Mit 27 Jahren schickte man sie in Frührente, weil sie infolge der Therapie mittlerweile an Diabetes, Osteoporose und starkem Übergewicht litt und ihre hormonproduzierende Nebennierenrinde versagte. »Natürlich haben manche Menschen Asthma und VCD«, sagt Kenn. »Aber bei einem Drittel der VCD-Patienten liegt kein Asthma vor.«

»Die VCD ist eine schlecht benannte Krankheit«, sagt Markus Hess, Stimmarzt am Universitätsklinikum Hamburg-Eppendorf. »HNO-Ärzte denken dabei zuerst an Stimmstörungen, nicht an Atemstörungen – das führt in die falsche Richtung.« Schließlich ginge es ja um eine paradoxe Bewegungsstörung: Die Stimmlippen schließen sich fast, statt sich zu öffnen.

Patienten, deren VCD nicht erkannt wird, bleiben verunsichert und verängstigt, weil sie erleben, dass ihnen keine Therapie hilft, die Beschwerden aber immer bedrohlicher erscheinen. Ein vierzigjähriger Vertreter gab seinen Job auf, weil er nicht mehr wagte, Auto zu fahren. Ein 36-Jähriger traute sich nicht mehr ohne Begleitung seiner Frau aus dem Haus.

Die paradoxe Reaktion der Stimmlippen ist keine neue Diagnose. Schon 1842 wurden die Beschwerden als »hysterischer Croup« beschrieben. Im zwanzigsten Jahrhundert hielten Mediziner die Symptome für »emotionales Asthma«. Schieben Ärzte und Angehörige alles auf die Psyche, tun sie VCD-Patienten jedoch Unrecht. Auch wenn die genaue Ursache des Leidens unklar ist, wissen Mediziner mittlerweile, dass Parfums, Diesel, Ammoniak oder Zigarettenrauch dem Kehlkopf so zusetzen können, dass das Gehirn einen Fehlalarm auslöst. Der eigentlich sinnvolle Schutzreflex schließt die Luftwege im Kehlkopf ab und lässt die Betroffenen panisch nach Luft schnappen. Säurerückfluss aus dem Magen oder Sekrete aus den Nasennebenhöhlen können die Stimmbänder ebenfalls so reizen, dass sie dichtmachen.

Offenbar spielt die Kombination von psychischer Erregung und chemisch-physikalischen Irritationen die entscheidende Rolle. Lungenfachleute beobachteten in New York nach dem 11. September 2001 gehäuft Beschwerden, wie sie für VCD typisch sind. Der monatelang über Manhattan schwebende Giftstaub der Trümmer und die psychische Belastung nach den Anschlägen auf das World Trade Center raubten manchen New Yorkern die Luft. Auch Jahre später noch steigt in der US-Metropole die Zahl von Lungenleiden wie Asthma.

Asthma ist ein Krankheitsbild, bei dem sich – neben vielen anderen Faktoren – der modulierende Einfluss der Psyche immer wieder zeigt. Bei Gesunden wird der Widerstand in den oberen

Luftwegen geringer, wenn sie unter Stress stehen. Es atmet sich dann leichter. Der Körper steht unter Strom und ist auf Kampf oder Flucht ausgerichtet. Die Muskeln sind angespannt. Neben erhöhtem Herzschlag und vermehrtem Stoffwechsel werden auch die Bronchien geweitet, damit mehr Luft in die Lungen strömen kann – und mehr Sauerstoff zu den Muskeln und anderen Organen des Körpers gelangt.

Bei Asthmatikern ist das Gegenteil der Fall, sie bekommen nicht besser Luft, wenn sie gestresst sind. Für Mediziner ist das ein Paradox, denn bei einer allgemeinen Stressreaktion des Körpers werden vermehrt Kortison und andere Glukokortikoide aus der Nebennierenrinde freigesetzt, zudem ist das sympathische Nervensystem aktiviert. All das sollte, so die gängige Vermutung der Mediziner, zu einer Bronchodilatation führen – so nennen Ärzte die Erweitung der Lungengänge und -bläschen. »Es ist wohl zu einfach, eine generelle Stressreaktion des Körpers anzunehmen«, sagt Claas Lahmann von der Klinik für Psychosomatik an der Technischen Universität München. »Die psychophysische Regulation der Atemwege bleibt noch ungewiss.«

Da seit langem bekannt ist, dass emotionale Faktoren Beschwerden und Verlauf einer Asthma-Erkrankung beeinflussen, wurde immer wieder versucht, mit psychologischen Techniken das Leiden zu lindern. Es gibt zwar Hinweise, dass Entspannungstechniken bei Asthma helfen. Die eine psychotherapeutisch orientierte Therapie, die Asthmatikern mehr Luft verschafft, ist aber noch nicht entdeckt worden. »Die Psyche wirkt sich extrem stark auf die Atmung aus«, sagt der Psychosomatiker Peter Henningsen. Angst, gesteigerte Körperwahrnehmung und Anspannung verschlimmerten die Symptome. »Die Beschwerden verstärken sich gegenseitig.«

Petra S. hat versucht, diesem Teufelskreis zu entrinnen. Sie ist 43 Jahre alt und kennt die Notaufnahmen und Krankenhäuser ihrer Heimatstadt Hamburg gut. Etliche Male ist sie dort verzweifelt aufgetaucht, hat sich als Notfall einliefern lassen oder ist allein gekommen. Immer sind es dieselben Beschwerden: Sie hat einen Kloß im Hals, der immer größer wird und ihr den Atem zu nehmen scheint. Sie trinkt eiskaltes Wasser, weil sie panische Furcht hat, ihr Hals würde immer enger werden und von innen zuschwellen. Sie traut sich nicht zu schlucken. Sie würgt, räuspert sich, bis sie schließlich immer hektischer atmet. Durch die Hyperventilation wird ihr manchmal schwarz vor Augen, sie kollabiert, fällt der Länge nach hin. Einmal ist sie im Restaurant umgekippt und musste sich vor der Theke flach hinlegen, bis sie wieder normal atmen konnte und zur Ruhe kam.

Die Ärzte untersuchten sie jedes Mal aufs Neue, fertigten Röntgenbilder an, spiegelten Rachen, Kehlkopf und Luftröhre. Da ist aber nichts, jedenfalls nichts Krankhaftes. Nach Abschluss der Untersuchungen blieb nur der »Globus hystericus« als Diagnose übrig – die wissenschaftliche Bezeichnung für ein hysterisches Engegefühl im Hals. Ein Arzt wollte witzig sein und sagte zu ihr: »Sie spinnen halt ein bisschen.« Der nächste riet, sie solle »sich öffnen«. Ein anderer hatte ihr gerade in der Notaufnahme ein Beruhigungsmittel gespritzt und setzte sich zu ihr auf die Liege. »Sie müssen ihr Leben ändern«, sagte er ganz ruhig und schaute sie dabei lange an. »Und das habe ich dann gemacht«, sagt Petra S. und grinst.

Heute kann sie über ihre damaligen Krisen lachen. Vor ein paar Jahren war das noch anders. Bei der kleinsten Belastung geriet sie aus dem Gleichgewicht, wurde unruhig und sah sich schon im Krankenhaus. Doch dann machte sie endlich mit ihrem Geliebten Schluss, mit dem sie sowieso nie richtig zusammen war. Sie wechselte die Arbeitsstelle und achtete mehr auf sich. »Ich bin zwar noch die Alte, aber ich kann inzwischen ganz gut auf mich aufpassen.« Sie schmunzelt.

Globus hystericus, emotionales Asthma, »sie spinnen halt ein bisschen«. Die Diagnosen und Kommentare zeigen, dass viele Ärzte mit dieser Art Beschwerden nichts anfangen können. Das Gefühl der Patienten, in Lebensgefahr zu sein und gleich zu

ersticken, veranlasst auch Ärzte immer wieder zu Überreaktio-
nen. Auffällig ist der große Unterschied zwischen Befinden und
Befund der Patienten. Während die Leidenden selbst befürchten, gleich ihren letzten Atemzug zu tun, ist ihre Lungenfunk-
tion normal, wenn sie im symptomfreien Zustand erfasst wird.
»Man muss die Patienten informieren, dann ist es nicht tra-
gisch«, rät HNO-Arzt Hörmann. Wissen VCD-Patienten, dass
ihre Beschwerden nicht lebensbedrohlich sind und nach kurzer
Zeit von allein aufhören, fällt der nächste Anfall zumeist milder
aus. Atemtherapien und Versuche, die Patienten zu »entängstigen«, lassen die Beschwerden oft ganz verschwinden. Bei akuter Not kann ein Helium-Sauerstoff-Gemisch helfen. Wichtiger
ist für die Patienten aber, dass sie wissen, welche Atemtechnik
ihnen hilft – ruhige Zwerchfellatmung etwa, Gähnen bei ge-
schlossenem Mund oder Hecheln.
»Die VCD ist die einzige Krankheit, die ich kenne, die sich
allein durch Wissen und Entzug der Medikamente beenden oder
zumindest gut beherrschen lässt«, sagt Lungenfachmann Kenn.
Für Betroffene ist das eine entlastende Botschaft. Kenn erinnert
sich an die wohlhabende Patientin aus dem Rheinland, die schon
entschlossen war, sich in der Schweiz über Details zur Sterbe-
hilfe zu informieren, weil ihr die anfallsweise Atemnot so zu-
setzte. Kenn riet ihr, einen Umweg über Berchtesgaden zu machen und sich über die Erkrankung aufklären und ihre Atmung
schulen zu lassen. Seitdem lebt sie wieder in ihrer Heimat und
besucht die Schweiz nur im Urlaub.

## Krebs trifft auch die Glücklichen

Norman Mailer glaubte zu wissen, was er tun musste, um gesund zu bleiben. Als der amerikanische Schriftsteller 1960 seine
zweite Frau, Adele Morales, im Vollrausch niederstach, begründete er die Bluttat damit, dass er Krebs bekommen hätte, wenn

er sich nicht auf diese Weise von seinen »mordlustigen Regungen« befreit hätte. Das Opfer erholte sich von der Attacke wieder und reichte die Scheidung ein. Mailer lebte die Regungen seiner Seele künftig etwas friedvoller aus, ging vier weitere Ehen ein und schenkte der Welt etliche Bücher und insgesamt neun Kinder.

Besonders in den 1960er und 1970er Jahren wurde das Bild der »Krebspersönlichkeit« gezeichnet: Eine gehemmte Person, die alles in sich hineinfrisst und von sexueller Lust bis hin zur rasenden Wut die meisten Gefühle unterdrückt. Susan Sontag schrieb 1978 in ihrem Buch »Krankheit als Metapher« über Krebs, der fälschlicherweise als Leiden der »seelisch Angeschlagenen« verstanden werde. Doch bis heute hat sich die Vorstellung von einer »Krebspersönlichkeit« gehalten. Demnach bekommen Menschen, die eher in sich gekehrt sind, häufiger Tumore als jene, die aus sich herausgehen können. Die Wissenschaft widerspricht dem seit langem.

Seit gut zwanzig Jahren ist die These von der Krebspersönlichkeit entkräftet, auch wenn sich der Mythos weiter hält. Wissenschaftler entdeckten, dass die Behauptung einer Krebspersönlichkeit hauptsächlich auf retrospektiven, das heißt rückwärts gewandten, Untersuchungen beruhte: Dabei wurden bereits an Krebs Erkrankte zu ihrem Wesen und ihrem Sozialverhalten befragt und ein Persönlichkeitsprofil von ihnen erstellt. Die Krebskranken hatten in der Tat häufiger Schwierigkeiten, ihre Gefühle zu zeigen. Dies war jedoch nicht Ursache, sondern Folge ihres Tumorleidens. Nach einigen Studien ließ sich die Behauptung einer Krebspersönlichkeit nicht mehr halten: Wurde bei Gesunden ein Persönlichkeitsprofil erstellt und nach Jahren untersucht, wer von ihnen an Krebs erkrankte, ließ sich nicht feststellen, dass ein bestimmter Persönlichkeitstyp ein größeres Risiko aufwies als ein anderer.

Für Patienten ist es schwierig, ja gemein, mit dem Klischee der Krebspersönlichkeit konfrontiert zu werden. Es vermittelt ihnen, »falsch« gelebt zu haben und deshalb selbst schuld an der Erkrankung zu sein. Ein ähnliches Phänomen ist seit einigen Jahren unter dem Schlagwort »Krankheitsverarbeitung« zu beobachten. Wer sich als aufgeklärter und informierter Patient aktiv mit seiner Krankheit auseinandersetzt, wer sich die Krebszellen und ihre Bekämpfung bildhaft vorstellt, kann mithelfen, die Erkrankung zu besiegen, so eine populäre Vorstellung. Solche Techniken mögen manchen Patienten helfen, aber nicht für alle Krebskranke das Richtige sein. Entsprechende Untersuchungen haben gezeigt, dass die »aktive Verarbeitung« der Krankheit und die permanente Beschäftigung mit dem Leiden nur einen sehr geringen Einfluss auf den Krankheitsverlauf haben. Die Psyche wird in manchen Bereichen überschätzt. Das wollen Kranke und ihre Angehörigen oft jedoch nicht wahrhaben. Ihr Bedürfnis, Ursachen dafür zu finden, dass sie schwer erkrankt sind, ist immens.

»Weder direkt noch indirekt haben Gefühlszustand und Charakter etwas mit der Prognose von Krebs zu tun«, sagt James Coyne von der University of Pennsylvania in Philadelphia. Der Psychiater und sein Team haben zehn Jahre lang mehr als tausend Patienten mit fortgeschrittenen Tumoren an Kopf und Hals untersucht und ihr psychisches Befinden analysiert. Mehr als sechshundert Patienten sind im Verlauf der Untersuchung gestorben. Die Analyse zeigt, dass auch diejenigen, die sich in den Befragungen und psychischen Tests relativ zufrieden und ausgeglichen äußerten, nicht länger lebten als jene, die niedergeschlagen und unglücklich waren.[108]

»Es gibt bisher keinen wissenschaftlichen Nachweis dafür, dass psychische Faktoren für die Entstehung von Krebs oder die Überlebenschancen relevant sind«, sagt Peter Henningsen. Vermutungen, dass der Charakter oder die Persönlichkeit etwas mit der Krankheit zu tun hätten, seien zudem immer auch mit der Annahme von Schuld verbunden, sagt Henningsen und fordert daher: »Wenn man mit der Mär von der Krebspersönlichkeit aufräumt, hat das auch einen entlastenden Effekt für die Patienten.«

Gerade am Anfang der Erkrankung hätten die meisten Krebspatienten Schwierigkeiten, ihr Leiden zu akzeptieren, sagt Peter Herschbach, der die Sektion für Psychosoziale Onkologie an der Technischen Universität München leitet. »Sie fragen sich: Warum gerade ich, war es der Stress oder bin ich vom Charakter her gefährdet?« Erwachsene bezichtigen sich dann häufig selbst, falsch gelebt und ihre Gesundheit vernachlässigt zu haben.

Kinder glauben oft, dass sie krank geworden sind, weil sie nicht artig waren. Die Freiburger Krebsexpertin Charlotte Niemeyer hat das Auftreten von Krebs prägnant beschrieben: »Krebs ist ein unfaires Unternehmen. Wen es trifft, den trifft es.« Natürlich gibt es Faktoren, die das Risiko erhöhen, an bestimmten Krebsarten zu erkranken: Raucher bekommen häufiger Lungenkrebs, wer raucht und viel Hochprozentiges trinkt, bekommt häufiger Speiseröhrenkrebs, Kehlkopfkrebs und Tumore im Mund und Rachen. Auch bestimmte Ernährungs- und Lebensweisen sowie chemische Stoffe und radioaktive Strahlung sind als krebsauslösend bekannt.

Wer sich mit seiner Krankheit auseinandersetzen will, um sie besser zu verarbeiten, soll das tun – da sind sich alle Experten einig. »Die Erwartung, Krebs zu bekämpfen und das Leben zu verlängern, indem man sein psychisches Befinden verbessert, ist jedoch völlig fehl am Platz«, sagt Psychiater Coyne. Wer sich durch eine Psychotherapie oder in einer Selbsthilfegruppe besser fühle und den Kampfgeist gegen seine Erkrankung stärken will, solle entsprechende Angebote wahrnehmen, das könne emotional und sozial aufbauen. »Die rein körperliche Prognose wird dadurch aber nicht beeinflusst«, sagt Peter Herschbach. »Für Betroffene kann es dennoch hilfreich sein, schließlich stellen sich viele Krebspatienten die Frage, wie sie die Zeit erleben, die ihnen noch bleibt.«

# Neun Tatsachen, die unter die Haut gehen

1 Starke Angst, Missbrauch in der Vergangenheit sowie eine Überempfindlichkeit für ungewohnte oder irritierende Signale aus der Körpermitte sind bei Patienten mit Reizdarmbeschwerden häufiger.

2 Bilder mit freundlichen Gesichtsausdrücken führen bei Freiwilligen zu weniger Bauchschmerzen als unfreundliche Gesichter.

3 Eklige Bilder, Stress und belastende Situationen erhöhen die Neigung zu Ekzemen, Herpes und Schuppenflechte.

4 Wer Gespräche über Läuse, Flöhe oder andere juckende und eklige Themen hört, kratzt sich besonders oft.

5 Viele Atemwegsleiden verschlimmern sich unter Stress und anderen Belastungen. Die Kombination von psychischer Erregung und chemisch-physikalischen Irritationen verstärkt das Leiden.

6 Emotionale Faktoren beeinflussen Beschwerden und Verlauf von Asthma. Angst, gesteigerte Körperwahrnehmung und Anspannung verschlimmern die Symptome und die Beschwerden verstärken sich gegenseitig.

7 Atemtherapien und Versuche, die Patienten zu »entängstigen«, mildern die Beschwerden oft.

8 Die Idee einer »Krebspersönlichkeit« ist unsinnig. Menschen, die in sich gekehrt sind, bekommen nicht häufiger Tumore als jene, die aus sich herausgehen können.

9 Wer sich mit seiner Krankheit auseinandersetzen will, soll das tun. Die Erwartung, Krebs zu bekämpfen und das Leben zu verlängern, indem man sein psychisches Befinden verbessert, ist jedoch falsch.

# Krankmacher und Stimmungskiller

Der Säbelzahntiger ist seit zehntausend Jahren ausgestorben. Trotzdem muss die Raubkatze aus dem Pleistozän immer wieder dazu herhalten, um das Verhalten moderner Büromenschen zu erklären. Denn was den Homo sapiens in der Steinzeit auf Trab gehalten hat, scheint auch heute noch als evolutionäres Muster unsere Reaktionen zu bestimmen. Zumindest in der Krise.

Ob der Arbeitsplatz bedroht ist oder der Partner nervt – oft verhält sich unser Körper so, wie man es gerade nicht brauchen kann. Er rebelliert, verliert sich in sinnlosen Aktionen, wird nervös. Akuten Problemen begegnet der menschliche Organismus zwar angemessen. Ist die Lage jedoch chronisch schwierig, kann man den Körper vergessen. Die Stressreaktion ist dann auf Dauerbetrieb geschaltet und schwächt Organe und Immunabwehr, anstatt sie zu stärken. Ein perfider Mechanismus: Das, was in der Not hilft, um Gefahren auszuweichen und Schmerzen zu verhindern, zermürbt auf Dauer und macht krank. Krisensicher ist die Krise nur für Ärzte und Therapeuten.

Zurück zum Säbelzahntiger. Tauchte er vor einem Steinzeitmenschen auf, aktivierte der jene Alarmanlage, die Mediziner als sympathisches Nervensystem bezeichnen. Das Nervengeflecht bereitet den Organismus automatisch auf Kampf oder Flucht vor – Fight or Flight. Bei drohender Gefahr wird der Herzschlag erhöht, die Lunge geweitet, die Verdauung eingestellt. Die Muskeln sind angespannt, der Stoffwechsel läuft auf höchstem Umsatz und stellt letzte Energiereserven bereit. Stresshormone wie Adrenalin, Noradrenalin und Kortison helfen jetzt, alles aus den Organen herauszuholen. In glücklichen Steinzeitmomenten gelang es so, dem Säbelzahntiger zu entkommen oder ihn gar niederzuringen.

Nach erfolgreichem Kampf oder geglückter Flucht aktiviert der Körper den Gegenspieler des sympathischen – das parasympathische – Nervensystem. Es ist das Regulationssystem der Kontemplativen, die satt und selbstzufrieden vor sich hin dösen. Ihr Blutdruck ist unten, der Puls verlangsamt. Ruhe kehrt ein, einzig die Verdauungsorgane glucksen vor sich hin. So ungefähr fühlt es sich im Liegestuhl am Pool an. Ein Zustand, den wir allerdings nur in seltenen Momenten genießen können. Denn allzu oft drehen wir hohl, auch wenn sich gerade keine übermächtige Raubkatze und auch sonst kein Feind vor uns aufbauen.

Der zivilisatorische Firnis, den mancher für gutes Benehmen hält, verhindert, dass Angestellte heute auf Krisen so resolut reagieren wie ihre Vorfahren auf steinzeitliche Bedrohungen. Wenn Vorgesetzte mit Kündigung oder Gehaltskürzung drohen, rennen selbst unbeherrschte Mitarbeiter selten davon oder schlagen ihr Gegenüber. Sie sitzen da mit Schnappatmung, ängstlich und eingeschüchtert, aber furchtbar wütend. Nur selten wehren sie sich handgreiflich. Dabei wäre es vermutlich viel gesünder, wenn sie ihre Aggressionen gelegentlich rausließen.

Die Stresshormone im Blut und die Alarmmoleküle des restlichen Körpers machen ihnen nämlich zu schaffen. Sie wollen ihr Werk verrichten, sind zum Kampf bereit. Stattdessen begibt sich der Mensch auf den zerknirschten Rückzug. Die geballte Aggression ist aber weiterhin vorhanden. Die Energie kann nirgendwo hin – und richtet sich daher auf ein naheliegendes Ziel: auf einen selbst. Angst und Unruhe halten jetzt das Alarmsystem weiter auf Trab. Sorge vor Jobverlust, Ärger mit dem Partner, Intrigen im Büro – die Anlässe sind vielfältig, aber der Körper reagiert monoton nach Schema F, fight or flight. Die Zivilisation führt aber dazu, dass wir weder Vorgesetzte vermöbeln noch vor ihnen fliehen. Stattdessen rutschen wir unruhig auf dem Schreibtischstuhl herum, zerkauen unsere Fingernägel oder raufen uns die Haare.

Stresshormone und Stressreaktionen führen nun zu typischen Beschwerden: Reizdarm, Reizhusten, gereizter Rücken. Burnout, Tinnitus, Migräne, Schwindel, Herzrasen, Verdauungsbeschwerden. Die Ursachen sind meist: Angst, Unruhe, Unzufriedenheit. Der Klassiker für Psychosomatiker ist das Früherwachen. Um halb vier morgens schreckt der geplagte Mensch aus dem Bett hoch und kann nicht wieder einschlafen. Die Angst vor den Schlafstörungen lässt das Alltagsgetriebe noch schneller rotieren.

Dabei ist Stress nicht gleich Stress. Die Hypothese, dass der Herzinfarkt der Heldentod der Führungskräfte sei, die von einem Übermaß bürgerlicher Tugenden dahingerafft werden, hat sich erledigt. Das ehrgeizige Alpha-Männchen ist nur in Gefahr, wenn seine Leistungsbereitschaft ständig frustriert wird. Solange Stress Spaß macht, ist er gesund. Man kennt ja diese erfolgreichen Typen, die eine Abteilung leiten, eine glückliche Familie haben und nebenbei Sport treiben. Sie spornt Stress eher an.

Anders ist das bei denen, die trotz ewiger Mühen nicht vorankommen. Die immer wieder enttäuscht werden und übergangen. Sie fühlen sich nicht wertgeschätzt. Ihnen schlägt Stress auf Herz, Kopf und Knochen. Allerdings kann man sich Stress auch schönreden und mit Ersatzbefriedigungen abpuffern – das Gehalt, Statussymbole. Wer nicht wirklich zufrieden ist mit seiner Tätigkeit und seinem Alltag, aber trotzdem auf vollen Touren fährt, ist jedoch anfällig. Ärzte und Therapeuten kennen »Hamsterrad-Führungskräfte« zur Genüge. Ihr Leben ist durchorganisiert und scheint zu funktionieren, aber von der kleinsten Unregelmäßigkeit werden sie aus der Bahn geworfen. Ein Auffahrunfall, bei dem sie nicht verletzt werden, irritiert sie so sehr, dass sie zusammenbrechen und wochenlang nicht arbeiten können. Passungsstörungen nennen Psychosomatiker das.

Natürlich gibt es in wirtschaftlichen Krisenzeiten viele Menschen, die unter Stress leiden. Da ist etwa der Vorstand einer

Bank, ein Ingenieur. Sein System ist aus dem Gleichgewicht geraten. Er kann sich nicht – wie viele seiner Kollegen – mit gutem Zureden beruhigen. Bisher hat ihm immer ein rationaler Zugang geholfen. Doch seine Form der Krisenbetrachtung führt den Banker nur noch tiefer in die Krise, weil seine Analyse des Finanzchaos ihn erst recht depressiv werden lässt. Keine Hoffnung, nirgends.

Jedenfalls nicht in seinem bisherigen Apothekerschränkchen. Er muss sich suchen, was ihm wirklich Halt gibt. Gerade in der Krise sind die sozialen Bindungssysteme wichtig. Familie, Freunde, Nähe. Doch woher plötzlich nehmen, wenn vorher nur die Arbeit zählte? Und diese Kumpels, mit denen man nur das Karriere-Quartett »Mein Haus, mein Gehalt, meine Frau, mein Auto« spielte, helfen in einer richtigen Krise nicht weiter.

Jammern? Es ist zumindest unter Erfolgsmenschen verpönt, dieses Sich-Herunterziehen, Nörgeln und schlechte Stimmung schieben. Jammern unter Gleichgesinnten hat kein gutes Image. Dabei ist es gemeinsames Mutmachen. Außerdem sieht man in depressiver Stimmung die Dinge realistischer. Depression bedeutet – neben vielen furchtbaren Symptomen – ja auch den Verlust der alltäglichen Selbsttäuschung. Das ist auf Dauer nicht schön, als Zwischenphase aber heilsam. Gemeinsames Schwarzsehen ist zudem meist nur vorübergehend, der Schulterschluss der Gepeinigten. Spätestens wenn Galgenhumor aufkommt, geht es wieder aufwärts.

Man sollte allerdings auch herauskommen aus dem Jammertal. Wenn Probleme nicht sofort zu lösen sind, reagieren manche Menschen mit dem Totstellreflex. Sie sind wie gelähmt. Nicht gut. Aufgeplustertes Gerede nach dem Motto, lieber ein Problem als gar kein Gesprächsstoff, hilft auch nicht weiter.

Neidisch blicken viele Deutsche dann auf die USA. Die Zuversicht, der Wille zum Wandel – auch Jahre nach dem Amtsantritt von Obama ist er noch zu spüren. In Deutschland sind die Menschen nicht so. Sie wollen: Ruhe und Sicherheit. In den USA ist es üblich, dass Job und Haus nicht sicher sind. Das ist ein Teil des Lebensentwurfs. Die Deutschen sind nicht derart krisenerfahren. Zudem waren Krisen in Deutschland oft gleichbedeutend mit nationalen Katastrophen. Wir haben also kaum verinnerlichen können, dass Krisen zum Leben gehören. Sich auszuklinken ist keine Lösung. Ärzte nennen das: dissoziative Reaktion. Bei furchtbaren Erfahrungen ist es hilfreich, nichts zu spüren. Viele Kriegsteilnehmer und Missbrauchsopfer hätten nicht überlebt, wenn ihnen ihr eigener Körper es nicht ermöglicht hätte, Schmerzen nicht mehr zu spüren. Doch wer einmal ausgestiegen ist, kann sich daran gewöhnen und womöglich künftig bei jeder Belastung aussteigen. Das ist typisch für Menschen mit einer posttraumatischen Belastungsstörung. Sie sind keiner Belastung mehr gewachsen und sei sie noch so harmlos.

# Krank durch Arbeit, krank durch Unzufriedenheit

Weil der Einfluss der Seele auf den Körper so groß ist, sollte es auch darum gehen, was den Menschen davor bewahren kann, in psychische und dadurch auch in gesundheitliche Not zu geraten. Fast jede Krise belastet die Menschen, besonders negativ wirken sich Probleme im Beruf wie in der Familie aus.

Die Wirtschaftskrise schlägt Menschen auf den Magen, bringt das Herz zum Rasen oder lässt ihren Schädel brummen. Zum Arzt gehen die Leute deswegen aber nicht häufiger – im Gegenteil. In den vergangenen Jahren waren die Meldungen über den Krankenstand immer wieder auf ein neues Rekordtief gesunken – der letzte Wert des Jahres 2009 lag bei durchschnittlich 3,24 Prozent und war damit erneut geringer als im Jahr zuvor. »Diese Zahl ist ziemlich doppelbödig«, sagt Dennis Nowak, Direktor des Instituts für Arbeits-, Sozial- und Umweltmedizin

der Ludwig-Maximilians-Universität München. »Der Krankenstand hat ja nicht nur etwas mit Krankheit zu tun. In wirtschaftlich schlechten Zeiten gehen auch die Leute zur Arbeit, die besser zwei, drei Tage lang zu Hause geblieben wären.« Und das
kann sie noch kränker machen.

Nowak nennt dieses Verhalten Präsentismus. Es geht den Ge-
schwächten und Maladen dann einzig darum, in der Firma
Anwesenheit zu zeigen und nicht weiter aufzufallen. Die Leute
haben Angst vor einer Kündigung oder anderen Nachteilen und
gehen trotz Beschwerden weiter ihrem Beruf nach. Dort erbrin-
gen sie aber nur einen Bruchteil ihrer normalen Leistung und
erfahren erst recht keine Befriedigung im Job.

Im Vordergrund steht bei vielen Menschen in Krisenzeiten die
Überlegung: Ich muss weiter funktionieren. In bedrohlichen
Situationen mobilisieren viele Menschen Reserven und fühlen
sich manchmal auch tatsächlich weniger krank – das gilt für
psychische wie für organische Leiden. Wenn Menschen sich
in ihrem Beruf unter Druck fühlen, überfordert sind oder ihr
Arbeitsplatz in Gefahr ist, reichen die Reserven allerdings nicht
ewig. »Die Anpassung von Körper und Geist funktioniert zwar
ganz gut, aber eben nur bis zu einem gewissen Grad«, sagt Psychosomatiker Peter Henningsen. »Danach gerät man in einen
Zustand, in dem man sehr verletzlich ist und viel leichter Er-
schöpfungsschmerzen oder Depressionen bekommt.«

Psychosomatiker behandeln seit Beginn der Wirtschaftskrise
auffällig mehr Patienten, die sich als Burn-out-Opfer sehen.
»Die Vorstellung, dass Arbeit Menschen psychisch krank machen kann, ist gesellschaftlich inzwischen immerhin akzeptiert«, so Henningsen. Etliche Menschen stellen sich sogar
selbst die Diagnose, vom Burn-out betroffen zu sein, auch wenn
eher andere psychische Beschwerden wie eine Depression im
Vordergrund stehen. Burn-out klingt jedoch stärker nach wid-
rigen Umständen und ruppigem Betriebsklima, zu hohen Anforderungen oder inakzeptablen Bedingungen am Arbeitsplatz.

Die Schuld liegt dann bei den anderen, nicht bei einem selbst. Eine Depression – die korrektere Beschreibung der Symptome vieler Betroffener – wird hingegen von vielen Menschen noch mit Schuld und eigenem Versagen gleichgesetzt.

Auch wenn viele Arbeitnehmer mittlerweile zu Symptomen wie einem Burn-out stehen, gibt es weiterhin eine hohe Dunkelziffer bei anderen Beschwerden, die in erster Linie durch Probleme am Arbeitsplatz entstehen, Rückenschmerzen etwa. Dabei hängt es in erster Linie von der Zufriedenheit im Job ab, ob die Pein im Kreuz chronisch wird – und nicht von der Statik der Wirbelsäule.

»Wenn der Krankenstand sinkt, ist das für mich eher ein Alarmzeichen«, sagt der Soziologe Ulrich Bröckling von der Universität Halle-Wittenberg, Autor des empfehlenswerten Buches »Das unternehmerische Selbst«.[109] »Es ist eine paradoxe Situation: Niedrige Krankenstände stehen gerade nicht für mehr Gesundheit, sondern für erhöhten Druck und Verunsicherung am Arbeitsplatz. Über das tatsächliche Befinden sagen diese Zahlen wenig aus«, sagt Bröckling. Ist der Arbeitsplatz in Gefahr, sind die Menschen Bröckling zufolge bereit, sich mehr zuzumuten. Krankheit gilt als eine Niederlage, als Nicht-Funktionieren. »Das erlaubt man sich nicht, erst recht nicht in Krisenzeiten.«

Der Krankenstand ist jedenfalls ein irreführendes Kriterium, um zu beurteilen, wie es den Menschen an und mit ihrem Arbeitsplatz tatsächlich geht. Die Quote wird ja nicht nur von den tatsächlichen Krankheiten, sondern auch entscheidend von der Lage auf dem Arbeitsmarkt und vom Betriebsklima beeinflusst. »Wechselt eine schlechte Führungskraft die Abteilung, steigt in seiner neuen Gruppe garantiert auch der Krankenstand«, sagt Arbeitsmediziner Nowak. »Der nimmt das mit, egal wohin er geht.«

Dass sich immer weniger Menschen krankschreiben lassen, hat zudem auch mit der Flexibilisierung der Arbeitszeiten zu tun.

Die klassische Arbeitswoche von Montag bis Freitag, 8 bis 16 Uhr, ist für immer weniger Arbeitnehmer maßgeblich. »Viele Leute teilen sich heute ihr Pensum selbst ein«, sagt Nowak. »Wenn sie nachmittags unpässlich sind, gehen sie eben früher nach Hause und hängen abends noch zwei Stunden dran – oder für einen verpassten Tag gleich das ganze Wochenende.« Und das taucht in keiner Statistik auf. »Die Vermischung von Arbeit und Freizeit hat zwar viele positive Seiten, sie fördert aber auch die Selbstausbeutung und damit womöglich wieder neue Beschwerden«, sagt Nowak.

Mehr Freiheit und Flexibilität sind in den meisten Arbeitsbeziehungen gleichzeitig mit entgrenzten Erwartungen verbunden. »Viele Leute haben in ihrem Job das Gefühl, nie mit etwas fertig zu werden und die Ansprüche nie ganz erfüllen zu können«, sagt Bröckling. »Überstunden und der Druck nehmen zu, weil mehr Freiheit und Flexibilität zumeist an mehr Wettbewerb gekoppelt sind. Zwang geht heute nicht mehr so sehr von Vorgesetzten aus, sondern von der Notwendigkeit, mitzuhalten.« Soll in einer Woche die Präsentation stattfinden, steigt der Druck, auch wenn man selbst entscheiden kann, wie man fertig wird. Das ist die Kehrseite von mehr Freiheit.

Der Einzelne spürt laut Bröckling immer wieder, dass er den Anforderungen nie ganz genügen kann. »Die Arbeitswelt will den smarten Selbstoptimierer – doch der erlebt sich zugleich auch als unzulängliches Individuum.« Manchmal führt das Bröckling zufolge zum anderen Extrem: »Wo Aktivität gefordert ist, ist er antriebslos. Wo Kreativität verlangt wird, fällt ihm nichts mehr ein. Flexibilisierungszwängen begegnet er mit Erstarrung. Statt sich zu vernetzen, zieht er sich zurück. An Entscheidungskraft fehlt es ihm ebenso wie am Mut zum Risiko. Statt notorisch gute Laune zu verbreiten, ist er unendlich traurig.«

Der Krankenstand ist in Deutschland seit 1970 vermutlich auch deshalb stetig gesunken, weil es immer weniger körperlich anstrengende Jobs gibt, jedenfalls kaum noch Knochenarbeit wie einst im Bergbau oder in der Industrie. Und etliche Schwerarbeiter gehen nicht in die Statistik ein, weil zum Beispiel Landwirte und selbständige Handwerker keine Krankschreibung brauchen. Womöglich hat sich auch die Gesundheit der Menschen verbessert. »Die 75-Jährigen heute sind wahrscheinlich so leistungsfähig wie die 65-Jährigen vor dreißig Jahren«, sagt Martin Halle, Direktor der Sportmedizin an der Technischen Universität München.

Das Bundesgesundheitsministerium warnt zwar jedes Mal vor allen voreiligen Schlüssen, wenn die neuen Daten bekannt werden: »Ursachenforschung lässt sich mit diesen Zahlen nicht betreiben.« Die Angabe von 3,24 Prozent Krankenstand wie im ersten Halbjahr 2009 bedeute zudem lediglich, dass zu einem bestimmten Stichtag (zumeist dem ersten Arbeitstag eines Monats) dieser Anteil gesetzlich Krankenversicherter eine Arbeitsunfähigkeitsbescheinigung vorgelegt habe. Fällt der erste Arbeitstag in einem Monat in manchen Jahren besonders oft auf einen Montag, kann das die Statistik verfälschen. Montag ist traditionell der Tag, an dem sich die meisten Menschen krankschreiben lassen. Manchen fällt die Umgewöhnung auf den Arbeitsrhythmus schwer, andere müssen noch ihre Freizeitleiden vom Wochenende auskurieren.

## Menschen in der Midlifecrisis – danach geht es wieder aufwärts

Die gute Nachricht zuerst: Es geht wieder aufwärts. Meistens zumindest. Daran muss man sich festhalten, wenn einen die miese Stimmung herunterzuziehen droht. Allein die Aussicht auf Besserung sollte Mut machen. Die schlechte Nachricht: Entrinnen kann der Midlifecrisis anscheinend niemand. Und das ist weltweit so. Zwei Wirtschaftswissenschaftler aus den

USA und Großbritannien haben die Daten von mehr als zwei Millionen Menschen aus achtzig Nationen ausgewertet. David Blanchflower vom Dartmouth College und Andrew Oswald von der Universität Warwick kommen zu dem Schluss, dass die Krise in der Lebensmitte ein globales Phänomen ist – und dass sie jeden trifft. Ob Mann oder Frau, West oder Ost, arm oder reich, verheiratet oder ledig – niemals ist das Risiko für Depressionen und Unzufriedenheit größer als in den Jahren zwischen vierzig und fünfzig.[110]

»Manche Leute leiden natürlich stärker als andere«, sagt Andrew Oswald. »Aber wie vielen Menschen es international ähnlich geht, ist schon überraschend. Wir wissen auch nicht, warum dieses Phänomen so konstant ist.« Aus Sicht von Psychosomatikern fängt die Midlifecrisis an, wenn bestimmte Ziele erreicht sind und es kaum noch weiter nach oben gehen kann – körperlich stellen sich dann leise Warnzeichen ein, dass es abwärtsgeht. Bei manchen fängt das mit Ende dreißig an, bei anderen mit Anfang fünfzig. Diese Plateau-Wahrnehmung ist entscheidend für den Beginn, dieses Gefühl, jetzt ist der Sockel erreicht, von dem aus es zumindest nicht mehr aufwärtsgeht.

Die Midlifecrisis kann man unter die Überschrift »Grenzen des Machbaren« stellen. Das trifft auf körperliche wie psychische Phänomene zu – ist aber kein Grund zur Verzweiflung. Neue Perspektiven in der Lebensplanung werden weniger wahrscheinlich, es gilt von langjährigen Wunschzielen Abschied zu nehmen und die Leistungskraft nimmt ab. Körperlich getönte depressive Beschwerden werden häufiger. Dazu gehören stärkere Erschöpfbarkeit, früheres Erwachen mit Grübeln. Charakteristisch ist der teilweise Verlust der Freude an Dingen, die einen zuvor begeistert haben. Es kommt zu einer Art innerer Abstumpfung. Häufig nehmen auch Rücken- und Kopfschmerzen zu.

Der britische Ökonom Oswald und sein amerikanischer Kollege hatten Umfragen zum Wohlbefinden der Menschen in Westeuropa, den USA, Asien, Afrika, Australien und Lateinamerika analysiert. Die Erhebungen fanden zwischen 1972 und 2006 statt. Aus den Antworten der Befragten, wie zufrieden und glücklich sie waren, errechneten die Wissenschaftler für jede Nation das Durchschnittsalter, in dem die Stimmung auf dem Tiefpunkt war. Weltweit scheinen sich die Menschen mit etwa 44 Jahren am schlechtesten zu fühlen. Die Deutschen – hier wurden fast 55 000 Menschen befragt – kommen dem miserablen Mittelwert im Alter von 42,9 Jahren sehr nahe.

Ein weiteres überraschendes Ergebnis für die Forscher war, dass sich die Stimmung und das Wohlbefinden im höheren Alter offenbar weltweit auch wieder deutlich verbessern.»Viele Menschen sind mit siebzig Jahren – wenn sie noch gesund sind – wieder genauso glücklich, wie sie es mit zwanzig Jahren waren«, sagt Oswald. Aus ihren Daten schließen die Wissenschaftler, dass die internationale Stimmungskurve einen U-förmigen Verlauf hat – mit dem traurigen Tiefpunkt in der Mitte des Lebens.»Im höheren Alter werden die Menschen in der Tat wieder zufriedener«, sagt Bruno Allolio, Hormonexperte an der Universitätsklinik Würzburg.»Das liegt auch daran, dass dann zumeist die Verantwortung sinkt und Gelassenheit einkehrt.«

Über die Ursachen dafür, dass die Menschen rund um den Globus eine erstaunlich ähnliche Phase angeben, in der es ihnen schlecht geht, können Forscher nur spekulieren. Ein Grund könnte sein, dass man sich in mittleren Jahren endgültig eingestehen muss, dass manche Ziele unerreichbar bleiben werden. Keine Midlifecrisis zu bekommen, weil man permanent auf dem Karrieresprung ist, wäre aber auch nicht gesund.»Die Wahrnehmung, dass der Aufstieg nicht unbegrenzt weitergeht, sich dies einzugestehen und sich darauf einzustellen, sind sehr wichtig für das psychische wie körperliche Wohlbefinden«, sagt der Psychosomatiker Peter Henningsen.»Findet die Auseinandersetzung mit alterstypischen Grenzen nicht statt, erhöht sich hingegen das Risiko, später aus scheinbar nichtigen Anlässen in umso größere Erschöpfungs- oder Schmerzzustände zu geraten.« Therapeuten kennen Patienten, die äußerlich erfolgreich und zielstrebig ihr Leben meistern und die dann durch eine kleine Irritation – etwa einen Auffahrunfall, bei dem niemand verletzt wird – aus der Bahn geraten und therapeutische Hilfe in Anspruch nehmen müssen.

Die Midlifecrisis zu vermeiden ist daher nicht das Ziel. Diese Phase wird umso weniger krisenhaft empfunden, je bewusster man sich damit auseinandersetzt, welche Einschränkungen diese Zeit mit sich bringt, aber auch welche neuen Möglichkeiten sich auftun. »Zudem fällt in diese Zeit ja oft die Erkenntnis, dass man manches, was einen in früheren Jahren getrieben hat, jetzt viel gelassener verfolgen kann«, sagt Henningsen. »Die beste Therapie besteht darin, zu akzeptieren, dass diese mittlere Lebensphase ein wichtiger Bestandteil eines gelingenden Lebens ist.«

Für die bessere Stimmung nach der Midlifecrisis gibt es verschiedene Erklärungen: Ältere Menschen werden dankbarer dafür, dass sie noch leben, gesund sind und ihren Alltag genießen können. Zudem könnte es sein, dass unzufriedene Menschen früher sterben und die glücklichen Überlebenden die Stimmungskurve im Alter nach oben biegen.

Obwohl die britisch-amerikanische Studie erneut zeigt, dass die Midlifecrisis ein natürliches Phänomen ist, wurde in jüngster Zeit immer wieder versucht, sie als krankhaft darzustellen. »Dass Frauen seit den sechziger Jahren massenhaft Hormone verschrieben bekommen haben, ist das erste Beispiel dafür, dass ein ganzer Lebensabschnitt medikalisiert wird«, sagt der Gesundheitswissenschaftler Norbert Schmacke von der Universität Bremen. Medikalisierung bezeichnet den Versuch von Pharmafirmen und Ärzten, Krankheiten zu erfinden und normale Entwicklungen als therapiebedürftig darzustellen. »Das Bild von der Frau als emotional labiles und hormongetriebenes Wesen wurde gezielt ausgenutzt«, sagt Schmacke. »Manche Frauen nehmen die Hormone dann ja unbefristet weiter.«

193 Frauen werden älter, aber die Männer holen auf

»Die Idee, mit Hormonen das Alter aufhalten zu wollen, ist ge-
scheitert – bei Männern wie bei Frauen«, sagt Bruno Allolio.
Trotzdem reden fragwürdige Anti-Aging-Propheten auch Männern ein, dass sie in die Wechseljahre kommen würden. Um
im Alter langsam absinkende Testosteronspiegel und die na-
türlicherweise nachlassende Leistungskraft anzuheben, gibt es
etliche medizinisch nutzlose Präparate. »Die Wechseljahre des
Mannes existieren nicht«, sagt Allolio entschieden. Der wissenschaftliche Zusammenhang zwischen männlichem Befinden
und der Höhe des Testosteronspiegels sei äußerst dünn. Kom-
merziell erfolgreich war die Kampagne bisher auch nicht. »Hier
rettet die Männer ausnahmsweise wohl ihr wenig ausgeprägtes
Gesundheitsbewusstsein«, sagt Norbert Schmacke. Weil sie generell nicht gerne zum Arzt gehen, lassen sie sich auch nicht
solchen Humbug einreden und verschreiben.

## Frauen werden älter, aber die Männer holen auf

»Frauen leben zwar länger, aber sie haben nichts davon«, steht
auf einem Plakat, das vor ein paar Jahren recht beliebt war.
Darauf sieht man ihn, wie er die Beine vor dem Fernseher hoch-
legt, Bier und Zigarette in der Hand, während sie im Hintergrund staubsaugt. Dieses Klischee findet im Alltag einiger Paare
in Deutschland zwar noch seine Entsprechung. Doch die Le-
bensverhältnisse von Männern und Frauen gleichen sich immer
stärker an. Das hat medizinische Gründe, aber vor allem auch
gesellschaftliche. Nachdem Männer sich und ihren Körper traditionell vernachlässigt haben, lernen sie jetzt, besser für sich
zu sorgen. Sie erkennen, was ihnen guttut und hilft.
Das schlägt sich auch in den Daten zur Lebenserwartung nieder, die das Statistische Bundesamt jährlich veröffentlicht:
Sie ist für beide Geschlechter gestiegen, doch der Unterschied

zwischen Männern und Frauen liegt mittlerweile nur noch bei 5,6 Jahren. In den 1970er Jahren betrug die Differenz sieben Jahre, 1993 waren es noch 6,5. Ein neugeborener Junge hatte im Jahr 2009 in Deutschland eine Lebenserwartung von 75,9 Jahren, ein Mädchen eine von 81,5 Jahren.

Erklärungen für die Angleichung gibt es viele: »Der soziale Unterschied von Mann und Frau wird immer geringer«, sagt Rembrandt Scholz vom Max-Planck-Institut für demographische Forschung in Rostock. »Dieser Trend ist seit dreißig Jahren vorhanden.« Dazu zählen natürlich auch äußere Faktoren, etwa dass die Unterschiede in der Gefährdung durch Arbeitsalltag und Verkehr abnehmen. »Früher fuhr der Mann mit dem Auto zur Arbeit und war dort manchmal großen Risiken ausgesetzt«, sagt Scholz. Heute würden viele Männer einer ungefährlichen Tätigkeit nachgehen und nur noch selten unter Tage ihr Leben riskieren oder in gefährlichen Industrien ohne jeglichen Schutz mit giftigen Stoffen hantieren. Gleichzeitig benutzten immer mehr Frauen das Auto und sind deshalb einer größeren Gefahr ausgesetzt.

Traditionell haben Männer früher ungesünder gegessen, weniger auf ihren Körper geachtet und sich in Freizeit wie Beruf größeren Gefahren ausgesetzt. Das Risikoverhalten der Geschlechter ändert sich jedoch. Seit Jahren beobachten Forscher, dass sich der Anteil der rauchenden Frauen dem der Männer annähert. Und immer mehr Männer kümmern sich mittlerweile auch um ihre Ernährung und Figur und stürzen sich nicht mehr blindlings in jede Gefahr, treiben mehr Sport und buchen Kurse zur Körpererfahrung.

»Es gibt viele Hinweise dafür, dass sich der Gesundheitsgedanke auch bei Männern durchgesetzt hat«, sagt Gerald Kolb, Präsident der Deutschen Gesellschaft für Geriatrie. Die Altersmediziner haben beobachtet, dass das durchschnittliche Alter steigt, in dem Männer an den Volksleiden Herzinfarkt, Schlaganfall und Diabetes erkranken oder sterben. »Auch Männer haben inzwischen begriffen, dass regelmäßige Bewegung und ausgewogenes Essen wichtig sind«, sagt Kolb.

Ein weiterer Grund: In höherem Alter kommt es zwar häufiger zu Krebserkrankungen. Doch durch verbesserte Therapien überleben die Menschen mit bösartigen Tumoren heutzutage länger als noch vor zwanzig Jahren. »Dieser Effekt wirkt sich bei den Männern derzeit noch stärker aus«, sagt Kolb.

Eine gewisse biologische Grenze für die Angleichung der Lebenserwartung von Mann und Frau gibt es dennoch. »Geringer als ein Jahr wird die Differenz wohl nicht werden«, sagt Demograph Scholz. Die Forscher wissen das aus Untersuchungen von Nonnen und Mönchen.[111] Im Kloster sind schließlich kaum Unterschiede in der Lebensführung vorhanden und Aufregung und ausschweifende Lebensbedingungen halten sich dort für beide Geschlechter in Grenzen. Da Frauen in Klöstern im Durchschnitt trotzdem zwölf Monate länger leben als Männer, müsse das an ihrem hormonell bedingten Schutz vor Herz-Kreislauf-Erkrankungen liegen.

Wenn sich zukünftig die Lebenserwartung von Männern und Frauen auch außerhalb von Klostermauern den klösterlichen Werten annähern würde, hätte das bestimmt Auswirkungen auf die Kommunikation der Geschlechter. Dann würde nicht mehr gelten: Frauen reden deshalb mehr als Männer, weil sie noch alles mit ihm besprechen will, solange er noch lebt.


## Aufgeregt und zerstreut

Wer weiß, ob jemand wie Sven Ottke heute noch Boxweltmeister werden könnte. Ein Talent wie der ehemalige Champion im Mittelgewicht würde womöglich als Jugendlicher mit Medikamenten in seinem Bewegungsdrang gebremst werden. »In der Schule habe ich oft Mist gebaut und mich gehauen, aber auch auf dem Sportplatz, auf dem Fußballplatz – eigentlich überall«,

sagte Ottke 2002 dem »SZ-Magazin«. »Ich hatte einfach zu viel
Energie. Hyperaktiv nennt man das heute.« Impulsive Reaktio-
nen sind heutzutage selten gefragt, auch nicht bei Kindern. In
den meisten Fällen ist die bedachte Problemlösung erwünscht.
Nur Sportler, Showmaster oder Kreative haben gelegentlich
Vorteile, wenn sie sprunghaft und hyperaktiv sind.

Es gibt kaum eine Erkrankung, die so umstritten ist wie ADHS –
die Abkürzung steht für Aufmerksamkeitsdefizit und Hyperaktivität. »ADHS ist eine argumentative Missbrauchsplattform«,
sagt Florian Heinen, Leiter der Kinderneurologie am Hauner-
schen Kinderspital der Universität München. »Jeder instrumen-
talisiert das Leiden für seine Interessen.« Lehrer, Ärzte und Psychologen fordern mehr Stellen, Eltern mehr Entlastung, Pharmafirmen wollen mehr Medikamente verkaufen. »Dabei waren
immer schon bis zu fünf Prozent der Kinder hyperaktiv«, so
Heinen. »Weil sich die Kinder aber in einem immer engeren
Leistungskorridor bewegen, werden viele von ihnen behandelt,
die nicht krank sind, sondern sich nur besonders verhalten.«

Aus diesem Grund ist die medikamentöse Therapie in den vergangenen Jahren stark gestiegen – es gibt immer mehr Pillen für
den Zappelphilipp. 1990 wurden dreihunderttausend Tages-
dosen Ritalin deutschlandweit verschrieben, das mit neunzig
Prozent den Löwenanteil an der Behandlung des ADHS ausmacht. 2008 waren es 45 Millionen tägliche Dosierungen – eine
Steigerung um das 150-Fache.

Nach Studien des Robert-Koch-Instituts leiden 4,8 Prozent der
Kinder in Deutschland an ADHS. Bei ähnlich vielen liegt ein
Verdacht vor. Das würde bedeuten, dass ein bis zwei Kinder in
jeder Klasse das Zappelphilipp-Syndrom aufweisen. Am häufigsten sind die Beschwerden im Grundschulalter, jener Zeit, in
der erstmals in ihrem Leben stärkere Leistungsanforderungen
an Kinder gestellt werden und sie im Vergleich mit anderen
Normen erfüllen müssen. Auch Jugendliche sind vom ADHS
betroffen, Jungen etwa viermal häufiger als Mädchen.

Kein vernünftiger Arzt setzt in der Behandlung allein auf
Medikamente. Empfohlen wird mindestens ein therapeutischer
Dreischritt. »Es bringt nichts, nur den Ritalin-Spender aufzu-
hängen«, sagt Kinderarzt Heinen. Feste Strukturen im Alltag –
das heißt regelmäßige gemeinsame Mahlzeiten, klare Anspra-
chen – gehören genauso zur Behandlung wie psychotherapeutische Verfahren und in einigen Fällen Medikamente. »Es gibt
Fälle, in denen Kinder sich viel bewegen, liebevoll in der Familie aufgehoben sind, kaum vor Fernseher und Computer hocken
und trotzdem nur mit Hilfe von Medikamenten ihren Alltag ge-
regelt kriegen«, sagt Florian Heinen.

Manchmal kommt die Diagnose ADHS aber auch Bedürfnissen
der Eltern, Psychologen, Ärzte und Erzieher entgegen und ist
nicht im Sinn der Kinder. Wenn eine medizinische Erklärung
für das auffällige Verhalten gefunden wird und sich alle darauf
geeinigt haben, dass das Kind krank ist, sind die anderen Beteiligten entlastet. Familiäre oder schulische Konflikte bleiben
dann unbenannt und brodeln weiter. Und Ärzte müssen nicht
mühsam das soziale Geflecht entwirren, in das ein Kind mög-
licherweise verstrickt ist. Für Bernd Hontschik, den Chirurgen,
der die Psychosomatik in jede medizinische Disziplin integrieren will, ist ADHS ein Symptom wie Fieber – Ausdruck einer
anderen Störung, die vielfältige Gründe haben kann.

Es gibt verschiedene Hinweise auf psychosoziale Ursachen und
Verstärker des Leidens. Stress verschlimmert die Beschwerden.
Bei Kindern aus Unterschichtfamilien und von Alleinerziehen-
den wird häufiger ADHS diagnostiziert. In Migrantenfamilien
aus dem Mittelmeerraum ist das Leiden hingegen seltener. »Womöglich besteht in einer Familie, die aus der Türkei stammt, mehr
Toleranz gegenüber tobenden Kindern«, sagt Arzneimittelexper-
te Gerd Glaeske von der Universität Bremen. »Da das Problem
aber nicht nur medizinische, sondern auch gesellschaftliche und
schichtenspezifische Wurzeln hat, ist es umso problematischer,
gleich und allein zum Medikament zu greifen.«

Wo sollen denn die Kinder hin, die nicht dem derzeitigen Anforderungsprofil genügen und dadurch vermehrt Stress empfinden, fragt Entwicklungsexperte Heinen: »Unsere Umwelt ist nicht kinderfreundlich, die Zeittaktung der Eltern wird immer enger und der pädagogische Spielraum in Zeiten von Pisa immer kleiner.« Kindern mehr Zeit, mehr Sport, mehr Lehrer und mehr Zuwendung zu gönnen wäre sinnvoller, als ihnen manchmal aus Bequemlichkeit Ritalin zu geben, aber dafür gebe es keine Ressourcen. »Die Pharmaindustrie kümmert sich auf ihre Weise um eine Lösung – und das wird als Weg des geringsten Widerstandes von vielen Seiten angenommen.«

Die Konjunktur von ADHS erinnert an andere Krankheitswellen, die zwar medizinische Grundlagen hatten, aber auch gut in den jeweiligen Zeitgeist passten. Die Hysterie entwickelte sich Ende des 19. Jahrhunderts angeblich zu einer Epidemie unter Frauen. Die Betroffenen weckten mit obszönen Körperverrenkungen sexuelle Assoziationen. Die Hysterie wurde daraufhin einseitig als Krankheit der Gebärmutter gedeutet. Dadurch blieben tiefere psychische Ursachen und eheliche Konflikte zwar weiterhin im Verborgenen, aber die Erkrankung wurde gesellschaftlich und in der medizinischen Fachwelt anerkannt.

Im Ersten Weltkrieg entwickelten manche traumatisierte Soldaten ein starkes Zittern. Weil diese Beschwerden weder von Ärzten noch Laien als »richtige Krankheit« akzeptiert wurden, taten Ärzte die Leidenden als Simulanten ab, nannten sie verächtlich »Kriegszitterer« und schickten sie zurück an die Front. Anders verhielt es sich mit den traumatisierten Soldaten im Zweiten Weltkrieg nur etwas mehr als zwanzig Jahre später. Sie bekamen Magengeschwüre und diese Art von Beschwerden wurden auch von den Ärzten anerkannt – in manchen Berichten war sogar von »Ulkus-Kompanien« die Rede.

Und heute? Viele Eltern sind um ihren Nachwuchs besonders besorgt. Die häufig späte Entscheidung für ein Kind, das genau in die Familien- und Berufsplanung passen muss, lässt eine enorme Anspruchshaltung entstehen. Viele Eltern haben Angst, die Fähigkeiten der Kinder nicht genügend zu fördern. Das hat Folgen: Klassische Musik für Babys im Mutterleib. Kaum ein Säugling, der auf seiner Krabbeldecke mit sich allein gelassen wird. Gestelle mit Rasseln und Figuren sollen die Sinne schärfen. Eltern, die ihr Kind mit bewusst gesetzten Reizen »gezielt gefördert« haben und nichts verpassen wollten, klagen später über Reizüberflutung durch die Gesellschaft.

»Viele Kinder mit der Diagnose haben kein Aufmerksamkeitsdefizit – ihre Aufmerksamkeit ist nur nicht da, wo Eltern oder Lehrer sie gerne hätten«, sagte ein Arzt für Familientherapie in einem Vortrag. Er bekam wütende Anrufe von empörten Eltern.

## Chronisch auf Entzug

Wenn Eltern keinen Kontakt mehr zu ihren eigenen Kindern haben, leidet ihre Gesundheit immens. »Es ist, als ob sich eine große, graue Staubdecke über dein Leben zieht. Nichts ist mehr, wie es war – die Farben, die Töne, alles ist anders.« So beschreibt ein Vater seinen schon mehrere Jahre währenden Zustand. Seit sich seine Frau von ihm getrennt hat, ist der Kontakt zu beiden Kindern komplett abgebrochen. Als »immerzu blutende Wunde« schildert ein anderer Vater, der seine Kinder ebenfalls nicht mehr sieht, seine Lage. In diesem Ausdruck ist das psychische Leid schon körperlich geworden. Eine Mutter spricht gar von ihrer »verlorenen Lebenszeit, die ist einfach weg, mit nichts, mit Dasitzen und Grübeln«.

Im Jahr 2007 wurden in Deutschland 187 000 Ehen geschieden, 2008 waren es 191 000. Etwa 150 000 minderjährige Kinder sind jedes Jahr von diesen Trennungen betroffen. Welche Folgen das für Kinder und Eltern haben kann, ist bisher kaum untersucht worden. Besonders wenig berücksichtigt wurde von der Forschung, wie sich kompletter Kontaktentzug auf die Eltern und Kinder auswirkt, die sich nicht mehr sehen. Die Psychologin Esther Katona von der Universität Freiburg hat in einer umfangreichen Arbeit analysiert, wie es den Vätern und Müttern psychisch wie körperlich geht, die von ihren Kindern getrennt sind. Ihre Arbeit liegt in einigen Fachbibliotheken vor, ist aber noch nicht als Buch erschienen.

Die Psychologin hat die Angaben von 288 von ihren Kindern getrennten Elternteilen ausgewertet, fast 88 Prozent davon Männer. Da das Thema wenig erforscht ist, entwickelte Katona mit anderen Psychologen einen Erhebungsbogen, der 207 zumeist offen gestellte Fragen umfasste. Nachdem sie im Internet auf ihre Erhebung hingewiesen hatte, rechnete Katona mit einem bescheidenen Rücklauf. »Ich dachte, da meldet sich keiner – aber nach einer Woche waren 170 Mails da.«

Vom Ausmaß der gesundheitlichen, psychischen und sozialen Beeinträchtigungen der Elternteile war Katona überrascht. Ihre Lebensqualität bezeichneten 64 Prozent der Teilnehmer als mittelmäßig oder schlecht, unzufrieden mit ihrer seelischen Verfassung waren 53 Prozent. Ihre körperliche Befindlichkeit sahen 45 Prozent der Befragten als »stark beeinträchtigt« an, mehr als zwei Drittel waren chronisch müde, hatten Schlafprobleme sowie Nacken- oder Rückenschmerzen. 67 Prozent hatten klinisch auffällige depressive Symptome.

»Aus der Arbeit mit Eltern und Kindern weiß man, dass alle Beteiligten unter konflikthaften Trennungen stark leiden, besonders die Kinder und die gemiedenen Eltern«, sagt Ursula Kodjoe, Psychologin aus dem südbadischen Emmendingen. »Die Folgen sind jedoch noch massiver, als ich dachte.« Kodjoe kritisiert, dass bisher viel zu wenig über Trennungsfolgen geforscht wurde: »Hier ist echte Pionierarbeit geleistet worden, denn wie es Eltern ohne Kontakt zu ihren Kindern ging, schien lange kaum jemanden zu interessieren.«

Neben den gesundheitlichen Folgen hatte der Kontaktabbruch

auch erhebliche Auswirkungen auf das Sozialleben der Eltern.
»Meine Klingel ist abgestellt«, sagte ein Vater. Ein anderer be-
schrieb sein Privatleben so: »Meine Freizeitgestaltung besteht
darin, um mein Kind zu kämpfen.« Eine Mutter begründete
ihren sozialen Rückzug damit, dass sie kaum auf Fremde zu-
gehe, »weil man dann befürchtet, als Frau und Mutter gefragt
zu werden: Wo sind deine Kinder?«.
Manche der von ihren Söhnen und Töchtern getrennten Eltern
erleben den Kontaktabbruch »schlimmer als den Tod eines Kindes«. »Die Vorstellung, ich könnte meinem Kind über den Weg
laufen und es nicht erkennen, ist unerträglich«, sagt ein Vater,
der seinen Sohn seit Jahren nicht mehr gesehen hat. Achtzig
Prozent der Teilnehmer an der Untersuchung hatten ihre Kinder
seit mindestens einem Jahr nicht mehr getroffen, bei zwanzig
Prozent lag der letzte Kontakt sogar schon länger als sieben Jahre zurück. »Für Außenstehende ist das oft nicht zu begreifen«,
sagt Katona. »Schließlich hatten zwei Drittel der Eltern das gemeinsame Sorgerecht.«
Katona weiß, dass womöglich besonders die Eltern an der Untersuchung teilgenommen haben, deren Leidensdruck hoch ist.
»Allerdings reagieren viele von ihren Kindern getrennte Eltern
mit sozialem Rückzug, Antriebslosigkeit und anderen depressiven Symptomen«, sagt Katona. »Deshalb fürchte ich, dass diejenigen, die am stärksten leiden, gar nicht erfasst sind – sie wollen die schmerzhafte Konfrontation vermeiden.«
Dass zwischen Eltern und Kindern oft über Jahre kein Kontakt
mehr besteht, liegt auch daran, dass sich viele Kinder einseitig
mit dem Elternteil solidarisieren, bei dem sie leben – und die
von ihnen getrennten Väter oder Mütter verunglimpfen. Eltern
werden kompromisslos eingeteilt in den guten, geliebten Part –
meist die Mutter – und den bösen, gehassten, der meist der
Vater ist. »Wird der Umgang vereitelt, verschwinden die Väter
aus dem Leben der Kinder nach Trennung oder Scheidung«,
sagt Astrid Camps, Kinder- und Jugendpsychiaterin aus Eitorf

bei Bonn. »Das kann man nicht mit den Folgen einer normalen Trennung vergleichen.« Camps hat Geschwister erlebt, die nach einigem Zureden bereit waren, den Vater zu sehen. »Die waren sich einig und haben angedroht: Okay, aber dann machen wir ihn fertig, wie damals, als er heulend aus dem Café gerannt ist«, sagt Camps.

Der Psychiater Richard Gardner von der Columbia University in New York hat 1985 für die Schwierigkeiten nach besonders konfliktträchtigen Trennungen den Begriff »Parental Alienation Syndrom« (PAS = elterliches Entfremdungssyndrom) geprägt. Je stärker der Paarkonflikt, umso höher die Wahrscheinlichkeit, dass der allein lebende Elternteil Anfeindungen ausgesetzt ist – unterstützt von Manipulationen des ausgrenzenden Elternteils. Und das belastet nicht nur die Psyche, sondern auch die seelische Gesundheit.

Nicht nur für die ausgegrenzten Eltern, auch für die Kinder hat die Entfremdung negative Folgen. »Das Kind erlebt einen großen Verlust, dessen Ausmaß man im Verlust eines Elternteils, der Großeltern und all der Freunde und Verwandten dieses Elternteils sehen muss«, sagt Glenn Cartwright von der McGill University in Montreal. »Das Kind kann diesen Verlust jedoch nicht sehen und ihn erst recht nicht betrauern.«

Astrid Camps hat beobachtet, dass »PAS-Kinder« häufig unter Antriebsschwäche, Freudlosigkeit und sozialem Rückzug leiden. »Im schwersten Fall kann ein Kind gar nicht mehr auf den gemiedenen Elternteil zugehen und schreit nur noch«, sagt Camps. »Natürlich gibt es auch Kinder, die da gut durchkommen. Viele sind dem Druck aber nicht gewachsen.«

## Kranke Beziehungen

Als das Ehepaar zu dem Chirurgen in Frankfurt kam, hatte es bereits eine Odyssee hinter sich. In vielen Praxen und Ambulanzen waren die beiden gewesen und hatten bereits etliche Mediziner konsultiert. 15-mal war der Mann sogar schon stationär im Krankenhaus gewesen – aber die Wunde an seinem Bein wollte einfach nicht verheilen. Er war erst Mitte dreißig und hatte sich acht Jahre zuvor am rechten Unterschenkel mit einer Kettensäge verletzt. Die Ärzte hatten eine Wundheilungsstörung ausgeschlossen, Abstriche auf Bakterien und andere Keime gemacht, die Gerinnungsstoffe und andere Laborwerte bestimmt, aber nichts Auffälliges gefunden. Keine der bisherigen Therapien hatte geholfen, weder Antibiotika noch Spezialverbände, noch eine der vielen naturheilkundlichen Behandlungen, die er ausprobiert hatte. Der Mann hatte längst die Hoffnung aufgegeben, dass sein Geschwür noch zuheilen würde.

Als das Paar zu dem Chirurgen kam, wusste der zunächst auch keinen Rat. Erst als er den Mann bat, ihm die Wunde zu zeigen, wurde der Arzt Zeuge einer seltsamen Zeremonie und ahnte, was hier tatsächlich vor sich ging. Die Ehefrau, die sich bisher auffallend im Hintergrund gehalten hatte und gleichgültig zu sein schien, übernahm plötzlich das Kommando. Sie wurde auf einmal herzlich und liebevoll gegenüber ihrem Mann und begann sorgfältig, die vielen Lagen aus Kompressionsstrümpfen, Verbänden und Gelkompressen abzuwickeln. Sie wollte keine Hilfe von dem Arzt oder einer Krankenschwester. Dem Chirurgen kam es so vor, als würde sie die Wunde präsentieren, wie Kellner in einem Dreisternerestaurant das Essen auftischen. Als die Frau die letzten Mullbinden über der Wunde entfernt hatte und darauf zeigte, erinnerte es den Arzt daran, wie ein Küchenchef die Messinghalbkugeln über den Tellern lüftet und auf die Anerkennung des staunenden Publikums wartet.

Auch der Umgang des Paares miteinander änderte sich nun völlig. Aufmerksam diskutierten beide die Veränderung der Wunde seit dem letzten Verbandswechsel. Sie erörterten Farbnuancen, Verschorfungen und die Frau streichelte zärtlich über das nicht verheilende Gewebe, sodass sie eine kleine Blutung auslöste.

Beide waren aber nicht etwa erschrocken darüber, sondern freuten sich und zeigten dem Arzt ihr kleines Glück, während sie Details über das Unterschenkelgeschwür austauschten. Anschließend baten sie um Rezepte und um neues Verbandsmaterial.

Nachdem der Chirurg nichts Auffälliges an der Wunde entdeckt hatte und sie wieder verbunden war, erhärtete sich sein Verdacht. Frau und Mann gingen im Alltag sachlich und auf den ersten Blick lieblos miteinander um. Das Einzige, was die beiden zusammenzuhalten schien und so etwas wie Zuwendung, Nähe und Zärtlichkeit entstehen ließ, war die Sorge um die Wunde des Mannes. Ging es darum, die Wunde zu pflegen und zu verbinden, entstand eine Verbindung zwischen den beiden, die sonst nicht zu spüren war.

Der Arzt war ärgerlich über seine Statistenrolle und wollte nicht weiter Zeuge dieses seltsamen Schauspiels sein. Deshalb ließ er den wöchentlichen Verbandswechsel fortan von seinen erfahrenen Krankenschwestern vornehmen. Nach ein paar Wochen wurde er jedoch erneut hinzugerufen. Er fand das Paar konzentriert über die Wunde gebeugt, diesmal aber in gedrückter Stimmung. Die offene Wunde war nur noch halb so groß wie zuvor. Der Arzt sprach die beiden darauf an, dass die Wunde offenbar eine besondere Bedeutung in der Beziehung der Eheleute habe und sie sich wohl bald »ein anderes gemeinsames Spielzeug suchen müssten, wenn sie es weiter so interessant im Leben haben wollten«. Schnell verband die Frau die Wunde, packte alle Sachen zusammen und verließ mit ihrem Mann die Praxis. Der Arzt hatte die beiden vertrieben.

Lange Zeit hörte der Chirurg nichts mehr von dem Mann und seiner Wunde. Nach vier oder fünf Jahren kam der Patient wieder in die Praxis, diesmal wegen einer anderen, harmlosen Verletzung. Das Ergebnis war überraschend und es ist nicht sicher, ob man in diesem Fall wirklich von einem Behandlungserfolg sprechen kann: Die Wunde am Bein des Mannes war längst verheilt – aber von seiner Frau war er seit drei Jahren geschieden. Nach und nach stellte sich heraus, welchen Konflikt das Paar mit sich herumtrug. Es hatte einen unerfüllten Kinderwunsch, eine Adoption war wegen der chronischen Wunde und anderer Schwierigkeiten aber nicht möglich. Das Unterschenkelgeschwür, um das sich die Frau wie um ein Kind kümmerte, hatte im Leben der beiden immer größere Bedeutung gewonnen. Die nicht heilende Wunde war für die Ehe wichtig. Jetzt war das Bein des Mannes zwar verheilt. Getrennt, gleichgültig und niedergeschlagen ließ er aber das Leben an sich vorbeiziehen.

Diese Patientengeschichte hat mir Bernd Hontschik erzählt, in dessen Praxis sie sich zutrug. Er schildert sie auch mit weiteren möglichen Interpretationen in seinem sehr empfehlenswerten Buch »Körper, Seele, Mensch«.[112] Hontschik ist Chirurg in Frankfurt und im Vorstand der Akademie für integrierte Medizin aktiv. Dieser Zusammenschluss engagierter Mediziner setzt sich dafür ein, dass die Psychosomatik nicht ein eigenes – und oft zu wenig beachtetes – medizinisches Fachgebiet unter vielen ist, sondern selbstverständlich das Denken und Handeln eines jeden Arztes prägt, egal ob er als Augenarzt, Internist, Urologe oder in welcher Fachrichtung auch immer tätig ist.[113]

Jeder Mensch, ob krank oder gesund, verbindet eine Bedeutung mit dem, was der Arzt tut. Für manche Patienten ist das Medikament, das sie bekommen, das lang ersehnte Wundermittel, das sie endlich gesund werden lässt. Für andere ist es gleichbedeutend mit böser »Chemie«, ein eher fragwürdiges als notwendiges Übel, das sie vielleicht sogar vergiften wird. Was ein Mensch mit einer Behandlung verbindet, sich davon erhofft oder befürchtet, ist entscheidend für die Wirkung, die im Körper des Patienten ausgelöst wird. Ein Patient wird gesund, wenn ihm eine Arznei verabreicht wird. Bei einem anderen ändert sich dadurch überhaupt nichts oder es geht ihm hinterher sogar schlechter. Für einen anderen, wie im geschilderten Fall, hat die Krankheit die Funktion, die Ehe zusammenzuhalten.

Symbolische Handlungen, Vorstellungen und besonders Worte können eine ungeheure Kraft entfalten – manchmal heilen sie, manchmal sind sie schädlich und in seltenen Fällen sogar tödlich. In das bio-molekulare Weltbild vieler Ärzte, in dem es nur Ursache und Wirkung gibt, passen solche Überlegungen nicht hinein. Doch nicht alle Mediziner glauben an dieses Weltbild. Vielleicht waren die Menschen unbewusst schon mal weiter mit ihrem Verständnis von der Heilkunde. Noch vor zwanzig, dreißig Jahren hieß es über eine Behandlung: »Ich muss Medizin einnehmen.« Medizin, das bedeutete eben nicht nur ein bestimmtes Arzneimittel, die Bestrahlung oder Operation, sondern umfasste auch die Hoffnung, die der Arzt verbreitete, und die Erwartungen, die man selbst mit dem Eingriff verknüpfte. Medizin, das ist eben nicht nur ein Medikament oder eine Operation, sondern auch der Einfluss des Behandelnden, der wegen seiner mächtigen Wirkung schon vor mehr als fünfzig Jahren von dem Psychoanalytiker Michael Balint als »die Droge Arzt« bezeichnet wurde.

## Traurig trotz Pillen

Die Nachricht erwies sich als Stimmungskiller. Zunächst konnte sie die Laune der Firmen verderben, die Antidepressiva herstellen. Aber auch Ärzte wurden enttäuscht, die jene Medikamente, die in der Fachsprache SSRI heißen, millionenfach verschrieben haben. Allein der prominenteste Vertreter Prozac – in Deutschland Fluctin genannt – ist weltweit von vierzig Millionen Menschen geschluckt worden. Niedergeschlagen reagierten auch einige Patienten, die regelmäßig Psychopharmaka eingenommen haben und 2008 erfuhren, dass deren Wirkung kaum stärker ist als die von Zuckerpillen. Dies legte zumindest eine Untersuchung in einer angesehenen Fachzeitschrift nahe.[114]
»Patienten ging es zwar besser, wenn sie Antidepressiva einnah-

men«, sagt Irving Kirsch von der britischen Universität Hull.
»Es ging ihnen aber auch besser, wenn sie Scheinmedikamente
bekamen. Der Unterschied zwischen beiden Gruppen war nicht
sehr groß.« Immerhin sei ein positives Ergebnis seiner Analyse,
dass es Depressiven auch ohne Pharmakotherapie besser gehen
könne, findet Kirsch.

Mit Kollegen aus Nordamerika hat der Forscher alle Daten ausgewertet, die bei der US-Arzneimittelbehörde FDA von Pharmafirmen eingereicht worden waren, um zwischen 1987 und
1999 die Zulassung für vier bekannte Antidepressiva zu bekommen. Die Wissenschaftler bezogen in ihre Analyse auch nicht
publizierte Studien ein. Das erhöht die Qualität der Auswertung,
denn der Stand der Wissenschaft beruht oft auf verzerrten
Grundlagen. Studien mit positivem Ausgang werden häufiger
veröffentlicht. Untersuchungen mit negativem Ergebnis publi-
zieren Arzneihersteller und Forscher hingegen nicht so oft.

Kirsch und sein Team entdeckten in ihrer Analyse, dass sich die
Stimmung der Probanden durch Antidepressiva kaum verbesserte. Bei leichter wie bei schwerer Depression fanden sich nur
geringfügige Unterschiede zur Behandlung mit Placebo. In der
kleinen Gruppe der sehr schwer Depressiven war die Wirkung
zwar etwas stärker, aber immer noch gering ausgeprägt. Das
hatten frühere Studien bereits angedeutet. Das heißt allerdings
nicht, dass die Mittel überhaupt nicht wirken – der Placeboeffekt ist bei depressiven Patienten enorm und macht womöglich
75 Prozent der Wirkung der Medikamente aus.

Bemerkenswert an der aktuellen Studie war nicht nur, dass
Medikamente bei leichten bis mittleren Depressionen kaum
mehr wirkten als Placebos – sondern die große Placebowirkung. »Sieht man unsere Ergebnisse, gibt es wenige Gründe,
diese Antidepressiva zu verordnen«, sagt Kirsch. Der britische
Psychiater Tim Kendall empfiehlt, künftig nicht mehr allein
Studien von Pharmafirmen zu vertrauen.

Kurz zuvor hatte bereits eine andere Studie Aufsehen erregt, in der Antidepressiva kein gutes Zeugnis ausgestellt wurde. Sie zeigte, dass ein Drittel der Studien zu neueren Antidepressiva von Firmen nie veröffentlicht und damit eventuelle Gefahren und eine womöglich schwache Wirksamkeit verheimlicht wurden.[115] Nur 14 Prozent der Studien, in denen Medikamente nicht besser abschnitten als Zuckerpillen, wurden publiziert, während Studien mit Ergebnissen, die positiv für die Arzneimittelhersteller ausfielen, fast alle veröffentlicht wurden.

Wenn sich bewahrheiten sollte, dass die medikamentöse Therapie der Depression fragwürdig ist, trifft das viele Menschen. Zwischen fünf und zehn Prozent der Erwachsenen, nach anderen Schätzungen bis zu 15 Prozent, erleiden vor dem sechzigsten Lebensjahr eine Depression – das entspricht vier bis zwölf Millionen Menschen in Deutschland. Diese Angaben werden jedoch immer wieder bezweifelt, weil sich etwa in den USA die Zahl der angeblich Kranken in den 1990er Jahren verdreifachte, als neue Antidepressiva aggressiv beworben wurden. Kritik wurde auch laut, als sich jüngst unter der Therapie mit Antidepressiva die Suizide und Suizidversuche häuften. Dennoch ist diese Erkrankung das häufigste psychische Leiden überhaupt. Die Weltgesundheitsorganisation schätzt, dass Depressionen bis zum Jahr 2020 nach Herz-Kreislauf-Leiden zweithäufigste Ursache für Erwerbsunfähigkeit und Behinderung sein werden. Die Mehrzahl der mindestens zwölftausend Selbsttötungen, die jedes Jahr in Deutschland verübt werden, geht auf eine Depression zurück.

Viele Ursachen lassen eine Depression entstehen, natürlich auch genetische und neurobiologische. Die neuere Forschung im Bereich Neurobiologie und Genetik zeigt, wie wichtig frühkindliche und aktuell belastende Erfahrungen für die Entstehung sind. Diese Lebenserfahrungen wirken auch körperlich, etwa auf die Fähigkeit, Stress zu regulieren. Frühkindliche Traumen erhöhen die Anfälligkeit, später an Depressionen zu erkranken. Akut belastende Umstände sind oft der Anlass für den Ausbruch des Leidens. Hier geht es weniger um Stress. Prägend sind Verlusterlebnisse.

Gelegentlich wird die Depression mit einem Stimmungstief gleichgesetzt. Depression hat nichts mit ein bisschen Traurigkeit zu tun, sagt Michael Wirsching, Leiter der Psychosomatik an der Universitätsklinik Freiburg. Wer eine Depression mitbekommen hat, diese emotionale Leere, diesen Schleier, dieses Nichthochkommen, das ist ein hundeelender Zustand.

Zweifellos ist eine Depression eines der schlimmsten Leiden. In den vergangenen Jahren wurde aber auch kritisiert, dass mittlerweile bei zu vielen Menschen eine Depression diagnostiziert wird – die Zahl der psychisch Kranken habe nicht zugenommen, wohl aber die derjenigen, die als solche behandelt werden. In ihrem Buch »The loss of sadness« beschreiben die US-Forscher Allan Horwitz und Jerome Wakefield, wie die Psychiatrie gemeinsam mit der Pharmaindustrie aus normaler Traurigkeit eine depressive Erkrankung gemacht habe.[116] Verschreibungszahlen für Psychopharmaka spiegelten dies wider: Mit Einführung der neuen Antidepressiva vom Typ SSRI in den 1980er und 1990er Jahren, deren Wirksamkeit in den neuen Studien angezweifelt wird, stieg auch die Zahl der angeblich Kranken. In den USA hat sich die Zahl derjenigen, die wegen einer Depression behandelt werden, in der Zeit von 1987 bis 1997 von 1,7 auf 6,3 Millionen fast vervierfacht.

Mehrfach haben Forscher darauf hingewiesen, dass die mit viel Marketingaufwand in den Markt gebrachten neuen Antidepressiva nicht besser, sondern nur teurer seien als die alten und ihr Nutzen überschätzt werde. Der Gesundheitswissenschaftler Norbert Schmacke von der Universität Bremen warnt davor, dass sich die Pharmakotherapie zu einem modernen Nahrungsergänzungsbestandteil entwickelt, weil es am Ende nicht mehr gelingen wird, das normale Maß an schlechten Stimmungen von dem behandlungsbedürftigen Kern von Depressionen mit Krankheitswert abzugrenzen.

## Die Als-ob-Schleife

Wenn die Seele den Körper krank macht und peinigt, ist das nicht nur an den jeweiligen Organen und Körperregionen abzulesen und zu spüren – also an Bauch, Herz oder Rücken. Dort zwar zuerst und hauptsächlich. Aber auch im Kopf finden sich typische Muster, die anzeigen, dass gerade etwas schiefläuft und Angst, Unzufriedenheit, Niedergeschlagenheit oder Wut dominieren. Die Hirnregionen und Nervenzentren, die Angst und Wut verstärken, Schmerzen weiterleiten und zur Wahrnehmung bringen, sind dann besonders aktiviert. Die Regionen im Gehirn, wo das Empfinden von Freude und Glück verarbeitet und verstärkt wird, wo die Hormone ausgeschüttet werden, die Gelassenheit und zufriedene Ruhe signalisieren, schweigen hingegen. Besonders deutlich ist das bei den Symptomen und Gefühlen, die sich selbst immer weiter verstärken. Ein Teufelskreis.

Andauernde Angst kann sich beispielsweise so auswirken, dass man ein Leben in der Als-ob-Schleife führt. Gemeint ist damit ein fortwährendes Gefühl, akut bedroht und unmittelbarer Pein ausgesetzt zu sein. Dieses Gefühl lässt sich nicht mehr abstellen und verfolgt einen bis in den Schlaf – als ob ständig und überall Gefahr in Verzug wäre. Als ob man sich ständig wehren und gegen einen imaginären Feind kämpfen müsste. Als ob man permanent auf Hochtouren laufen würde, um den Alltag zu überstehen und nicht völlig zusammenzubrechen. Als ob es keinen Ausweg gebe, außer gehetzt, mit rasendem Puls und Schnappatmung auf den nächsten Angriff zu warten.

Angst ist aus evolutionärer Sicht zwar ein überlebenswichtiger Mechanismus. Die schnelle Angstreaktion hat es schon unseren Urahnen ermöglicht, den Körper in Windeseile in Alarmbereitschaft zu versetzen, wenn Steinzeitrabauken auftauchten. Was in einer körperlichen Notlage für kurze Zeit sinnvoll ist, um im Kampf zu bestehen oder die Flucht durchzuhalten, kann den Körper jedoch auf Dauer schwächen und sogar krank machen.

Wer in ständiger Angst vor der Pleite lebt, wer den Jobverlust
oder die Trennung vom Partner befürchtet, macht ähnliche Kör-
perwallungen durch – so als ob ein wildes Tier nach dem eigenen Leben trachten würde. Man wacht schweißgebadet in der
Nacht auf, das Herz schlägt bis zum Hals, die Atmung ist beschleunigt, die Nerven liegen blank. Die hormonelle Stressach-
se vom Gehirn über die Hirnanhangsdrüse zu den Nebennieren
und die emotionalen Zentren im Gehirn sind maximal aktiviert
und feuern Alarmmoleküle in Richtung Herz, Lunge, Bauch
und Nieren ab. Alles ist auf Kampf oder Flucht eingestellt, dabei ist gerade gar kein Feind zu sehen. Der Feind ist in uns.
Besonders unangenehm an dieser Angst und körperlichen Unruhe ist, dass sie sich oft immer weiter selbst verstärkt, weil erhöhte Konzentration und Wachsamkeit gemeinsam mit starker
Anspannung dazu führen, dass mögliche Gefahren und Bedrohungen noch bedrohlicher wahrgenommen werden, als sie sind.
Die Angst vor einer Gefahr, die noch gar nicht eingetreten ist,
ist zumeist größer als die Angst während einer gefährlichen
Situation. Daraufhin steigen Puls und Unruhe weiter und die
Angst wird noch größer.
Gegen die Angst können vor allem gute Gefühle und Gedanken,
aber auch gezielte Entspannungsübungen, Verhaltenstherapie
und in schweren Fällen natürlich auch Psychopharmaka helfen.
In leichten Fällen können Visualisierungen hilfreich sein. Wer
Angst vor dem finanziellen Absturz hat, sollte sich beispielsweise unfähige Bankmanager nicht als Säbelzahntiger, sondern
eher als Schoßhündchen vorstellen – und den Finanzminister
als fleischgewordenes freundliches Sparschwein, das persönlich
über das karge Restguthaben wacht. Wer seine Angst konkret
benennen kann, dem ist schon ein wenig geholfen. Mit ein paar
Verhaltensregeln und Entspannungstechniken kann man der
Angst begegnen und sich selbst helfen, zumindest aus den ärgs-
ten Angstschleifen herauszukommen. Was helfen kann und unterstützt, ist Thema im letzten Kapitel.

# Acht hilfreiche Tatsachen zu Angst und Stress

1 Die Stressreaktion, die in der Not hilft, um Gefahren auszuweichen und Schmerzen zu verhindern, ist chronisch gefährlich: Auf Dauer zermürbt sie und macht krank.

2 Stresshormone und Stressreaktionen im Leerlauf führen zu typischen Beschwerden: Reizdarm, Reizhusten, gereizter Rücken, Burn-out, Tinnitus, Migräne, Schwindel, Herzrasen, Verdauungsbeschwerden. Die Ursachen sind meist: Angst, Unruhe, Unzufriedenheit.

3 Wenn der Krankenstand sinkt, ist das eher ein Alarmzeichen. In wirtschaftlich schlechten Zeiten gehen auch Leute zur Arbeit, die besser zwei, drei Tage lang zu Hause bleiben würden.

4 Mehr Freiheit und Flexibilität sind in den meisten Arbeitsbeziehungen mit entgrenzten Erwartungen verbunden. Der Einzelne spürt immer wieder, dass er den Anforderungen nie ganz genügen kann. Das macht krank.

5 In der Midlifecrisis werden neue Perspektiven weniger wahrscheinlich, die Leistungskraft nimmt ab. Körperlich getönte depressive Beschwerden werden häufiger: stärkere Erschöpfbarkeit, früheres Erwachen mit Grübeln. Es kommt zu einer Art innerer Abstumpfung. Häufig nehmen auch Rücken- und Kopfschmerzen zu.

6 Stress verstärkt die mangelnde Konzentration bei Kindern. Die Umwelt ist nicht kinderfreundlich, die Zeittaktung der Eltern wird immer enger und der pädagogische Spielraum immer kleiner. Kindern mehr Zeit, mehr Sport, mehr Lehrer und mehr Zuwendung zu gönnen wäre sinnvoller als Medikamente.

7 Eltern, die von ihren Kindern getrennt leben und sie selten sehen dürfen, leiden sehr. Die Beeinträchtigungen sind enorm. Ihre Lebensqualität ist oft mittelmäßig oder schlecht, die Mehrheit ist unzufrieden mit ihrer see-

lischen und körperlichen Befindlichkeit. Mehr als zwei Drittel sind chronisch müde, haben Schlafprobleme sowie Nacken- oder Rückenschmerzen und depressive Symptome.

8 Krankhafte Schwermut wird immer häufiger: Zwischen fünf und zehn Prozent der Erwachsenen, nach anderen Schätzungen bis zu 15 Prozent, erleiden vor dem sechzigsten Lebensjahr eine Depression. Diese Angaben werden jedoch immer wieder bezweifelt, weil sich die Zahl der angeblich Kranken in den 1990er Jahren sprunghaft vermehrte, als neue Antidepressiva aggressiv beworben wurden.

# Auf der Suche
# nach der Seele in der Medizin

Vielen Patienten geht es ähnlich: Sie beobachten ihren Körper, wenn sie seelische Probleme haben. »Immer mehr Menschen unterliegen einem kollektiven Wachsamkeitszwang und lauschen hellhörig auf alle Signale, die ihr Körper aussendet«, sagt Wolfgang Merkle, Chefarzt der Psychosomatik am Hospital zum heiligen Geist in Frankfurt. »Hier findet die Verdrängung seelisch unerträglicher Zustände ins Körperliche statt. Schmerz ist schließlich viel fassbarer als alle psychischen Probleme zusammen.«

Körperlich krank zu sein sei zudem viel erträglicher, als seelisch zu leiden und auch noch die Verantwortung für seine psychische Last tragen zu müssen, sagt Merkle. Er erzählt von einer Frau, die unter starken Darmbeschwerden und Schwindel litt. Ihre Mutter wollte von etwaigen psychologischen Erklärungen der Symptome partout nichts wissen. In der Klinik sagte sie zu ihrer Tochter: »Das hast du doch, seit du in Marokko gewesen bist.« Erst in langen Gesprächen fand Merkle heraus, dass die Tochter starke Beziehungskonflikte zu ertragen hatte und beruflich unter Druck stand.

Genau diese Zurückhaltung der Patienten macht es den Ärzten häufig nicht leicht, die zugrunde liegenden Ängste und die Probleme im Job oder mit der Familie zu erkennen. Die Beschwerden bleiben daher oft unerklärlich, immer wieder suchen die Patienten einen Arzt auf. Im Mittel kommt es erst nach fünf bis sechs Jahren zu einer psychosomatischen Abklärung und Behandlung. »Dieses langwierige Doktor-Shopping ist für Ärzte wie Patienten fast immer eine frustrierende Erfahrung«, sagt Peter Henningsen. Die Patienten sind schließlich nicht psychiatrisch krank, sie fallen ihrer Umgebung kaum auf. Doch irgendwann schlägt ihnen der Stress so sehr auf Magen, Herz, Kopf oder Nieren, dass die körperlichen Symptome überhandnehmen.

»Da Patienten wie Ärzte Beschwerden als gerechtfertigt ansehen wollen, kann es manchmal sogar hilfreich sein, psychische Leiden körperlich zu erklären«, sagt Peter Henningsen. Natürlich sei es zwiespältig, wenn für die Nöte der Seele wiederum die Ursachen im Körper gesucht werden. »Doch die Gründe für die neu beobachteten Veränderungen lassen sich bisher nur psychologisch erklären«, so Henningsen.

Eine Reihe Krankheiten wurde noch vor zwanzig, dreißig Jahren als primär seelisch bedingt angesehen. Nach der bereits 1950 aufgestellten Liste der »heiligen Sieben« der Psychosomatik galten Asthma, Neurodermitis, Geschwüre von Magen und Zwölffingerdarm, entzündliches Gelenkrheuma, Schilddrüsenüberfunktion, eine Verkalkung der Herzkranzgefäße sowie bestimmte Formen der chronisch entzündlichen Darmerkrankung als körperliche Ausprägung psychischer Leiden.

»Originär psychosomatische Krankheiten, das heißt Leiden, die allein psychisch verursacht sind, gibt es gar nicht mehr«, sagt Martin Reincke, Direktor der Medizinischen Klinik Innenstadt der Ludwig-Maximilians-Universität München. »Die Somatisierungsstörungen bleiben das einzige Kerngebiet der psychosomatischen Medizin.« Darunter werden Beschwerden verstanden, bei denen der Körper zwar weh tut, für die sich aber keine körperlichen Ursachen finden lassen. Dies kann für jedes Organ und Körperteil zutreffen. Die Kranken leiden an Kopfschmerz oder Magendrücken, chronischen Rückenproblemen oder Schwindelanfällen. Was sie eint: Menschen mit Somatisierungsstörungen wollen nicht von Psychosomatikern betreut werden. Sie pochen darauf, dass ihr Leiden organische Ursachen hat. Wenn der Arzt nichts findet, wechseln sie häufig zum nächsten.

Es gibt mittlerweile umfangreiche Studien, die den Einfluss der Psyche auf die Entwicklung und den Verlauf von Krankheiten unterstreichen. Die Psychosomatiker wollen sich aber keineswegs auf ein Entweder-oder festlegen und Körper und Seele gegeneinander ausspielen. »Es gibt eine wechselseitige Abhängigkeit«, sagt der Psychosomatiker Carl Scheidt von der Universitätsklinik Freiburg. »Selbst die neurobiologische Reifung des Gehirns ist in hohem Maße von Umweltbedingungen abhängig.« Wer in einem behüteten, liebevollen Umfeld aufwächst, lernt besser und ist sprachlich versierter als jemand, der in frühen Jahren Gewalt, Angst und Unsicherheit erlebt.

Große Studien versuchen mittlerweile, die alltäglichen Überforderungen zu quantifizieren und dabei psychische wie auch biologische Einwirkungen zu erfassen. So wurde der »Allostase Score« als ein Maß für die psycho-biologische Last entwickelt, die sich auf Gesundheit und Lebenserwartung auswirkt. Psychosomatiker verstehen sich längst nicht mehr als Experten für bestimmte Leiden, sondern als Fachleute für die Wechselwirkung von Körper, Geist und Umfeld. Der Mensch macht schließlich auf allen diesen Gebieten prägende Erfahrungen.

Es ist eine alte, aber leider häufig vernachlässigte Erkenntnis, dass eine gute Beziehung zwischen Arzt und Patient entscheidend zum Heilungsprozess beiträgt. Schon Hippokrates hat vor 2500 Jahren darauf hingewiesen: »Dort, wo es Liebe zum Menschen gibt, findet sich auch Liebe zur Kunst. Manche Patienten werden – obgleich sie sich des Ernstes ihrer Lage bewusst sind – allein schon durch ihr gutes Einvernehmen und die Zufriedenheit mit ihrem Arzt wieder gesund.« Auch Paracelsus, der im 16. Jahrhundert in Deutschland als Heiler berühmt war, hat eine der wichtigsten Eigenschaften eines Arztes beschrieben: »Ein Arzt muss über Wahrnehmungsvermögen und Tastsinn verfügen, die es ihm ermöglichen, sich in die Befindlichkeit des Patienten einzufühlen.«

Die Medizin hat sich in den letzten Jahrzehnten leider auf das Gegenteil konzentriert. Spätestens mit dem Siegeszug der Naturwissenschaften in der Heilkunde seit der Mitte des 19. Jahrhunderts zählt in der Medizin hauptsächlich das, was sich chemisch-physikalisch messen, bestimmen und analysieren lässt oder wovon Ärzte sich mit Hilfe von Röntgen, Ultraschall, CT oder Kernspin ein Bild machen können. »In der Konzentration auf zelluläre Defekte und genetische Faktoren zur Krankheitserklärung gehen psychosoziale Aspekte immer mehr verloren«, hat Thure von Uexküll im Jahr 2004, wenige Monate vor seinem Tod, gesagt. Der damals 96-jährige Mitbegründer der Psychosomatik sah »eine Tendenz der Zoologisierung der Heilkunde, an deren Ende hoffentlich nicht die Austreibung des Menschen aus der Medizin steht«.

## Was Patienten angeblich wollen

Unter Ärzten gibt es eine populäre Erklärung dafür, warum Patienten mit psychosomatischen Beschwerden erst spät einen Arzt finden, der die Ursache ihrer Leiden erkennt: Die Patienten selbst wünschten sich ausschließlich eine körperliche Abklärung. Sie würden eine psychische Ursache ihrer Symptome nicht akzeptieren, vermuten viele Doktoren. Das Problem an dieser für Ärzte bequemen Theorie: Sie passt nicht zu den neuesten Forschungsergebnissen. Nach Erkenntnissen der Arbeitsgruppe um den klinischen Psychologen Peter Salmon drängen nicht die Patienten auf Hightech-Untersuchungen und fordern Medikamente oder gar eine Operation ein. Es sind die Ärzte, die eine solche rein symptomorientierte Diagnostik oder Therapie vorschlagen.

Salmon und sein Team von der Universität Liverpool haben Hunderte Arzt-Patienten-Kontakte aufgezeichnet. Dabei zeigte sich, dass die Mehrzahl der Ärzte nur auf die körperlichen Symptome reagierte, obwohl die Patienten durchaus emotionale Unterstützung suchten.[117] Mehr als neunzig Prozent der Patienten, die mit unerklärbaren Beschwerden in die Praxis kamen, gaben

den Ärzten Hinweise auf persönliche Schwierigkeiten und
Ängste. Etliche Patienten äußerten sogar, dass ihr Leiden vermutlich psychisch bedingt sei. Oder dass sie sich gerade sehr
belastet und ausgelaugt fühlten, aber keine schlüssige Erklärung
für ihre Beschwerden hätten. Mehr als drei Viertel der Ärzte
ging aber nicht auf diese Gesprächsangebote ein, sondern sie
schlugen das kleine ABC der Medizin vor: Arzneimittel, Bild-
gebung, Chirurgie. »Würden Ärzte auf die Hilfeschreie ihrer
Patienten anders reagieren, ließen sich viele unnötige Maßnahmen in der Medizin vermeiden«, sagt Salmon.
»Viele Ärzte machen wider besseres Wissen mit den Leuten
Dinge, die kontraproduktiv sind, etwa eine wiederholte Kern-
spinaufnahme bei einem Patienten, der Angst vor einem Hirn-
tumor hat«, sagt Peter Henningsen. »Der Patient glaubt so nur
immer mehr, dass er eine körperliche Krankheit hat. Und für
den Arzt ist es doppelt gut: Mittelfristig bleibt der Patient bei
ihm – kurzfristig ist er ihn erst einmal los.«
Medizinisch überflüssige Zusatzuntersuchungen bergen jedoch
neben Strahlenbelastung oder Komplikationen bei Gewebe-
oder Blutentnahmen neue Risiken: Jeder Test kann zu weiteren,
unklaren Entdeckungen führen und damit zu einem weiteren
Krankheitsverdacht. Als UBOs (Unidentified Bright Objects)
bezeichnen Neurologen beispielsweise die fast immer harmlosen Signalunterschiede in Kernspinaufnahmen. Ein Bagatell-
befund wird so leicht überbewertet, er muss ein weiteres Mal
abgeklärt werden. Der Patient wird dadurch nur verunsichert.
Durch den ärztlichen Aktionismus bekommen Patienten zudem
das Signal, dass sie doch recht haben, wenn sie eine körperliche
Ursache ihrer Symptome vermuten. »Der Patient lernt, dass er
besser gleich sagen soll, wo es weh tut«, ist Henningsens Erfahrung. »Seine Empfindungen behält er für sich.«
Natürlich liegt es hauptsächlich am Gespür des Arztes, ob ihm
die seelischen Nöte seiner Patienten auffallen. »Man muss sich
irritieren lassen wollen und auf sich selbst hören, wenn etwas

nicht zusammenpasst«, verrät der Frankfurter Chirurg Hontschik sein Rezept. »Wenn beispielsweise ein Mann mit einer
stark blutenden Wunde kaum klagt, wundert mich das genauso
wie einer, bei dem alles zusammenbricht, obwohl es sich nur
um eine Bagatellverletzung handelt. Dann hake ich nach.«
Viele Ärzte befürchten, dass sie ihren Praxisalltag nicht mehr
bewältigen können, wenn sie auf die Seelennöte ihrer Patienten
so sehr eingehen. Doch Bernd Hontschik hält das für unbegrün-
det – im Gegenteil. »Ich spare wahnsinnig viel Zeit, wenn ich
die Leute ausreden lasse«, sagt er. »Man muss zuhören, dann ist
es raus und auch meistens gut. Wenn ich die Leute hingegen
unterbreche, kommen sie immer wieder.«

## Der gefühllose Arzt

Ärzte opfern sich für ihre Mitmenschen auf, schlagen sich
Nächte und Wochenenden um die Ohren – und dann attestiert
ihnen ein amerikanischer Psychiater auch noch, dass sie oft gefühlskalt sind und zu Depressionen neigen. Zu diesem Ergebnis
kam jedenfalls Roy Menninger aus Topeka in Kansas, der zwanzig Jahre lang mehr als tausend Ärzte als Patienten behandelt
hat und seine Erfahrungen auf einer Tagung der amerikanischen
Psychiater vorstellte.[118]
Menninger beobachtete unter Medizinern erstaunlich ähnliche
Charaktermerkmale. Er kam zu dem Schluss, dass Eigenschaften, die einer Arztkarriere dienlich sind, zugleich die Fähigkeit
zu sozialen Bindungen und Liebesbeziehungen einschränken.
Zwar haben Mediziner fast täglich mit Extremsituationen zu tun
und sind so häufig wie kaum eine andere Berufsgruppe mit Leid
und Tod, Hoffnungen und Enttäuschungen konfrontiert. Doch
diese Erfahrungen scheinen nicht die Fähigkeit zum Mitgefühl
zu stärken. Im Gegenteil: Bei vielen ist die »emotionale Schwin-
gungsfähigkeit« verkümmert. Sie werden zu Zynikern, die zwar

genau wissen, was sie den Angehörigen eines Sterbenden sagen
sollen, aber in Wirklichkeit nicht bereit sind, sich in die Leiden
anderer einzufühlen. Menninger konzentrierte sich in seiner Darstellung auf männliche Mediziner, da sie weitaus häufiger als ihre Kolleginnen
eigene und die Gefühle anderer nicht benennen konnten. Ein
Arzt, dem gerade gekündigt worden war, antwortete beispielsweise auf die Frage, wie er sich fühle:»Wie sollte ich mich
denn fühlen?« Ein anderer Patient Menningers, ein Kardiologe,
kam mehrmals im weißen Kittel und mit Stethoskop um den
Hals in die Praxis des Psychiaters. Etliche Sitzungen waren nötig, bis er auf seine schützende Verkleidung verzichtete.
Durch Rationalisierung, so Menninger, gelingt es den meisten
Medizinern, ihre emotionalen Schwächen zu verbergen. Sie
wirken freundlich, aber distanziert, es kommt selten zu Entgleisungen. Wenn die Ärzte jedoch die Fassung verlieren, lassen sie
Aggressionen meist an anhänglichen Patienten aus. Häufiger
haben jedoch Familienmitglieder zu leiden – sofern es noch
welche gibt. Denn die Scheidungsrate ist hoch, viele Partner
sind es leid, immer wieder mit den Worten vertröstet zu werden:
»Wenn erst meine Assistenzzeit (oder Klinikzeit oder Praxiszeit) vorbei ist.« Auch das Erleben von Zärtlichkeit scheint abzustumpfen:»Fünf-Minuten-Sex ohne Streicheln und Küssen
lautet bei vielen Ärzten die Definition von Intimität«, so Menninger provokant.
Wenn Mediziner dann endlich in die Praxis eines Psychiaters
kommen, sind sie schwierige Patienten. Sie brauchen länger, bis
sie sich eine Depression oder Alkoholabhängigkeit eingestehen.
Außerdem machen sie den Psychiatern oft Vorschriften, wie sie
die Akten zu führen oder eine Therapie zu gestalten haben.
Häufig argwöhnen sie auch, dass der Psychiater die Schweigepflicht verletzt.
Die Gründe für die emotionale Kälte einiger Mediziner sieht
Menninger in einem geringen Selbstwertgefühl vieler Ärzte.

»Wenn sie mehr arbeiten«, so Menninger, »hoffen sie auch, mehr Anerkennung zu bekommen.« Geht diese Gleichung nicht auf, schlägt die Hilfsbereitschaft gelegentlich in Aggression um.

Dass Mediziner im Vergleich zum Durchschnitt der Bevölkerung häufiger depressiv oder tablettenabhängig sind, ist zwar in Fachkreisen bekannt, doch noch immer ein Tabu. In dem Arztroman »The House of God«, vor mehr als dreißig Jahren erschienen, wird ungeschönt der Ärztealltag beschrieben: ihre Erschöpfung und Überforderung, der Zynismus als Abwehrverhalten. Das von dem Psychiater Stephen Bergman unter Pseudonym verfasste Kultbuch zeigt die Wirklichkeit in der Klinik, die herkömmliche Rollenaufteilung: Der Patient ist derjenige, der krank ist, der Arzt selbst ist immer gesund. Als das Buch 1996 auf Deutsch erschien, weigerten sich einige Medizin-Fakultäten, Bergman einen Raum für Lesungen zur Verfügung zu stellen. Begründung: Das Thema ist in Deutschland nicht relevant.

## Ausreden lassen

Ärzte unterbrechen ihre Patienten im Durchschnitt nach 15 Sekunden. Sie wollen, dass die Kranken in der Schilderung ihrer Beschwerden möglichst schnell auf den Punkt kommen und sich nicht in allgemeinen Klagen verlieren und den Betrieb in Praxis oder Krankenhaus aufhalten. Nur was ist der Punkt? Für Ärzte lohnt es sich gleich in mehrfacher Hinsicht, wenn sie ihren Patienten zuhören, sie ausreden lassen und Empathie zeigen. Die Patienten sind dann nicht nur zufriedener. Wer kommunikative Fähigkeiten beherrscht und einfühlsam im Patientengespräch ist, hat zudem auch weniger Beschwerden und Klagen bei Ärztekammern und anderen Behörden zu befürchten. Zu diesem Ergebnis kamen kanadische Ärzte im Jahr

2007.[119] Die Mediziner hatten untersucht, über welche Art von
Ärzten sich Patienten besonders häufig beklagen. Für ihre Erhebung kam den Studienautoren zugute, dass angehende Mediziner in Kanada seit 1993 an einem eintägigen Test teilnehmen
müssen, in dem ihre kommunikativen Fähigkeiten und ihr Ge-
schick in der klinischen Untersuchung bewertet werden. Dieser
Test im Rahmen der Medizinerausbildung wurde immer wieder
als unzureichend kritisiert. In der Studie zeigte sich jedoch, dass
diejenigen Ärzte, die in dem Test gut abschnitten, deutlich seltener mit Klagen von Patienten zu rechnen hatten. 3424 Mediziner wurden in die Studie einbezogen. In der Gruppe, die in der
Kommunikationsprüfung die wenigsten Punkte erreichte, gab
es 170 Beschwerden mehr, als nach dem statistischen Durchschnitt zu erwarten gewesen wären.

»Ein niedriger Wert in diesem Examen ist ziemlich aussagekräftig dafür, wie zufrieden Patienten zukünftig mit dem Arzt
sein werden«, sagt Robyn Tamblin von der McGill University,
der Erstautor der Studie. »Es ist wie eine Dosis-Wirkungs-Be-
ziehung – je höher die Werte, desto weniger wahrscheinlich
sind Beschwerden.« Dieser überraschend deutliche Zusammenhang sei unabhängig davon gewesen, ob es sich um männliche
oder weibliche Ärzte handelte, ob sie aus dem Ausland oder
Kanada stammten und ob sie in Ontario oder Quebec prakti-
zierten. »Diese Beobachtung unterstreicht, wie wichtig es ist,
frühzeitig und regelmäßig in der Medizinerausbildung auf kommunikative Fähigkeiten und den angemessenen Umgang mit
Patienten zu achten«, sagt Gregory Makoul vom Zentrum für
Kommunikation in der Medizin der Northwestern University
Chicago.

Auch in Deutschland bemühen sich Medizinfakultäten inzwischen darum, das Kommunikationstraining in der Ausbildung
zu stärken. An der Universität München etwa wurde das Zentrum für Unterricht und Studium (Zeus) gegründet. »Wir schulen Studenten systematisch darin, besser mit Patienten umzuge-

hen und praktische Fertigkeiten zu optimieren«, sagt Internist Martin Fischer, der das Zeus geleitet hat, bevor er an der privaten Hochschule Witten Professor für Medizindidaktik wurde. Mit dem Konzept der »Integrierten Medizin« versucht der Frankfurter Chirurg Bernd Hontschik seit Jahren, psychosomatische Ansätze und eine patientennahe Kommunikation in allen medizinischen Disziplinen zu stärken. Dazu hat Hontschik 2006 auch die Buchreihe MedizinHuman begründet. Seine Erfahrungen in der Praxis fasst Hontschik verblüffend einfach zusammen: »Man muss Patienten ausreden lassen«, sagt der Chirurg. »Das spart Zeit, denn sonst drängt ihr eigentliches Anliegen immer wieder nach vorn.«

## Therapeutisches Schweigen

Der Arzt wollte wohl Trost spenden. Er verriet dem Patienten, dass er an der gleichen Krankheit leide wie dieser: »Ich habe auch diesen Reflux – die Magensäure steigt auf und irritiert die Speiseröhre.« Ein anderer Arzt rechnete seinem Patienten, wohl um ihn dadurch zu motivieren, vor, dass er – bei gleicher Größe – 15 Kilogramm weniger wiege und Halbmarathon laufe. Ein Doktor bot seinem Patienten »einen guten Preis« für die Räume über seiner Praxis, ein weiterer Mediziner beklagte sich bei einem Kranken, dass er gerade solo sei und »auch sonst wenig Freunde« habe – und fragte den Patienten dann nach Problemen beim Wasserlassen.

Wenn Ärzte ins Plaudern geraten, erzählen sie Patienten manchmal von eigenen Beschwerden oder persönlichen Problemen. Bisher taten sie das in dem Glauben, Kranken damit Gutes zu tun. »Die meisten Mediziner vermuten, dass sie so das Verhältnis zu den Patienten verbessern und ihnen Nähe vermitteln«, sagt Susan McDaniel, Familienärztin an der Universität Rochester im US-Staat New York. »Ärzte sehen so viele Patienten, dass Visiten oft kurz ausfallen und sich das Gespräch auf die Symptome beschränkt.« Doch geteiltes Leid ist offenbar nicht immer halbes Leid, denn Patienten haben keinen Nutzen von der Leutseligkeit ihrer Doktoren. Im Gegenteil: Reden Mediziner über sich, stört dies die Arzt-Patienten-Beziehung, haben Ärzte aus den USA berichtet.[120] Das Medizinerteam hat fast zweihundert Gespräche zwischen Ärzten und Patienten aufgezeichnet und analysiert. Resultat: Alles dreht sich nur um den Arzt, wenn dieser von sich erzählt – was mehr als ein Drittel der Mediziner taten. Dadurch wird der Informationsfluss unterbrochen und die ohnehin knappe Zeit noch kürzer, in der sich Patienten ihrem Arzt anvertrauen können. So nahmen siebzig Prozent der Patienten das Thema des Arztes auf, statt auf ihr Anliegen zurückzukommen.

»Ich rede selbst mit Patienten über mich und bin deshalb von den Ergebnissen ebenso überrascht wie enttäuscht«, sagt der Allgemeinmediziner Howard Beckman, ein Ko-Autor der Studie. Er hatte erwartet, dass Ärzte, die persönlich werden, ihre Patienten im Mittelpunkt sehen und dass Kranke sich mehr öffnen und wichtige Informationen preisgeben, wenn sie spüren, dass ihr Arzt auch über sich redet. »Doch in 85 Prozent der Fälle hatten die Kranken keinen Nutzen von dieser Art Gespräch, sondern nur die Mediziner«, so Beckman.

Psychosomatisch geschulte Ärzte wissen allerdings schon länger, dass sie es tunlichst vermeiden sollten, mit Kranken über sich zu reden. Meistens ist es ein Zeichen dafür, dass der Arzt nicht hinhört und sich nicht einfühlt, wenn er von sich redet. Zudem vermittele der Arzt unterschwellig den Patienten: Stell dich nicht so an – ich sitze trotzdem hier und arbeite. Das Signal an den Patienten ist dann: Deine Probleme sind nicht so wichtig.

Ärzte sollten also die Schilderung persönlicher Schwierigkeiten den Patienten überlassen und diesen zeigen, dass sie sich einfühlen können, indem sie auf die Sorgen und Nöte der Kranken eingehen. Das Schlagwort von der sprechenden Medizin darf keinesfalls bedeuten, dass Ärzte über sich reden, den Patienten nicht aufmerksam zuhören oder ihnen über den Mund fahren.

## Risiken des Ärztelateins

Früher haben die Ärzte Latein und Griechisch gesprochen, heute sprechen sie Fachchinesisch oder Englisch, manche sogar Hochnäsig. Wichtiger wäre es allerdings, dass sie die Sprache der Patienten benutzen. Begriffe zu wählen, die auch von den Kranken verstanden werden, ist nicht nur für eine gelungene Kommunikation wichtig. Es kann auch lebensrettend sein. Melinda Lyons von der Universität Cambridge hat beschrieben, wie Fachterminologie Patienten in Gefahr bringen kann.[121] Nicht nur, weil dadurch schlechte Gefühle und Gedanken ausgelöst werden können – manchmal geht es schlicht um Missverständnisse und Verwechslungen.

Im Luftverkehr hat man sich längst um Termini bemüht, die kaum verwechselt werden können, und so etliche Katastrophen verhindert. So sind statt der ähnlich klingenden Buchstaben S und F die Begriffe Sierra und Foxtrott eingeführt worden. »Das medizinische Ausbildungssystem leidet hingegen darunter, immer mehr in kürzerer Zeit ausdrücken zu wollen«, sagt Lyons. »Der medizinische Jargon wird aber nicht vereinfacht.«

Besonders gefährlich sind ähnlich klingende Präfixe. So hören sich Hyper- und Hypoglykämie fast gleich an, bedeuten aber das Gegenteil – Über- und Unterzuckerung. Das Gleiche gilt für Hyper- und Hypotonie, hohen und niedrigen Blutdruck. Auch Wortbildungen mit inter (dazwischen) oder intra (innerhalb), ante (davor) oder anti (dagegen), super (oberhalb) oder sub (unterhalb) sind in der Medizin häufig. »Gerade in hektischer, lauter Umgebung können die Begriffe von Ärzten wie Patienten falsch verstanden werden und zu folgenschweren Behandlungs-

fehlern führen«, sagt Lyons. Ein weiteres Risiko sind gleiche
Abkürzungen in unterschiedlichen Disziplinen – TOF steht
sowohl für den Herzfehler Tetralogie of Fallot als auch für die
Tracheo-Oesophageale Fistel, eine krankhafte Verbindung von
Luft- und Speiseröhre.

Das Institute for Safe Medication Practices nahe Philadelphia
hat eine eng bedruckte achtseitige Liste mit Medikamenten-
namen zusammengestellt, die leicht zu verwechseln sind. Auf
diese Weise sollen Ärzte und Pflegekräfte auf die Gefahr aufmerksam gemacht werden. Die Dunkelziffer ist jedoch vermutlich weitaus höher. »Auf der achtseitigen Liste finden sind nur
die Namen der Mittel, deren Verwechslung bereits zu Behand-
lungsfehlern geführt hat«, schreiben die Mediziner.

Eine andere Liste mit Abkürzungen und Dosierungen, die häufig Verwirrung stiften, ist zwei eng bedruckte Seiten lang. Sie
sollten »niemals« in der medizinischen Kommunikation benutzt
werden, warnen die Mediziner. »Denn diese Begriffe wurden
oft verwechselt und haben nachweislich zu schweren Fehlern
geführt.« Das Kürzel IU steht auch im deutschen Medizinge-
brauch als Maß hinter vielen Arzneimitteln und bedeutet »International Unit«. Immer wieder wurde es in handschriftlichen
Verordnungen als »IV« (intravenös) oder gar als die Zahl 10
fehlgedeutet. »IN« (intranasal) wurde als »IM« (intramuskulär)
gelesen oder verstanden und das Präparat von Pflegenden oder
Ärzten falsch verabreicht und in den Muskel gespritzt, statt
durch die Nase inhaliert. In der Wendung »per os« (über den
Mund) wurde das »os« gelegentlich nicht als Mund, sondern
Abkürzung für das linke Auge (oculus sinister) falsch interpretiert. Die Abkürzung »OD« steht für »once daily« – einmal
täglich –, wurde aber schon als rechtes Auge (oculus dexter)
missverstanden.

Anstatt diese Gefahren zu sehen, sind einige Ärzte leider auch
noch stolz darauf, mit ihrer Terminologie eine Art Geheimspra-
che zu beherrschen, die von vielen Patienten nicht verstanden

wird. »Bei intravenös bin ich extranervös«, ist ein harmloses Wortspiel. Manchmal werden aber auch größte Gemeinheiten in Fachbegriffen verklausuliert. »Äthylismus« und »C-2-Ab-usus« stehen für Alkoholmissbrauch. »C.p.« ist vom Lateinischen caput piger abgeleitet und bedeutet fauler Kopf, Drückeberger. »O.S.« ist die Abkürzung für Oralsau – soll heißen, dass es der Patient mit der Mundhygiene nicht so genau nimmt. Wenn Ärzte »externes Pigment« erwähnen, bei dem eine »Balneotherapie« angeraten sei, heißt das schlicht, der Patient ist dreckig und sollte mal wieder baden.

Derartige Ausdrücke zeugen von begrenztem Witz. Sie signalisieren aber auch, dass der Arzt den Patienten nicht ernst nimmt, sondern ihm mit Gleichgültigkeit begegnet. Manchen Ärzten sind ihre Patienten sogar lästig. Wenn solche Gefühle das Verhältnis zwischen Arzt und Patient bestimmen, kommt keine Empathie auf. Ein Arzt, der sich über den Kranken lustig macht und ihn insgeheim vielleicht sogar verachtet, wird sich kaum in sein Gegenüber einfühlen. Der Arzt bringt sich und den Kranken damit um die vielen heilsamen Effekte, die er allein durch seine Person, sein Mitfühlen und seine Worte erzielen kann.

Ähnlich unpassend und schädlich ist es, wenn der Arzt schlecht über andere Mediziner redet, bei denen der Patient vorher war. Die Ratschläge und aufbauenden Worte des zuerst konsultierten Arztes, die den Kranken womöglich auf dem Weg zur Heilung unterstützt haben, werden auf diese Weise zunichtegemacht. Auch ein skeptischer Blick oder ein zweifelndes Kopfschütteln können – ohne Worte – das Vertrauen zerstören oder beschädigen, das gegenüber dem vorherigen Arzt bestand.

Wenn für einen Arzt tatsächlich Anlass zur Kritik am Vorgehen eines anderen Arztes besteht, sollte er das entweder intern klären oder mit dem Patienten offen besprechen, warum eine Therapie abgebrochen oder geändert werden sollte. Mimen Ärzte einfach nur den arroganten Skeptiker, hilft das den Patienten überhaupt nicht weiter.

# Die Seele der Medizin

Die Erfolge der Psychoanalyse hat sogar deren Begründer Sigmund Freud selbstironisch betrachtet: Mit der neuen Technik lasse sich »neurotisches Elend in gemeines Unglück verwandeln«, sagte Freud über die von ihm entwickelte Form der Seelenerkundung. Auch mehr als 150 Jahre nach der Geburt des großen Nervenarztes und Kulturtheoretikers ist kaum ein Heilverfahren so einflussreich und gleichzeitig so umstritten. Kaum ein wissenschaftliches Ideengebäude hat so starke Narben im Selbstverständnis der Menschheit hinterlassen wie Freuds Theorie des Unterbewussten und seine Auseinandersetzung mit den Triebkräften der Seele.

Obwohl Begriffe wie Freudscher Versprecher, Fehlleistung oder auch Ödipuskomplex fest in Alltagssprache und Populärkultur verankert sind, bleiben die Störungen der Psyche den meisten Menschen suspekt. Der Neuropathologe und Nervenarzt Freud hat die Neurosenlehre, die Psychopathologie des Alltags, die Sexualtheorie und die Struktur des psychischen Apparates vor rund hundert Jahren in naturwissenschaftlicher Tradition formuliert – gleichsam als ein Anatom der Seele.

Dieser naturwissenschaftlich geprägte Zugang Freuds – vor seiner Zeit als Analytiker hatte er an Fischen experimentiert und die Wirkung von Kokain sowie die Reizübertragung von Nerven erforscht – mag zunächst die Akzeptanz seiner Ideen befördert haben. Schließlich bot Freud erstmals ein System an, das eine Vielzahl von Diagnosen und Störungen der Psyche systematisch strukturierte. Doch bis heute kommt Disziplinen, die sich mit der Seele beschäftigen, in der naturwissenschaftlich dominierten Medizin allenfalls eine Nebenrolle zu.

Bei den medizinischen Laien ist das anders. Diese Missachtung der Seelenpein entspricht nicht den Erwartungen und Bedürfnissen der Patienten. Für sie ist neben einer organmedizinisch guten Versorgung das Wichtigste, auch in ihrer psychischen Not wahr- und ernst genommen und einfühlsam betreut zu werden. Viele Patienten fühlen sich zwar diagnostisch ergründet und nach dem aktuellen Stand der Forschung behandelt. Doch der menschliche Faktor kommt zwischen Laborwerten, Röntgenbildern und modernen Operationsverfahren oft zu kurz. Würden Ärzte auf die symbolischen und tatsächlichen Hilfeschreie ihrer Patienten reagieren, ließen sich viele unnötige Untersuchungen vermeiden.

Die Statistiken der Krankmeldungen sprechen eine eindeutige Sprache: Zwar wird die Zahl der Fehltage in den Betrieben jedes Jahr weniger. Doch während organische Diagnosen seltener werden, nimmt die Zahl unklarer Befindlichkeitsstörungen und Überlastungssyndrome zu. Die naturwissenschaftliche Medizin findet nur selten eine angemessene Antwort darauf. Das Etikett einer psychosomatischen oder psychiatrischen Erkrankung hat für viele Organmediziner einen Beigeschmack. Es ist gleichbedeutend mit: schwer zu behandeln, langwieriger Therapieverlauf, unklare Prognose – und vor allem: schwierige Patienten.

Zudem ist die Praxis der Psychotherapie auch hundert Jahre nach ihrer Begründung noch irritierend unzeitgemäß: Während Krankenhausbetreiber stolz darauf sind, dass die durchschnittliche Liegedauer der Patienten in den vergangenen Jahren kontinuierlich gesenkt werden konnte und Patienten entlassen werden, die eigentlich noch Pflege und Betreuung brauchten, leistet sich die Psychotherapie den Luxus scheinbar unbegrenzter Zeit. Eine hochfrequente Analyse kann siebenhundert Stunden dauern, der Patient legt sich mehrmals die Woche auf die Couch – und das über Jahre. Welche Therapierichtung erlaubt sich das sonst? Auch wenn aufmunternde Worte des Arztes manchmal erstaunlich schnell zum Erfolg führen können, dauert es eben, die chronischen Belastungen und Erfahrungen, die auf der Seele drücken, aufzuarbeiten und einer erträglichen Lösung zuzuführen.

Auch rüttelt es am Selbstverständnis der Organmediziner, dass der Psychotherapie kein eindeutiger Gesundheitsbegriff zugrunde liegt. Ihr Ziel bleibt unbestimmt, es kann nur von dem, der sie in Anspruch nimmt, umrissen werden, ob er sich besser fühlt. Die Psychotherapie soll subjektive Erleichterung von subjektiv erfahrenem Leid bewirken. Die fehlende, zumindest nicht objektivierbare Erfolgskontrolle trägt dazu bei, dass viele Angehörige der Heilberufe die Psychotherapie ablehnen. Das liegt auch daran, dass die Beurteilung, ob jemand gesund oder krank ist, nicht mehr das Deutungsmonopol des Arztes bleibt, sondern in der Hand des Patienten liegt.

Die neurobiologische Forschung findet jedoch immer mehr Belege für Freuds Ideen, wie sich an vielen Beispielen in diesem Buch zeigen lässt. In dem Moment, in dem psychische Leidensmuster physisch erklärt werden können, nimmt auch die naturwissenschaftlich geprägte Medizin Psychoanalyse und Psychosomatik ernst. Die Versöhnung von Laborforschung und Psychosomatik wäre im Sinne Freuds gewesen. Den Patienten wird es recht sein. Sie wollen in ihrer seelischen Not von Medizinern aller Sparten ernst genommen werden.

## Neun verborgene Tatsachen
## über die versteckte Seele der Kranken

**1** Psychisches Leid drückt sich oft körperlich aus – Patienten haben Kopfschmerzen oder Magendrücken, chronische Rückenprobleme oder Schwindelanfälle, obwohl die Seele schmerzt. Patienten betreiben »Doktor-Hopping« und im Durchschnitt kommt es erst nach fünf bis sechs Jahren zu einer psychosomatischen Abklärung und Behandlung.

**2** Die meisten Ärzte konzentrieren sich bei Patienten aber hauptsächlich auf das, was sich chemisch-physikalisch messen, bestimmen und analysieren lässt oder wovon sie sich mit Hilfe von Röntgen, Ultraschall, CT oder Kernspin ein Bild machen können.

**3** Ärzte vermuten, dass sich Patienten nur eine körperliche Erklärung ihrer Leiden wünschen. Das stimmt nicht, Patienten suchen emotionale Unterstützung und geben Ärzten Hinweise auf persönliche Schwierigkeiten und Ängste. Da Mediziner zu wenig darauf eingehen, »lernen« Patienten, nur ihre körperlichen Symptome zu benennen.

**4** Manchmal schlagen Ärzte medizinisch überflüssige Zusatzuntersuchungen vor, um Patienten zu beruhigen. Das birgt neben möglicher Strahlenbelastung oder anderen Komplikationen neue Risiken: Jeder Test kann zu weiteren, unklaren Entdeckungen führen und damit zu einem weiteren Krankheitsverdacht, der Patienten verunsichert.

**5** Ärzte rauchen und trinken mehr als der Durchschnitt der Bevölkerung, sie nehmen auch mehr Tabletten. Über ihre eigenen Ängste, Gefühle und psychischen Nöte können sie aber nur schlecht reden – Ärzte sind selbst schlechte Patienten.

**6** Ärzte unterbrechen Patienten im Durchschnitt nach 15 Sekunden, in Deutschland lassen sie sich mit knapp acht Minuten auch weniger Zeit für die Kranken als in jedem anderen industrialisierten Land. Das führt zu mehr Klagen und Beschwerden, weil Patienten sich zu wenig verstanden vorkommen. Zudem erschwert es die Genesung, denn ein gutes Arzt-Patienten-Verhältnis würde den Heilungsprozess fördern.

7 Ärzte sollten Patienten nicht von ihren gesundheitlichen Problemen erzählen, um auf diese Weise Trost zu spenden. Patienten bekommen dann den Eindruck, ihre eigenen Beschwerden seien nicht so wichtig.

8 Die ärztliche Fachsprache bringt viele Gefahren der Verwechslung mit sich, die teilweise lebensgefährliche Folgen haben. Manchmal dient die Fachsprache auch dazu, sich von Patienten abzuheben und verächtlich über sie zu reden.

9 Die Psychoanalyse und andere psychotherapeutische Verfahren empfinden Patienten oft als hilfreich. Viele Ärzte sind jedoch skeptisch, weil der Erfolg zumeist nur subjektiv aus der Sicht des Kranken beurteilt werden kann und die Dauer und Intensität der Behandlung irritierend unzeitgemäß erscheinen.

# Was jeder für sich tun kann

Es gibt kein Patentrezept, wie man sich besser fühlt, gesund und glücklich wird. Manchmal hilft es aber schon, zu lernen, auf den eigenen Körper zu hören. Kinder wissen meistens nicht, warum sie weinen. Erfahrene Eltern nehmen sie dann einfach in den Arm. Schließlich ist es ja egal, ob sie weinen, weil ihnen etwas weh tut, sie Hunger haben oder erschöpft sind. Dann muss man nicht fragen, »Was hast du denn?«, sondern das Kind trösten. Das Kind weiß noch nicht, was es tun muss, um sich besser zu fühlen.

Viele Erwachsene haben diese Fähigkeit ebenfalls nicht mehr – besonders dann nicht, wenn sie unzufrieden, unruhig und nervös sind. Wenn sie Stress haben und übermüdet sind, stopfen manche Leute einfach einen Berg Essen in sich hinein. Jeder kennt das, der einen anstrengenden Nachtdienst in der Klinik gehabt, eine Präsentation im Büro vorbereitet oder eine andere fordernde Tätigkeit hinter sich gebracht hat. Dann stapeln sich die Pizzapackungen. In bloßer Gier wird alles in sich reingeschaufelt, was man kriegen kann.

Was passiert in solchen Momenten? Der Körper spürt: Ich bin bedürftig. Eigentlich ist das Bedürfnis Ruhe, Schlaf, vielleicht ein Spaziergang. Er weiß aber nicht, was er will. Deswegen wird gegessen, obwohl jetzt eigentlich etwas anderes angemessen wäre und der Mensch eine Ruhepause bräuchte, eine Stunde Sport, ein klärendes Gespräch oder einfach nur Spaß. Doch das diffuse Körpersignal »Ich brauche etwas« wird nicht richtig verstanden und fehlgedeutet – stattdessen stellt man mit dem Körper etwas an, das ihm nur noch mehr schadet und noch unzufriedener macht.

Wer etwas für sich tun will, versucht zunächst seinen Zustand zu erkennen – Erschöpfung und nicht Hunger. Dann käme es darauf an, ihn einzuordnen – so etwas passiert immer, wenn die

Pausen zu kurz und die Anstrengungen zu groß sind. Wer dann seine eigentlichen Bedürfnisse erkennt und ihnen nachgeht, hat sich gut um sich gekümmert – und beispielsweise gedankenverloren auf einer Parkbank entspannt, statt zu essen. Im Folgenden geht es noch um ein paar andere hilfreiche Verhaltensweisen.

## Sich berühren lassen

»Er fasst mich so gut an«, sagt die 84-Jährige und lacht. Sie hat sich auf einer Behandlungsliege in der Praxis von Bernd Hontschik ausgestreckt. Der Frankfurter Chirurg bohrt gerade mit Zange und Pinzette in ihrem Unterarm herum. Drei Monate zuvor war die alte Dame an einer Fußgängerampel hingefallen, konnte danach die Hand nicht mehr richtig bewegen, die Speiche war gebrochen. Hontschik hatte die Patientin in seiner Praxis versorgt. Jetzt ist sie wiedergekommen, um die Schrauben entfernen zu lassen. Damals hatte sie lange geweint, dem Arzt von ihren Ängsten, ihrer Einsamkeit erzählt und dass sie nicht wisse, wie es weitergehen solle. Eine Dreiviertelstunde lang hatte der Chirurg zugehört. Diesmal lacht sie, als er die Schrauben herausholt.

Später sagt Hontschik verschmitzt: »Dabei habe ich sie gar nicht berührt.« Er weiß genau, dass er die Patientin sehr wohl, wenn auch im übertragenen Sinne berührt hat. Er hat erfasst, was ihr Sorgen macht und wovor sie sich ängstigt, auch wenn der Arm längst wieder verheilt ist.

Fast die Hälfte aller Menschen geht mit Beschwerden zum Arzt, die sich organisch nicht erklären lassen. Doch die meisten Mediziner übersehen oder ignorieren die psychischen Nöte, die dahinterstecken können. Dabei ist längst erwiesen: Seelisches Leid hinterlässt auch im Körper deutliche Spuren. Daraus müssten beide Seiten lernen: Die Ärzte, dass sie mehr Verständnis für

ihre Patienten brauchen – und die Patienten, dass sie mehr Mut
haben müssen, sich Gehör zu verschaffen.

Der Erfolg einer Behandlung ist entscheidend davon abhängig,
ob sich ein Patient von seinem Arzt richtig betreut fühlt. Ist das
Verhältnis zwischen Arzt und Patient gestört, heilen Wunden
manchmal schlechter oder eine Therapie schlägt überhaupt
nicht an. Doch nicht alle Patienten fühlen sich von ihrem Arzt
verstanden. Sie klagen über Fließbandmedizin und darüber,
dass ihre eigentlichen Sorgen nicht erkannt werden. Sie wechseln den Arzt, fühlen sich wieder unverstanden. Diese Unzufriedenheit drückt sich oft in Beschwerden aus, für die keine
organischen Ursachen gefunden werden können. Am häufigsten
klagen solche Patienten über Bauch-, Herz-, Rücken- und Kopfschmerzen. Viele berichten von unerklärlicher Erschöpfung,
von Schwindel, aber auch von Unterleibsschmerzen, plötzlicher
Atemnot oder einem Engegefühl im Hals. Alle Symptome haben eines gemeinsam: Es sind Beschwerden ohne Befund.

Aus Umfragen und Untersuchungen wissen Mediziner, dass
neunzig Prozent aller Menschen innerhalb einer Woche mindestens einmal Schmerzen oder andere Symptome haben, die sie
sich nicht erklären können. Dies gilt weltweit, unabhängig vom
Einkommens- und Ausbildungsgrad. Solche Beschwerden sind
normal – ein Teil der Gesundheit. Das kennt jeder, das geht fast
immer schnell wieder vorbei und bedarf keiner Behandlung.

Es gibt jedoch Menschen, die es beunruhigt, wenn es sie zwickt,
und die deswegen den Arzt aufsuchen. Andere haben häufig
Beschwerden »mit unklarer Ursache«, die sie in die Praxen und
Ambulanzen treiben. Bis zu vierzig Prozent der Patienten, die
einen Hausarzt aufsuchen, leiden an diesen so genannten so-
matoformen Störungen: Der Körper signalisiert Beschwerden,
doch eine Ursache ist nicht zu entdecken. Bei Fachärzten klagen je nach medizinischer Disziplin sogar bis zur Hälfte der
Patienten über solche Symptome. Besonders häufig haben Neurologen und Gastroenterologen mit Patienten zu tun, bei denen

sich kein Grund für die Kopfschmerzen, den Schwindel, den Reizdarm oder das Magendrücken finden lässt.

Viele Körperbeschwerden von Patienten bleiben organisch unerklärt. Eine Untersuchung von Psychologen und Psychiatern aus London hat ergeben, welche Symptome besonders häufig sind, wenn Patienten den Arzt mehrfach aufsuchen oder zum Facharzt oder in Spezialambulanzen kommen.[122] Am häufigsten klagen diese Patienten demnach über Bauchschmerzen und wechselnde Stuhlfrequenz. Danach folgen unklare Brust- oder Herzschmerzen sowie Rückenschmerzen. Kopfschmerzen und Schwindel sind ebenfalls sehr häufig, wie auch allgemeine Erschöpfung. Auch anderen Quellen zufolge ist diese Häufigkeitsverteilung typisch für psychosomatische Beschwerden.

Mediziner haben viele Etiketten für diese Störungen gefunden. Mal werden sie als funktionell, idiopathisch, mal als somatoform oder schlicht als psychosomatisch bezeichnet – was besser klingt, als zu sagen: Wir wissen auch nicht genau, woher das kommt. Für viele Patienten ist es schwierig, die eigene Malaise nicht erklären zu können. »Es geht schließlich immer auch darum, zu Recht krank sein zu dürfen«, sagt Psychosomatiker Henningsen. »Denn in den Augen vieler Patienten und Ärzte sind nur körperliche Beschwerden legitime Beschwerden.«

So wird Seelenschmerz zu körperlichen Symptomen. Wenn man sich dauerhaft nicht wohl fühlt, ist es wichtig, anerkannt krank zu sein und sich nicht als Simulant oder Schwächling zu fühlen. Wahrscheinlich ist das ein Grund dafür, dass es so viele Menschen nie oder sehr selten erleben, dass ihr Körper ihnen eine schützende und behagliche Behausung ist und Glücksgefühle vermittelt. Dann ist es wichtig, sich einen Arzt zu suchen, von dem man sich verstanden fühlt und der einen so berührt, dass man sich berührt fühlt – und auch die psychischen Schwierigkeiten zum Vorschein kommen.

## Finden Sie Ruhe

Sie war etwa Mitte zwanzig und hatte ein schmales, trauriges Gesicht. Ihre langen dunklen Haare fielen ihr meist vor die Augen. Sie sah oft nach unten und wich den Blicken anderer aus. Sie war blass und sie war vor allem außerordentlich dünn. Vor dem Kurs war sie etwas unruhig, denn sie hatte mit ihrem Körper nicht immer die besten Erfahrungen gemacht.

Als Jugendliche war sie missbraucht worden, sie weiß schon nicht mehr genau, ob sie erst seitdem oder bereits vorher so dünn war. Immer wieder war sie wegen ihrer Magersucht in Behandlung. Immer wieder ging es ihr eine Weile besser, sie nahm dann etwas an Gewicht zu, das sie dann aber bald wieder verlor. Dann musste sie erneut in Behandlung. Es war ein ständiger Kampf ums Überleben.

Vor ein paar Jahren hatte sie angefangen, sich zu »ritzen«. Mit einem Messer fügte sie sich Schnittwunden zu, zumeist an den Oberarmen, manchmal auch an den Unterarmen. Beide Arme waren mit etwa zwei, drei Zentimeter langen Narben übersät. »Das fühlt sich komisch an und klingt vielleicht auch komisch«, sagte sie. »Aber ich spüre das gar nicht.«

Im Kurs in der Klinik sollte sie lernen, sich zu entspannen, ihren Körper zu erspüren und mit Hilfe ihrer Atmung ihren Brustkorb zu öffnen. Es ging darum, sich zu dehnen und ein Gefühl der inneren Ruhe zu erleben. Sie begann mit den Übungen, doch bald ging es nicht mehr, sie musste die Sitzung abbrechen. Sie hatte nicht nur gespürt, wie verspannt und blockiert ihre Schultern und der ganze Oberkörper waren, die schrecklichen Erlebnisse ihrer Kindheit hatten sich ebenfalls in ihrer Erinnerung nach vorne gedrängt und sie überwältigt.

In vielen psychosomatischen Kliniken gehen Körpertherapie und psychologische Betreuung Hand in Hand. Die Erfahrungen während bestimmter Übungen geben wichtige Hinweise darauf, was den Patienten noch auf der Seele drücken könnte und welche Themen in der Therapie stärker bearbeitet werden sollten. Manchmal öffnen die Körpererfahrungen auch den Zugang zu bisher verschütteten Themen.

Es ist nicht immer so einfach, dass die Organe sinnbildlich »sprechen«, aber wenn eine Frau in Entspannungsübungen die Verkrampfungen in ihrem Unterleib nicht lockern kann, ist es durchaus möglich, dass sie furchtbare Erfahrungen sexueller Art gemacht hat. Werden die Kurse und Übungen abgebrochen, kann das die Patienten erschrecken und eventuell möchten sie sich diese Konfrontation zukünftig ersparen. Meistens tut es den Kranken jedoch gut, auf diese Weise zu spüren, welche Schwierigkeiten noch vor ihnen liegen.

Im Fall der jungen Frau nahm die Therapie eine positive Wendung. Der Beginn einer langwierigen Betreuung war gemacht. Die Patientin blieb zwar auch weiterhin gefährdet, aufgrund ihrer Magersucht erneut in eine Klinik eingewiesen werden zu müssen. Doch sie erlernte Atemtechniken und Entspannungsübungen, mit deren Hilfe sie ihre Verkrampfungen etwas lösen konnte. Sie konnte nach ein paar Wochen immerhin befreiter durchatmen und sich dehnen und strecken, ohne sofort an die schrecklichen Erfahrungen ihrer Kindheit denken zu müssen.

Sie besuchte Feldenkrais- und Yoga-Seminare und versuchte regelmäßig Übungen zur Entspannung zu machen. Das war ein Teil in dem langjährigen therapeutischen Prozess, der aus vielen Gesprächssitzungen bestand, in denen frühere Erlebnisse, aktuelle Belastungen und der Umgang damit erfasst und erlernt wurde.

## Stärken Sie Ihr Herz

Für viele Menschen, die unter Stress und Anspannungen leiden, sind Übungen hilfreich, die den Herzrhythmus stabilisieren und zu einem regelmäßigen Puls führen. Zu einem Puls, der nicht zu schnell und nicht zu langsam ist. Zumeist geht das mit einer tieferen Atmung und Entspannung im Bauchraum einher. Entsprechende Techniken finden sich beim Autogenen Training, beim Yoga und fernöstlichen Meditationsübungen, aber auch bei anderen Methoden der Entspannung und Körperarbeit. Ein erster Schritt besteht zumeist darin, die Aufmerksamkeit nach innen zu lenken und die äußeren Sorgen beiseitezuschieben. Die Gedanken lässt man dazu kommen und gehen, ohne sich zu etwas zu zwingen. Durch tiefes Ein- und Ausatmen wird der Parasympathikus angeregt – das Nervensystem im Körper, das im Zustand der Ruhe und Erholung besonders aktiv ist. Wenn das Ausatmen voll ausgeschöpft und etwas verlängert wird, ist der Effekt besonders groß.

In einem zweiten Schritt ist es hilfreich, sich auf das Herz zu konzentrieren. Die Vertreter mancher Techniken raten dazu, sich das Herz groß und schwer und ruhig schlagend in der großen Höhle des Brustkorbs vorzustellen und dabei ruhig zu atmen. Anderen Techniken zufolge solle man »durch das Herz atmen« und sich vorstellen, wie das Herz den Körper mit neuem sauerstoffhaltigem Blut versorgt und die Lunge durch die kräftigen Atemzüge frische Luft zugeführt bekommt. Die Bilder und die Vorstellungen zu den Entspannungsübungen fallen bei jedem womöglich etwas anders aus.

Der dritte Schritt besteht darin, sich die Wärme und Geräumigkeit vorzustellen, die gerade die eigene Brust ausfüllt. Die ruhigen Atemzüge, bei denen sich der Brustkorb gemächlich hebt und senkt, können dieses Gefühl verstärken. In einem Buch habe ich den Hinweis gefunden, sich das Herz im Brustkorb wie ein zufriedenes Kind in einer wohlig warmen Badewanne vorzustellen, das vom Wasser umfangen ist …

Es hilft, wenn man sich bei diesen Übungen angenehme Gedanken macht und etwa an erfreuliche Erlebnisse zurückdenkt, wobei man sich meist zugleich liebevoll, warmherzig und zufrieden fühlt. Manche Menschen überkommen bei solchen Entspannungsübungen auch Gefühle der Rührung und Dankbarkeit – das klingt zwar pathetisch, aber sie öffnen ihr Herz im doppelten Wortsinne.

Jeder muss für sich herausfinden, welche dieser Übungen am hilfreichsten für ihn ist oder ob ihm so etwas gar nicht zusagt. Aber ob es sich nun um Autogenes Training, andere Entspannungstechniken oder Meditation handelt oder Elemente von verschiedenen Methoden in eine Körpertherapie einfließen, immer wieder zeigt sich auch in wissenschaftlichen Untersuchungen der Nutzen. So haben Forscher aus Kalifornien gezeigt, dass schon die Erinnerung an angenehme Erlebnisse in entspannter Atmosphäre den zuvor unregelmäßigen Herzschlag stabilisiert und beruhigt und dadurch das Herz weniger empfindlich für Infarkte wird.[123]

Angenehm und entspannt mit sich umzugehen und gut zu sich zu sein, müssen viele Menschen allerdings erst mühsam wieder lernen – Kinder können das zumeist ohne Übung, wenn ihnen nicht grausam mitgespielt wurde.

## Den Schmerz wegdenken

Als Erstes tut immer der Bauch weh. Kinder merken oft zu Beginn in der Magengegend, wenn es ihnen nicht gut geht – auch wenn sie an einer Erkältung oder Mittelohrentzündung leiden. Angst und Ärger spüren Kinder häufig ebenfalls im Bauch. Bis zu zwanzig Prozent aller Kinder tut der Bauch weh, ohne dass sich eine Ursache finden lässt. Magen-Darm-Experten um Miranda van Tilburg von der University of North Carolina aber haben gezeigt, wie sich Kinder mit Hilfe ihrer eigenen Vorstellungskraft von den lästigen Beschwerden befreien können.[124]

Mit Phantasie können Kinder ihr Bauchweh selbst lindern. Sie wurden mit Hilfe einer von den Ärzten entwickelten CD dazu angeregt, an entspannende, angenehme Bilder zu denken.

Die Kinder waren zwischen sechs und 15 Jahre alt und litten immer wieder an Bauchschmerzen unklarer Ursache. Etliche Arztbesuche hatten sie schon hinter sich. Manche waren bereits operiert worden. Die Hälfte von ihnen nahm an einem achtwöchigen Kurs teil, in dem sie sich beispielsweise vorstellen sollten, auf einer Wolke zu schweben und sich dabei zu entspannen. In einer anderen Sitzung stellten sich die Kinder ein warmes, leuchtendes Objekt vor, das in ihrer Hand schmelzen würde. Anschließend legten sie sich die Hand auf den Bauch, der auf diese Weise vor Schmerzen und anderen Störungen geschützt sein sollte.

Den Kindern machte es Spaß, mit Hilfe der CDs ihr Bauchweh zu kurieren. Nach eigenen Angaben verminderten sich bei 73 Prozent der Teilnehmer die Schmerzen um die Hälfte. In der Gruppe, die medikamentös behandelt wurde, berichteten nur 27 Prozent der Kinder von einer Linderung. Lernten auch jene Kinder ihre Vorstellungskraft gegen das Bauchweh einzusetzen, erlebten 58 Prozent eine Besserung ihrer Symptome. Ein halbes Jahr nach Ende des Trainings ging es zwei Drittel der Kinder immer noch besser. »Das Spannende an unserer Studie ist, dass die Kinder selbst dazu beitragen können, weniger Bauchweh zu haben«, sagt Tilburg. »Die Methode hilft besser als die konventionelle Behandlung und ist zudem sehr kostengünstig.« Entspannungsübungen wie Autogenes Training und Hypnose bedienen sich ähnlicher Techniken. »Wir müssen mehr darüber wissen«, sagt der britische Magen-Darm-Experte David Candy, der Kinder erfolgreich mit Hypnose behandelt hat. »Das Problem ist schließlich sehr häufig und viele Kinder können deshalb nicht in die Schule.«

## Entdecken Sie neue Ressourcen

Viele Ärzte wissen, wie wichtig es ist, dass Patienten sich auf ihre Stärken besinnen. Doch nur wenige Ärzte entwickeln dazu konkrete Hilfen für die Kranken. Daniel Gerlach von der Technischen Universität München hat etwa ein Dutzend Spiele entwickelt, um die Ressourcen der Patienten in seiner psychosomatischen Klinik über Körper- und Psychotherapie hinaus weiter zu stärken. Eines dieser Spiele funktioniert nach dem Prinzip Wertanlage. Das mag in Zeiten von Börsen-Crash und Wirtschaftskrise nicht sehr naheliegend sein, die Werte, um die es hier geht, sind allerdings rein emotionaler Natur.

So sollen die Mitspieler zuerst für sich entscheiden, in welchem Bereich sie sich besonders sicher und stabil fühlen, und deswegen auch großzügig einen Teil davon abgeben und investieren können. Verschieden gestaltete Karten symbolisieren Familie, Beruf, materielle Sicherheit, Auftreten und Äußeres, Spiel und Freizeit sowie andere Aspekte des Lebens. Je nachdem, wie man sich in diesen Bereichen ausgestattet fühlt, lässt man sich die entsprechende Anzahl Karten geben. Fühlt man sich beispielsweise familiär besonders sicher und geborgen, kann man eine Karte aus diesem Bereich in die Mitte legen, wo die anderen sie im Tausch gegen eine Karte, die ihre Stärke symbolisiert, erwerben können.

Auf diese Weise erlernen die Patienten spielerisch, ihre Stärken zu erkennen und auch stolz darauf zu sein. Nebenbei erfahren sie, dass sie sogar so viel Stabilität und Kraft in manchen Bereichen haben, dass sie davon abgeben und andere davon profitieren können. »Es ist zwar nur ein Spiel«, sagt der Arzt, der sich noch andere Spiele und Versuchsanordnungen ausgedacht und selbst ausgeschnitten und gebastelt hat. »Aber bei manchen Patienten merkt man sofort, dass ihr Selbstvertrauen und ihre Kraft danach ansteigen.«

## Senken Sie Ihren Stresspegel

Als die Frau mittleren Alters in die Arztpraxis kam, war ihr
nichts Auffälliges anzumerken. Sie ging an die Theke zur
Anmeldung, die Sprechstundenassistentin wollte die ihr unbekannte Patientin gerade begrüßen. Plötzlich, ohne jede Vor-
warnung, zückte die Patientin jedoch ein Messer und stach auf
die medizinische Assistentin ein. Die junge Frau brach blut-
überströmt zusammen und kam erst im Krankenhaus zu sich.
Die Mitarbeiterin der Arztpraxis überlebte und trug glücklicher-
weise keine körperlichen Schäden davon. Organisch war sie
bald wieder gesund, doch die Erinnerung an die Messerattacke
saß tief. Würde sie je wieder in ihrem erlernten Beruf arbeiten
können? Sie würde dort ja permanent mit Menschen zu tun
haben. Wie würde sie reagieren, wenn unbekannte Patienten
auf sie zukamen? Würde sie bei jedem neuen Besucher in der
Arztpraxis, der etwas seltsam schaute, misstrauisch werden und
vielleicht sogar in Panik geraten? Konnte sie die ständige Un-
gewissheit und Angst überhaupt aushalten, die aufkam, weil
immer wieder die Bilder von dem Angriff in ihr Bewusstsein
drängten? Sie war noch jung und sie wollte sich nicht zurück-
ziehen und menschenscheu werden und auch nicht den Beruf
wechseln. Sie suchte therapeutische Hilfe.
Jetzt sitzt sie Martin Sack gegenüber, Experte für Traumabe-
handlung in München und Vorsitzender der Deutschen Gesellschaft für Psychotraumatologie. Die Patientin erzählt dem Arzt
von ihren Erlebnissen während des Angriffs. Martin Sack führt
währenddessen Bewegungen aus, die auf Außenstehende womöglich etwas seltsam oder sogar lächerlich wirken könnten.
Im Abstand von vielleicht fünfzig Zentimetern bewegt er seine
Hand mit erhobenem Zeigefinger vor ihrem Gesicht zügig hin
und her. Von rechts nach links und zurück, immer wieder. Die
Patientin berichtet dabei weiter, wie es ihr während des Überfalls ergangen ist, soll sich aber auf den Finger des Arztes kon-

zentrieren und seine Handbewegungen mit den Augen verfolgen. Sacks Bewegungen dauern etwa sechzig Sekunden, danach folgt eine Pause. Anschließend geht es noch ein paar Mal so weiter.

Die Patientin ist in der ersten Sitzung noch deutlich aufgewühlt. Man merkt ihr an, dass sie angespannt ist und ihr Herz bis zum Hals pocht. Ihre Atmung ist flach, sie steht unter Stress. Auch wenn es bereits mehrere Monate her ist: Die Bilder von der Messerattacke lösen in ihr verständlicherweise immer noch erhebliche Unruhe, Angst und Anspannung aus. Der Körper kämpft auch hier im Arztzimmer noch, als ob sie die Angreiferin abzuwehren versucht. Es arbeitet in ihr.

In der zweiten Sitzung ist die Sprechstundenassistentin bereits spürbar ruhiger. Sie kann von ihrer Verletzung ohne Zeichen der Aufregung erzählen, natürlich ist sie noch betroffen und engagiert, aber es scheint nicht mehr so stark in ihr zu brodeln, wenn sie von dem schrecklichen Vorfall berichtet. Während sie mit den Augen dem Finger des Therapeuten folgt, bleibt sie die ersten zwei, drei Zyklen lang ruhig. Beim dritten Mal in dieser Sitzung bricht es aber wieder aus ihr hervor, sie muss weinen und wird von den Gefühlen und Gedanken an den Angriff überwältigt.

Die dritte Sitzung empfindet die Patientin selbst als den größten Erfolg. Sie erzählt von weiteren Details des Vorfalls, an die sie sich zuvor nicht erinnern konnte. Sie waren von den Gefühlen überdeckt, die jedes Mal erneut wieder in ihr aufstiegen. »Das ist Wahnsinn, ich weiß jetzt wieder, wie es am Rücken plötzlich ganz warm wurde, als sie auf mich eingestochen hat«, sagt die Patientin. »Das war ein ganz eigenartiges Gefühl, im ersten Augenblick nicht so sehr Schmerz, sondern etwas ganz und gar Neuartiges.« Sie kann jetzt sogar so etwas wie Mitleid mit der Täterin empfinden, einer schizophrenen Patientin, die gerade einen Krankheitsschub hatte. »Ich staune selbst, dass ich jetzt schon wieder so ruhig und gefasst von diesem Tag erzählen kann, das wäre vor wenigen Wochen nicht möglich gewesen.«

Bald ging es ihr sogar noch besser. »Es waren nur noch zwei,
drei weitere Sitzungen nötig«, sagt Martin Sack. »Inzwischen
arbeitet die junge Dame sogar wieder in ihrem alten Beruf.« Er
hat die Behandlung der Patientin auf Video aufgezeichnet. Geholfen hat ihr eine Technik, die in der Fachwelt erst seit wenigen Jahren bekannt ist und als EMDR bezeichnet wird. Die
Abkürzung steht für das englische Wortungetüm Eye movement
desensitization and reprocessing. Man kann das etwas sperrig
übersetzen mit Desensibilisierung und Neuorientierung durch
Augenbewegungen.

Die Idee dahinter ist so verblüffend einleuchtend, wie die Technik simpel zu sein scheint.[125] Ein furchtbares Erlebnis, eine
Traumatisierung wie der tätliche Angriff, hinterlässt Spuren. Im
emotionalen Gehirn sind die Erinnerungen an die Tat mit entsprechenden Gefühlen wie Angst und Panik eng verknüpft. Der
Körper reagiert deshalb immer wieder mit einer Stress- und
Alarmreaktion, wenn die Bilder des Überfalls vor dem inneren
Auge auftauchen. Alle Organsysteme sind dann aktiviert und
auf Hochtouren, so als ob gerade in diesem Moment der Angriff
erneut ablaufen würde.

Mit Hilfe von EMDR wird der Stresspegel gesenkt, obwohl der
genaue Mechanismus noch nicht bekannt ist. Während das
Opfer eines traumatischen Erlebnisses von der Tat berichtet,
werden gleichzeitig beruhigende Signale über die regelmäßigen
Augenbewegungen an das Gehirn gesendet. Der Teufelskreis
von schrecklichen Erinnerungen und körperlicher Angst und
Unruhe wird auf diese Weise unterbrochen. Stattdessen werden
Impulse der Entspannung und manchmal sogar angenehme
Wahrnehmungen angeregt. Wahrscheinlich werden die Assoziationen, die bisher mit einer einprägsamen Erinnerung in Verbindung standen, im Gehirn neu verknüpft.[126] Die Augenbewegungen ähneln denen während der REM-Phase im Schlaf, der
Phase, in der man am tiefsten schläft und Körper und Geist sich
am besten erholen. »Man muss in der Sitzung den Zugang zu

dem traumatisierenden Erlebnis finden und es gezielt angehen«, sagt Martin Sack. »Dann kann man genau da einsteigen, wo die emotionale Belastung am größten ist.«

Die kalifornische Therapeutin Francine Shapiro hat maßgeblich dazu beigetragen, dass EMDR bekannt wurde und in der Traumatherapie etliche Anhänger gefunden hat. Zwar gibt es immer noch viele Ärzte, die skeptisch gegenüber der Methode sind und sie für umstritten halten. Zahlreiche Untersuchungen haben jedoch schon bald nach Einführung der neuen Methode gezeigt, dass EMDR zwar kein Allheilmittel ist, aber bei Traumapatienten erstaunliche Erfolge damit erzielt werden können.[127] So hatten Therapeuten achtzig Patienten mit schweren seelischen Traumata in nur jeweils drei neunzigminütigen Sitzungen mit EMDR behandelt. Die Ergebnisse waren sehr überzeugend und als die Patienten mehr als ein Jahr später erneut untersucht und befragt wurden, hatte sich ihr Zustand sogar noch verbessert.

Die Idee, Patienten auf diese Weise zu behandeln, ist Francine Shapiro angeblich bei einem Spaziergang im Park gekommen. Dabei bemerkte sie offenbar den beruhigenden Einfluss auf ihr Gemüt, wenn sie im Augenwinkel sich bewegenden Äste oder vorbeihuschende Skater sah, während sie einer Freundin gerade von einer aufwühlenden Begebenheit erzählte.

Einen ähnlich positiven Einfluss auf Angst und Unruhe kann auch eine dem EMDR sehr verwandte Methode haben, das Tapping. Die Methode hilft auch gut bei Kindern, etwa bei dem fünfjährigen Jungen, der ziemliche Angst vor Hunden hatte. Manchmal geriet er regelrecht in Panik, wenn er nur einen Hund auf der Straßenseite gegenüber sah. In mehreren Sitzungen beim Psychosomatiker lernte der Bub, seine innere Unruhe und Anspannung zu verringern, wenn er Hunden begegnete. Dazu klopfte der Therapeut abwechselnd rhythmisch mit seinen Händen auf die Oberschenkel des Jungen, während der von unangenehmen Erlebnissen mit Hunden erzählte. Auf diese Weise wurde sein Stresspegel gesenkt, obwohl er gerade die Erinnerung an die furchteinflößenden Tiere heraufbeschworen hatte. Ein paar Monate später hatte der Junge bereits deutlich weniger Angst vor Hunden. Er ist zwar noch immer nicht begeistert von den Tieren, aber zutrauliche Vertreter streichelt er sogar manchmal. Nach einem Jahr führte ihn sein Heimweg über eine Holzbrücke, an der sich gerade Hundehalter trafen – mit etwa einem Dutzend Tiere, etliche davon nicht angeleint. Ein, zwei Jahre zuvor wäre er noch schreiend davongerannt oder vor Angst erstarrt. Jetzt ging er mutig an den Hunden vorbei über die Brücke, wenn auch mit pochendem Herzen.

## Lassen Sie sich vom Glück anstecken

Dass Lachen ansteckend ist, weiß jeder. Man kann es immer wieder ausprobieren. Die Situation oder der Witz müssen nicht besonders lustig sein, doch trotzdem kann man sich manchmal nicht mehr halten, wenn die anderen in der Gruppe losprusten und sich auch bei noch so flachen Pointen köstlich amüsieren. Aber Glück? Glück ist ja nicht nur ein kurzer Moment der Ausgelassenheit und Freude, sondern ein umfassenderes und vor allem auch ausdauerndes Gefühl innerer Harmonie. Sonst würde man sich wohl kaum als glücklich bezeichnen. Und Glück, dieses kostbare Gefühl, soll ansteckend sein?
Wissenschaftliche Hinweise dafür gibt es. Sie stammen aber nicht nur von Physiologen oder Gehirnforschern, die Moleküle und Nervenbahnen untersucht haben – sondern auch von Gesellschafts- und Politikwissenschaftlern. Nicolas Christakis und James Fowler, zwei Forscher von den Universitäten Harvard und San Diego, haben untersucht, wie und über welche Wege sich das Glück in einer amerikanischen Kleinstadt verteilt und ausbreitet.[128]
Zusammen mit dem Politologen Fowler hat Gesundheitswis-

senschaftler Christakis die Daten von Menschen einer Stadt über einen Zeitraum von zwanzig Jahren analysiert. Dies war im Rahmen der Framingham-Studie in Massachusetts möglich. In der etwa sechzigtausend Einwohner zählenden Stadt Framingham bei Boston wird seit 1948 die Bevölkerung systematisch auf Gesundheitsrisiken untersucht. Damit die Beziehungen der Probanden untereinander analysiert werden konnten, musste das soziale Netz der Bewohner zunächst in einem Rechenmodell abgebildet werden. Erst dann konnten die Forscher die erstaunliche Beobachtung machen, wie »sozial ansteckend« Glück ist. »Es kann sich von Mensch zu Mensch verbreiten und deshalb gibt es regelrecht Nischen des Glücks innerhalb von Gesellschaften«, sagen Fowler und Christakis.

Das Glück der untersuchten Bewohner wurde nach einem komplexen System bestimmt. Es gab nicht nur entsprechende Fragebögen und Untersuchungen, sondern zugleich wurden auch die Stabilität der Beziehungen zu Familie und Freunden und das erweiterte soziale Netzwerk erfasst. Am Ende ihrer Analyse konnten die Forscher deutlich begrenzte »Glücksnester« in dem Ort identifizieren. Vermehrtes Glück war nicht nur innerhalb einer Familie oder unter Freunden zu beobachten, sondern erstreckte sich auch »über drei Ecken« – das heißt beispielsweise bis zum Freund eines Freundes. »Wer von vielen zufriedenen und glücklichen Menschen umgeben ist oder im Zentrum eines solchen Netzes steht, wird in Zukunft wahrscheinlich noch glücklicher«, verkünden Fowler und Christakis als frohe Botschaft.

Die beiden Wissenschaftler sind überzeugt davon, dass ihre Ergebnisse nicht durch das Motto zu erklären sind: Gleich und gleich gesellt sich gern. »Es liegt nicht daran, dass man sich mit Leuten umgibt, die einem ähnlich sind«, sagt Fowler. »Glück ist offenbar ein kollektives Phänomen und breitet sich weiter aus, wenn man mit anderen zusammenkommt.« Wenn ein befreundeter Mensch glücklich ist, erhöht sich die Wahrscheinlichkeit der Menschen, die im Umkreis von 1,5 Kilometer leben, der US-Analyse zufolge um erstaunliche 25 Prozent, ebenfalls glücklich zu werden. Bei direkten Nachbarn ist es sogar um 34 Prozent wahrscheinlicher, dass sie glücklicher werden, wenn sie neben einem glücklichen Menschen leben. Bei Arbeitskollegen wirkte sich das Glück der anderen hingegen nicht aus – gute Gefühle sind offenbar besonders ansteckend im privaten Umfeld.

Allerdings haben Fowler und Christakis auch Belege dafür gefunden, dass zumeist als negativ empfundene Eigenschaften wie beispielsweise übermäßiges Essen ansteckend sind. Wer zu dick ist, hat meist etliche Erklärungen dafür. Schwere Knochen, träger Stoffwechsel, schlechte Futterverwertung – und natürlich die Veranlagung. Freundschaftliche Beziehungen tragen aber offenbar viel stärker als genetische Faktoren oder andere Umwelteinflüsse zur Gewichtszunahme bei, vermuten die Forscher. Einfacher ausgedrückt: Dicke Freunde machen dick.[129]

»Ein übergewichtiger Mensch kann viele andere beeinflussen«, sagt Nicolas Christakis. »Es ist nicht so, dass die Leute – ob dick oder dünn – andere finden, die ähnlich aussehen wie sie. Der Zusammenhang ist wohl viel direkter.« Für diese Untersuchung haben Fowler und Christakis die Daten von zwölftausend Menschen in Framingham über einen Zeitraum von 32 Jahren analysiert. Besonders überraschend war in diesem Fall, dass der Einfluss von Freunden auf das Gewicht deutlich größer war als der von Blutsverwandten oder Partnern: Wird ein enger Freund dick, liegt das eigene Risiko, ebenfalls übergewichtig zu werden, bei 57 Prozent. Nimmt ein Geschwisterteil zu, beträgt die Wahrscheinlichkeit, zuzulegen, nur vierzig Prozent. Wird der Ehepartner runder, liegt das Risiko, auch zuzunehmen bei 37 Prozent. Obwohl Familienmitglieder zumeist ähnlicher essen als Freunde, war die Beeinflussung innerhalb desselben Haushalts nicht so groß.

Der Einfluss auf das Gewicht war unter gleichgeschlechtlichen

Freunden und Geschwistern stärker ausgeprägt und ließ sich in allen sozialen Schichten beobachten. »Wenn jemand dick wird, ändert sich wahrscheinlich in der engsten Bezugsgruppe die Einschätzung, was als angemessener Körperumfang gilt«, vermutet Christakis. »Das Umfeld denkt dann, es sei schon in Ordnung, dicker zu sein – und diese Wahrnehmung breitet sich aus.«

Dass Übergewicht sozial übertragbar ist, gibt allerdings nur die halbe Wahrheit wieder. »Wir haben ja nicht nur gezeigt, dass Übergewicht ansteckend ist. Schlank sein ist ebenso ansteckend«, sagt James Fowler. »Wenn wir einem Menschen helfen, Gewicht zu verlieren, helfen wir damit vielen.« Wenn das so ist, könnte eine der effektivsten Diäten darin bestehen, anderen beim Abnehmen ein Vorbild zu sein. Vielleicht macht das ja ein paar Menschen glücklicher – was dann wiederum ansteckend für die Freunde und die Nachbarschaft wäre.

# Neun gesunde Tipps für den Arztbesuch

Im ersten Teil dieses Buches finden sich viele Hinweise darauf, was Menschen guttut und wie angenehme Gefühle und Gedanken entstehen. Ich habe gezeigt, was positives Erleben und Denken segensreiches bewirken kann. Was Kinder für ihr gesamtes späteres Leben stark macht und wie unmittelbar und dauerhaft Liebe, Freundschaft und Zuversicht wirken, habe ich ebenfalls ausgeführt. Nehmen Sie sich diese Erkenntnisse zu Herzen – und beherzigen Sie sie. Vielleicht haben Sie ja längst eine bestimmte Entspannungsübung für sich entdeckt, eine Sportart oder ein anderes Hobby. Vielleicht wissen Sie bereits, wie Sie in Beruf wie Familie kleine Inseln der Ruhe und Gelassenheit finden, wie Sie sich wohl fühlen und was Sie brauchen, um mit sich im Reinen zu sein. Wenn nicht, probieren Sie aus, was Ihnen guttut. Es ist nie zu spät – und Ihr Körper wird es Ihnen danken.

Immer wieder zeigt sich aber auch, welchen enormen Einfluss es auf das Wohlergehen der Menschen hat, wie sich ihr Arzt zu ihnen verhält und wie er mit den Menschen umgeht, die ihm anvertraut sind. Hier gibt es ein paar Empfehlungen, die für Patienten hilfreich sein können, um vom Arzt die optimale Behandlung zu erhalten. Scheuen Sie sich nicht, Ihren Arzt darauf anzusprechen und von ihm das zu erwarten, was er ihnen dank seiner Ausbildung auch geben können sollte.[130]

1 Die radikale Empfehlung lautet: Wenn Sie Tipps brauchen und Mühe aufwenden müssen, damit Ihr Arzt Ihnen zuhört und Ihre Bedürfnisse tatsächlich erkennt, sollten Sie ihn eher wechseln. Es spricht nicht für ihn, wenn Sie ihn erst darauf bringen müssen, wie wichtig Ihnen Ihre Beschwerden sind und was er zur Besserung beitragen kann. Ansonsten gilt:

2 Vielen Patienten fällt hinterher ein, was sie alles fragen wollten. Schreiben Sie sich daher vor dem Arztbesuch auf, was Sie vom Doktor wissen

wollen. Achten Sie darauf, dass Sie nicht mit fünf unbeantworteten Fragen in die Praxis hinein- und wieder hinausgehen. Achten Sie auch darauf, dass Sie die Antworten wirklich verstanden haben. Bitten Sie den Arzt um eine Einschätzung und Bewertung, wenn Ihnen unklar ist, ob seine Äußerung für Sie positiv oder negativ ist. »Was bedeutet das für mich?«, kann so eine Nachfrage lauten.

3 Gehen Sie nur dann wiederholt zum selben Arzt, wenn Sie ihn grundsätzlich sympathisch finden und das Gefühl haben, dass er Ihnen wirklich helfen kann. Zahlreiche Studien zeigen, dass dann die Behandlung am erfolgreichsten anschlägt und die Patienten am zufriedensten sind. Wenn Sie dem Arzt gegenüber skeptisch eingestellt sind, bringen Sie sich um einen Teil des möglichen Heilerfolgs.

4 Sprechen Sie, wenn möglich, Ihren Arzt direkt, aber freundlich darauf an, wenn Sie mit dem Gespräch unzufrieden sind. Reagiert er nicht, bleiben Sie so lange beharrlich, bis er sich die Zeit nimmt, richtig zuzuhören.

5 Sagen Sie Ihrem Arzt von sich aus, wenn Sie mehr bedrückt als nur körperliche Beschwerden. Warten Sie nicht darauf, dass er nach Ihrem psychischen Befinden fragt. Er kann schließlich nicht ahnen, ob Sie von Ihrer Ehe genervt sind, Sie am Arbeitsplatz ausgegrenzt werden oder anderes auf dem Herzen haben.

6 Besprechen Sie die Ergebnisse und Einschätzungen, die Sie womöglich von einem zweiten Arzt bekommen, offen auch mit Ihren anderen Ärzten. Fragen Sie gezielt nach, welche Konsequenzen sie selbst jeweils daraus ziehen würden.

7 Überprüfen Sie selbstkritisch, was Sie denken, woher Ihre Beschwerden kommen. Lassen Sie den Gedanken zu, dass auch andere als körperliche Ursachen, zum Beispiel Stress und psychische Belastungen, der Grund für Ihre Beschwerden sein können. Wenn das so ist, teilen Sie diese Erkenntnis Ihrem Arzt auch mit.

**8** Fragen Sie den Arzt, wenn er Ihnen zu einer Untersuchung oder Therapie rät, ob er bei sich und seinen Liebsten genauso verfahren würde. Ärzte nehmen das, was sie Patienten verordnen, deutlich seltener auch für sich selbst in Anspruch. Um sich abzusichern und nichts zu versäumen, raten sie Patienten im Zweifel zu mehr Diagnostik und Therapie.

**9** Lassen Sie nicht locker, bis eine Lösung für Ihr Problem gefunden ist. Sonst verschleppen Sie das Leiden nur. Teilen Sie Ihrem Arzt mit, wenn Sie das Gefühl haben, dass er im Moment mehr für Sie tun könnte und was das konkret sein könnte.

# Dank

Die Erkenntnisse in diesem Buch beruhen auf zahlreichen Gesprächen mit Patienten, Ärzten und Wissenschaftlern. Ihnen danke ich vielmals für die Zeit und Mühe, mir ihre Geschichte und Geschichten zu erzählen und Einblicke in ihr Leiden und ihre beruflichen Leidenschaften zu geben. Viel verdanke ich zahlreichen Büchern und Fachartikeln. Die meisten davon sind im Buch erwähnt und im Literaturverzeichnis aufgeführt.

Besonders danken möchte ich Peter Henningsen, Sebastian Herrmann und Bernd Hontschik. Sie haben große Teile des Manuskripts gelesen und hilfreiche Anregungen und Hinweise gegeben. Für etwaige Fehler und Missverständnisse können sie nichts – die gehen allein auf mich zurück.

Weiterhin danke ich – in alphabetischer Reihenfolge – folgenden Ärzten und Wissenschaftlern für die Zeit und Geduld, die sie in Gesprächen und bei Besuchen für mich aufbrachten: Bruno Allolio, Gerd Antes, Matthias Augustin, Karl Heinz Brisch, Ulrich Bröckling, Peer Eysel, Martin Fischer, Daniel Gerlach, Martin Halle, Florian Heinen, Peter Herschbach, Karl-Heinz Ladwig, Martin Reincke, Klaus Reinhardt, Martin Sack, Manfred Schedlowski, Carl Eduard Scheidt, Marcus Schiltenwolf, Norbert Schmacke, Michael Wirsching.

Mein herzlichster Dank gilt meiner Frau Silke, die es immer wieder schafft, gute Gefühle in ihrer Umgebung auszulösen.

# Anmerkungen

1 Vidi V, Rajesh V, Singh PP, Mukherjee JT, Lago RM, Venesy DM, Waxman S, Pyne CT, Piemonte TC, Gossman DE, Nesto RW: Clinical characteristics of tako-tsubo cardiomyopathy. Am J Cardiol. 2009; 104:578

2 Regnante RA, Zuzek RW, Weinsier SB, Latif SR, Linsky RA, Ahmed HN, Sadiq I: Clinical characteristics and four-year outcomes of patients in the Rhode Island Takotsubo Cardiomyopathy Registry. Am J Cardiol. 2009;103:1015

3 Eine vierjährige Untersuchung von fast 20000 Patienten mit Infarkt-Symptomen ergab, dass bei 70 von ihnen ein Takotsubo-Herzleiden vorlag – 95 Prozent davon waren Frauen.

4 Das Standardwerk von Thure von Uexküll ist mittlerweile in sechster Auflage erschienen: Uexküll T: Psychosomatische Medizin. Modelle ärztlichen Denkens und Handelns. München 2008

5 Danner DD, Snowdon DA, Friesen WV: Positive emotions in early life and longevity: findings from the nun study. J Pers Soc Psychol. 2001;80:804

6 Nachzulesen sind Bernd Hontschiks Texte unter www.medizinHuman.de. Die Kolumne Nr. 62 trägt den Titel »Einzelhaftung«

7 Yagwer NS: Emotions as a cause of rapid and sudden death. Archives of Neurology and Psychiatry, 1936;36:875

8 Volke W: Hugo von Hofmannsthal: Mit Selbstzeugnissen und Bilddokumenten. Reinbek 2000

9 Meador CK: Hex death: voodoo magic or persuasion? South Med J. 1992;85:244

10 Pilcher H: The science of voodoo: When mind attacks body. New Scientist 2009;2708:30

11 Hontschik B: Körper, Seele, Mensch. Versuch über die Kunst des Heilens. Frankfurt a. M. 2006. Dies ist das erste Buch in der von Hontschik begründeten Reihe MedizinHuman.

12 Bernard Lown hat die Ärztevereinigung gegen den Atomkrieg (IPPNW) Ende der 1970er Jahre nach regel-mäßigen Treffen gleichgesinnter Ärzte in seinem Wohn-zimmer begründet und dafür 1985 den Friedensnobelpreis erhalten.

13 Lown B: Die verlorene Kunst des Heilens. Anstiftung zum Umdenken. Stuttgart 2002

14 Jones TF, Craig AS, Hoy D, Gunter EW, Ashley DL, Barr DB, Brock JW, Schaffner W: Mass psychogenic illness attributed to toxic exposure at a high school. N Engl J Med. 2000;342:96

15 Nemery B, Fischler B, Boogaerts M, Lison D: Dioxins, Coca-Cola, and mass sociogenic illness in Belgium. Lancet 1999;354:77
Nemery B, Fischler B, Boogaerts M, Lison D, Willems J: The Coca-Cola incident in Belgium, June 1999. Food Chem Toxicol. 2002;40:1657

16 Schivelbusch W: Geschichte der Eisenbahnreise. Zur Industrialisierung von Raum und Zeit im 19. Jahrhundert. Frankfurt a.M. 1977

17 Geiser F, Meier C, Wegener I, Imbierowicz K, Conrad R, Liedtke R, Oldenburg J, Harbrecht U: Association between anxiety and factors of coagulation and fibrinoly-sis. Psychother Psychosom. 2008;77:377

18 Rozanski A, Blumenthal JA, Kaplan J: Impact of psycho-logical factors on the pathogenesis of cardiovascular disease and implications for therapy. Circulation 1999;99:2192

Strike PC, Kesson M, Brydon L, Edwards S, McEwan JR, Steptoe A: Exaggerated platelet and hemodynamic reactivity to mental stress in men with coronary artery disease. Psychosom Med 2004;66:492

von Känel R, Mills PJ, Fainman C, Dimsdale JE: Effects of psychological stress and psychiatric disorders on blood coagulation and fibrinolysis: a biobehavioral pathway to coronary artery disease? Psychosom Med 2001;63:531

Doulalas AD, Rallidis LS, Gialernios T, Moschonas DN, Kougioulis MN, Rizos I, Tselegaridis TS, Kremastinos DT: Association of depressive symptoms with coagulation factors in young healthy individuals. Atherosclerosis 2006;186:121

19 Surtees PG, Wainwright NW, Luben RN, Wareham NJ, Bingham SA, Khaw KT: Depression and ischemic heart disease mortality: evidence from the EPIC-Norfolk United Kingdom prospective cohort study. Am J Psychiatry. 2008;165:515

20 Scheier MF, Matthews KA, Owens JF, Schulz R, Bridges MW, Magovern GJ, Carver CS. Optimism and rehospitalization after coronary artery bypass graft surgery. Arch Intern Med. 1999;159:829

21 Allison PJ, Guichard C, Fung K, Gilain L. Dispositional optimism predicts survival status 1 year after diagnosis in head and neck cancer patients. J Clin Oncol. 2003;21:543

Giltay EJ, Geleijnse JM, Zitman FG, Hoekstra T, Schouten EG. Dispositional optimism and all-cause and cardiovascular mortality in a prospective cohort of elderly Dutch men and women. Arch Gen Psychiatry 2004;61:1126

22 Kiecolt-Glaser JK, Dura JR, Speicher CE, Trask OJ, Glaser R: Spousal caregivers of dementia victims: longitudinal changes in immunity and health. Psychosom Med 1991;53:345

23  Baker B, Szalai JP, Paquette M, Tobe S: Marital support,
    spousal contact and the course of mild hypertension. J
    Psychosom Res. 2003;55:229

24  Medalie JH, Goldbourt U: Angina pectoris among 10 000
    men. II. Psychosocial and other risk factors as evidenced
    by a multivariate analysis of a five year incidence study.
    Am J Med. 1976;60:910

25  Medalie JH, Stange KC, Zyzanski SJ, Goldbourt U: The
    importance of biopsychosocial factors in the development
    of duodenal ulcer in a cohort of middle-aged men. Am
    J Epidemiol. 1992;136:1280

26  Reynolds P, Boyd PT, Blacklow RS, Jackson JS, Green-
    berg RS, Austin DF, Chen VW, Edwards BK: The rela-
    tionship between social ties and survival among black
    and white breast cancer patients. National Cancer Insti-
    tute Black/White Cancer Survival Study Group. Cancer
    Epidemiol Biomarkers Prev. 1994;3:253

27  Levenson RW, Carstensen LL, Gottman JM: Long-term
    marriage: age, gender, and satisfaction. Psychol Aging.
    1993;8:301

28  Friedmann E, Thomas SA: Pet ownership, social support,
    and one-year survival after acute myocardial infarction in
    the Cardiac Arrhythmia Suppression Trial (CAST). Am
    J Cardiol. 1995;76:1213
    Siegel JM: Stressful life events and use of physician
    services among the elderly: the moderating role of pet
    ownership. J Pers Soc Psychol. 1990;58:1081
    Rodin J, Langer EJ: Long-term effects of a control-rele-
    vant intervention with the institutionalized aged. J Pers
    Soc Psychol. 1977;35:897

29  Allen K, Blascovich J, Mendes WB: Cardiovascular
    reactivity and the presence of pets, friends, and spouses:
    the truth about cats and dogs. Psychosom Med.
    2002;64:727

30  Bartels A, Zeki S: The neural basis of romantic love.
    Neuroreport. 2000;11:3829

31  Bartels A, Zeki S: The neural correlates of maternal and
    romantic love. Neuroimage. 2004;21:1155

32  Wang Z, Aragona BJ: Neurochemical regulation of pair
    bonding in male prairie voles. Physiol Behav.
    2004;83:319

33  Israel S, Lerer E, Shalev I, Uzefovsky F, Riebold M, Laiba
    E, Bachner-Melman R, Maril A, Bornstein G, Knafo A,
    Ebstein RP: The oxytocin receptor (OXTR) contributes to
    prosocial fund allocations in the dictator game and the
    social value orientations task. PLoS One. 2009;4:e5535

34  Pedersen CA: Biological aspects of social bonding and
    the roots of human violence. Ann N Y Acad Sci.
    2004;1036:106

35  Ditzen B, Schaer M, Gabriel B, Bodenmann G, Ehlert U,
    Heinrichs M: Intranasal oxytocin increases positive
    communication and reduces cortisol levels during couple
    conflict. Biol Psychiatry. 2009;65:728

36  Matsunaga M, Sato S, Isowa T, Tsuboi H, Konagaya T,
    Kaneko H, Ohira H: Profiling of serum proteins influ-
    enced by warm partner contact in healthy couples. Neuro
    Endocrinol Lett. 2009;30:2

37  Ditzen B, Hoppmann C, Klumb P: Positive couple
    interactions and daily cortisol: on the stress-protecting
    role of intimacy. Psychosom Med. 2008;70:883

38  Ditzen B, Neumann ID, Bodenmann G, von Dawans B,
    Turner RA, Ehlert U, Heinrichs M: Effects of different
    kinds of couple interaction on cortisol and heart rate
    responses to stress in women. Psychoneuroendocrino-
    logy. 2007;32:565

39  Gallus S, Tavani A, La Vecchia C: Pizza and risk of acute
    myocardial infarction. Eur J Clin Nutr. 2004;58:1543

40  Cornwell EY, Waite LJ: Social disconnectedness, percei-

ved isolation, and health among older adults. J Health
Soc Behav. 2009;50:31
Hughes ME, Waite LJ: Health in household context:
living arrangements and health in late middle age.
J Health Soc Behav. 2002;43:1

41  Kiecolt-Glaser JK, Loving TJ, Stowell JR, Malarkey WB,
Lemeshow S: Hostile marital interactions, proinflamm-
atory cytokine production, and wound healing. Arch Gen
Psychiatry 2005;62:1377

42  Gouin JP, Kiecolt-Glaser JK, Malarkey WB, Glaser R:
The influence of anger expression on wound healing.
Brain Behav Immun. 2008;22:699

43  De Vogli R, Chandola T, Marmot MG: Negative aspects
of close relationships and heart disease. Arch Intern Med.
2007;167:1951

44  Tindle HA, Chang YF, Kuller LH, Manson JE, Robinson
JG, Rosal MC, Siegle GJ, Matthews KA: Optimism,
Cynical Hostility, and Incident Coronary Heart Disease
and Mortality in the Women's Health Initiative. Circulation 2009;120:656

45  Barefoot JC, Larsen S, von der Lieth L, Schroll M.
Hostility, incidence of acute myocardial infarction, and
mortality in a sample of older Danish men and women.
Am J Epidemiol. 1995;142:477

46  Matthews KA, Owens JF, Kuller LH, Sutton-Tyrrell K,
Jansen-McWilliams L. Are hostility and anxiety associa-
ted with carotid atherosclerosis in healthy postmenopau-
sal women? Psychosom Med. 1998;60:633
Matthews KA, Raikkonen K, Sutton-Tyrrell K, Kuller
LH. Optimistic attitudes protect against progression of
carotid atherosclerosis in healthy middle-aged women.
Psychosom Med. 2004;66:640

47  Lown B: Die verlorene Kunst des Heilens. Anstiftung
zum Umdenken. Frankfurt a. M. 2002

48  Young DC, Hade EM: Holidays, birthdays, and postpone-
    ment of cancer death. JAMA. 2004;292:3012

49  Gould SJ: Illusion Fortschritt. Die vielfältigen Wege der
    Evolution. Frankfurt a. M. 1998

50  Simpson J: Sturz ins Leere. Ein Überlebenskampf in den
    Anden. München 1994/2007

51  Saint-Exupéry, A de: Wind, Sand und Sterne. Düsseldorf
    1999

52  »Das wird man nie los«. Süddeutsche Zeitung, 2. Juli
    2009, Interview von Martin Zips.

53  Williams LE, Bargh JA: Experiencing physical warmth
    promotes interpersonal warmth. Science 2008;322:606

54  Pollo A, Carlino E, Benedetti F: The top-down influence
    of ergogenic placebos on muscle work and fatigue. Eur
    J Neurosci. 2008;28:379

55  Benedetti F, Pollo A, Colloca L: Opioid-mediated place-
    bo responses boost pain endurance and physical perfor-
    mance: is it doping in sport competitions? J Neurosci.
    2007;27:11934

56  Benedetti F, Amanzio M, Vighetti S, Asteggiano G: The
    biochemical and neuroendocrine bases of the hyperalge-
    sic nocebo effect. J Neurosci. 2006;26:12014

57  Wager TD, Scott DJ, Zubieta JK: Placebo effects on
    human mu-opioid activity during pain. Proc Natl Acad
    Sci U S A. 2007;104:11056

58  Pacheco-López G, Engler H, Niemi MB, Schedlowski M:
    Expectations and associations that heal: Immunomodula-
    tory placebo effects and its neurobiology. Brain Behav
    Immun. 2006;20:430

59  Kaptchuk TJ, Kelley JM, Conboy LA, Davis RB, Kerr
    CE, Jacobson EE, Kirsch I, Schyner RN, Nam BH,
    Nguyen LT, Park M, Rivers AL, McManus C, Kokkotou
    E, Drossman DA, Goldman P, Lembo AJ: Components of
    placebo effect: randomised controlled trial in patients

with irritable bowel syndrome. BMJ. 2008;336:999

Patel SM, Stason WB, Legedza A, Ock SM, Kaptchuk TJ, Conboy L, Canenguez K, Park JK, Kelly E, Jacobson E, Kerr CE, Lembo AJ: The placebo effect in irritable bowel syndrome trials: a meta-analysis. Neurogastroenterol Motil. 2005;17:332

60 Moseley JB, O'Malley K, Petersen NJ, Menke TJ, Brody BA, Kuykendall DH, Hollingsworth JC, Ashton CM, Wray NP: A controlled trial of arthroscopic surgery for osteoarthritis of the knee. N Engl J Med. 2002;347:81

61 Cherkin DC, Sherman KJ, Avins AL, Erro JH, Ichikawa L, Barlow WE, Delaney K, Hawkes R, Hamilton L, Pressman A, Khalsa PS, Deyo RA: A randomized trial comparing acupuncture, simulated acupuncture, and usual care for chronic low back pain. Arch Intern Med. 2009;169:858

62 Haake M, Müller HH, Schade-Brittinger C, Basler HD, Schäfer H, Maier C, Endres HG, Trampisch HJ, Molsberger A: German Acupuncture Trials (GERAC) for chronic low back pain: randomized, multicenter, blinded, parallel-group trial with 3 groups. Arch Intern Med. 2007;167:1892

63 Linde K, Witt CM, Streng A, Weidenhammer W, Wagenpfeil S, Brinkhaus B, Willich SN, Melchart D: The impact of patient expectations on outcomes in four randomized controlled trials of acupuncture in patients with chronic pain. Pain. 2007;128:264

64 Hill LE, Nunn AJ, Fox W: Matching quality of agents employed in »double-blind« controlled clinical trials. Lancet. 1976;1(7955):352

Jacobs KW, Nordan FM: Classification of placebo drugs: effect of color. Percept Mot Skills. 1979;49:367

Lucchelli PE, Cattaneo AD, Zattoni J: Effect of capsule colour and order of administration of hypnotic treatments. Eur J Clin Pharmacol. 1978;13:153

65  Waber RL, Shiv B, Carmon Z, Ariely D: Commercial
    features of placebo and therapeutic efficacy. JAMA.
    2008;299:1016
66  Plassmann H, O'Doherty J, Shiv B, Rangel A: Marketing
    actions can modulate neural representations of experi-
    enced pleasantness. Proc Natl Acad Sci U S A.
    2008;105:1050
67  Orth UR, Kahle LR: Intrapersonal variation in consumer
    susceptibility to normative influence: toward a better
    understanding of brand choice decisions. J Soc Psychol.
    2008;148:423
68  Assefi SL, Garry M: Absolut memory distortions: alcohol
    placebos influence the misinformation effect. Psychol
    Sci. 2003;14:77
69  Zhou X, Vohs KD, Baumeister RF: The symbolic power
    of money: reminders of money alter social distress and
    physical pain. Psychol Sci. 2009;20:700
70  Als H, Lawhon G, Duffy FH, McAnulty GB, Gibes-
    Grossman R, Blickman JG: Individualized developmental
    care for the very low-birth-weight preterm infant. Medi-
    cal and neurofunctional effects. JAMA. 1994;272:853
71  Servan-Schreiber D: Die neue Medizin der Emotionen.
    Stress, Angst, Depression: Gesund werden ohne Medi-
    kamente. München 2004
72  Eluvathingal TJ, Chugani HT, Behen ME, Juhász C,
    Muzik O, Maqbool M, Chugani DC, Makki M: Abnormal
    brain connectivity in children after early severe socio-
    emotional deprivation: a diffusion tensor imaging study.
    Pediatrics. 2006;117:2093.
    Chugani HT, Behen ME, Muzik O, Juhász C, Nagy F,
    Chugani DC: Local brain functional activity following
    early deprivation: a study of postinstitutionalized Roma-
    nian orphans. Neuroimage. 2001;14:1290.
73  Katz LF, Gottman JM: Buffering children from marital

conflict and dissolution. J Clin Child Psychol.
1997;26:157

74 Weitere Informationen unter www.safe-programm.de

75 Shirtcliff EA, Coe CL, Pollak SD: Early childhood stress
is associated with elevated antibody levels to herpes
simplex virus type 1. Proc Natl Acad Sci. 2009;
106:2963

76 Wessely S, Nimnuan C, Sharpe M: Functional somatic
syndromes: one or many? Lancet. 1999;354:936

77 Imbierowicz K, Egle UT: Childhood adversities in
patients with fibromyalgia and somatoform pain disorder.
Eur J Pain. 2003;7:113

78 Cox JJ, Reimann F, Nicholas AK, Thornton G, Roberts E,
Springell K, Karbani G, Jafri H, Mannan J, Raashid Y,
Al-Gazali L, Hamamy H, Valente EM, Gorman S,
Williams R, McHale DP, Wood JN, Gribble FM, Woods
CG: An SCN9A channelopathy causes congenital inabi-
lity to experience pain. Nature. 2006;444:894

79 Koyama T, McHaffie JG, Laurienti PJ, Coghill RC: The
subjective experience of pain: where expectations become
reality. Proc Natl Acad Sci U S A. 2005;102:12950

80 Petrak F, Hardt J, Kappis B, Nickel R, Egle UT: Determinants of health-related quality of life in patients with
persistent somatoform pain disorder. European Journal of
Pain 2003;7:463

81 Selye H: Confusion and controversy in the stress field.
J Human Stress. 1975;1:37
Selye H: Stress and distress. Compr Ther. 1975;1:9

82 Davidson KW, Rieckmann N, Lespérance F: Psychological theories of depression: potential application for the
prevention of acute coronary syndrome recurrence.
Psychosom Med. 2004;66:165

83 Yusuf S, Hawken S, Ounpuu S, Dans T, Avezum A, Lanas
F, McQueen M, Budaj A, Pais P, Varigos J, Lisheng L;

INTERHEART Study Investigators: Effect of potentially modifiable risk factors associated with myocardial infarction in 52 countries (the INTERHEART study): case-control study. Lancet. 2004;364:937

84  Rosengren A, Hawken S, Ounpuu S, Sliwa K, Zubaid M, Almahmeed WA, Blackett KN, Sitthi-amorn C, Sato H, Yusuf S; INTERHEART investigators: Association of psychosocial risk factors with risk of acute myocardial infarction in 11119 cases and 13648 controls from 52 countries (the INTERHEART study): case-control study. Lancet. 2004;364:953

85  Ladwig KH, Marten-Mittag B, Löwel H, Döring A, Koenig W: C-reactive protein, depressed mood, and the prediction of coronary heart disease in initially healthy men: results from the MONICA-KORA Augsburg Cohort Study 1984-1998. Eur Heart J. 2005;26:2537

86  Ladwig KH, Marten-Mittag B, Deisenhofer I, Hofmann B, Schapperer J, Weyerbrock S, Erazo N, Schmitt C: Psychophysiological correlates of peritraumatic dissociative responses in survivors of life-threatening cardiac events. Psychopathology. 2002;35:241

87  Appels A, Mulder P: Fatigue and heart disease. The association between ›vital exhaustion‹ and past, present and future coronary heart disease. J Psychosom Res. 1989;33:727
Appels A, Mulder P: Excess fatigue as a precursor of myocardial infarction. Eur Heart J. 1988;9:75

88  Chandola T, Britton A, Brunner E, Hemingway H, Malik M, Kumari M, Badrick E, Kivimaki M, Marmot M: Work stress and coronary heart disease: what are the mechanisms? Eur Heart J. 2008;29:640

89  Newcomer JW, Hennekens CH: Severe mental illness and risk of cardiovascular disease. JAMA. 2007;298:1794

90  Müller-Nordhorn J, Binting S, Roll S, Willich SN: An

update on regional variation in cardiovascular mortality
within Europe. Eur Heart J. 2008;29:1316

91 Carragee EJ, Barcohana B, Alamin T, van den Haak E:
Prospective controlled study of the development of lower
back pain in previously asymptomatic subjects undergoing experimental discography. Spine 2004;29:1112
Weitere Fachartikel über den Umgang mit chronischen
Rückenschmerzen finden sich bei: Carragee EJ: Clinical
practice. Persistent low back pain. N Engl J Med.
2005;352:1891.
Carragee EJ, Alamin TF, Miller JL, Carragee JM: Discographic, MRI and psychosocial determinants of low back
pain disability and remission: a prospective study in
subjects with benign persistent back pain. Spine
2005;5:24

92 Nickel R, Egle UT, Hardt J: Are childhood adversities
relevant in patients with chronic low back pain? European
Journal of Pain 2002;6:221

93 Williams LJ, Pasco JA, Jacka FN, Henry MJ, Dodd S,
Berk M: Depression and bone metabolism. A review.
Psychother Psychosom. 2009;78:16
Spangler L, Scholes D, Brunner RL, Robbins J, Reed SD,
Newton KM, Melville JL, Lacroix AZ: Depressive
symptoms, bone loss, and fractures in postmenopausal
women. J Gen Intern Med. 2008;23:567

94 Eskandari F, Martinez PE, Torvik S, Phillips TM, Sternberg EM, Mistry S, Ronsaville D, Wesley R, Toomey C,
Sebring NG, Reynolds JC, Blackman MR, Calis KA,
Gold PW, Cizza G; Premenopausal, Osteoporosis Women, Alendronate, Depression (POWER) Study Group:
Low bone mass in premenopausal women with depression. Arch Intern Med. 2007;167:2329

95 Kirkley A, Birmingham TB, Litchfield RB, Giffin JR,
Willits KR, Wong CJ, Feagan BG, Donner A, Griffin SH,

D'Ascanio LM, Pope JE, Fowler PJ: A randomized trial
of arthroscopic surgery for osteoarthritis of the knee.
N Engl J Med. 2008;359:1097

96  Marshall BJ, Goodwin CS, Warren JR, Murray R, Blincow ED, Blackbourn SJ, Phillips M, Waters TE, Sanderson CR: Prospective double-blind trial of duodenal ulcer
relapse after eradication of Campylobacter pylori. Lancet.
1988;2(8626):1437

97  Drossman DA: The functional gastrointestinal disorders
and the Rome III process. Gastroenterology.
2006;130:1377

98  Levy RL, Olden KW, Naliboff BD, Bradley LA, Francisconi C, Drossman DA, Creed F: Psychosocial aspects of
the functional gastrointestinal disorders. Gastroenterology. 2006;130:1447

99  Dorn SD, Palsson OS, Thiwan SI, Kanazawa M, Clark
WC, van Tilburg MA, Drossman DA, Scarlett Y, Levy
RL, Ringel Y, Crowell MD, Olden KW, Whitehead WE:
Increased colonic pain sensitivity in irritable bowel
syndrome is the result of an increased tendency to report
pain rather than increased neurosensory sensitivity. Gut.
2007;56:1202

100 Labus JS, Mayer EA, Chang L, Bolus R, Naliboff BD:
The central role of gastrointestinal-specific anxiety in
irritable bowel syndrome: further validation of the
visceral sensitivity index. Psychosom Med. 2007;69:89

101 Vandenberghe J, Dupont P, Van Oudenhove L, Bormans
G, Demyttenaere K, Fischler B, Geeraerts B, Janssens J,
Tack J: Regional cerebral blood flow during gastric
balloon distention in functional dyspepsia. Gastroenterology. 2007;132:1684

102 Phillips ML, Gregory LJ, Cullen S, Coen S, Ng V,
Andrew C, Giampietro V, Bullmore E, Zelaya F, Amaro
E, Thompson DG, Hobson AR, Williams SC, Brammer

M, Aziz Q: The effect of negative emotional context on neural and behavioural responses to oesophageal stimulation. Brain. 2003;126:669

103 Schmid-Ott G, Jaeger B, Boehm T, Langer K, Stephan M, Raap U, Werfel T: Immunological effects of stress in psoriasis. Br J Dermatol. 2009;160:782

104 Buske-Kirschbaum A, Kern S, Ebrecht M, Hellhammer DH: Altered distribution of leukocyte subsets and cytokine production in response to acute psychosocial stress in patients with psoriasis vulgaris. Brain Behav Immun. 2007;21:92

105 Buske-Kirschbaum A, Geiben A, Wermke C, Pirke KM, Hellhammer D: Preliminary evidence for Herpes labialis recurrence following experimentally induced disgust. Psychother Psychosom. 2001;70:86

106 Kodama A, Horikawa T, Suzuki T, Ajiki W, Takashima T, Harada S, Ichihashi M: Effect of stress on atopic dermatitis: investigation in patients after the great hanshin earthquake. J Allergy Clin Immunol. 1999;104:173

107 Kenn K, Hess MM: Vocal cord dysfunction: an important differential diagnosis of bronchial asthma. Dtsch Arztebl Int. 2008;105:699

108 Coyne JC, Pajak TF, Harris J, Konski A, Movsas B, Ang K, Watkins Bruner D; Radiation Therapy Oncology Group: Emotional well-being does not predict survival in head and neck cancer patients: a Radiation Therapy Oncology Group study. Cancer. 2007;110:2568

109 Bröckling U: Das unternehmerische Selbst. Soziologie einer Subjektivierungsform. Frankfurt 2007. In seinem Buch beschreibt der Soziologe, wie sich der moderne Mensch in allen Lebenslagen eigenverantwortlich, kreativ, flexibel und risikobewusst verhalten soll.

110 Blanchflower DG, Oswald AJ: Is well-being U-shaped over the life cycle? Soc Sci Med. 2008;66:1733

111  Tyas SL, Snowdon DA, Desrosiers MF, Riley KP, Mar-
     kesbery WR: Healthy ageing in the Nun Study: definition
     and neuropathologic correlates. Age Ageing. 2007;36:650
112  Hontschik B: Körper, Seele, Mensch. Versuch über die
     Kunst des Heilens. Frankfurt a. M. 2006
113  Weitere Informationen über die Thure von Uexküll
     Akademie für integrierte Medizin, siehe: www.int-med.de
114  Kirsch I, Deacon BJ, Huedo-Medina TB, Scoboria A,
     Moore TJ, Johnson BT: Initial severity and antidepressant
     benefits: a meta-analysis of data submitted to the Food
     and Drug Administration. PLoS Med. 2008;5:e45
115  Turner EH, Matthews AM, Linardatos E, Tell RA,
     Rosenthal R: Selective publication of antidepressant trials
     and its influence on apparent efficacy. N Engl J Med.
     2008;358:252
116  Horwitz AV, Wakefield JC: The loss of sadness. How
     psychiatry transformed normal sorrow into depressive
     disorder, Oxford 2007
117  Salmon P, Ring A, Humphris GM, Davies JC, Dowrick
     CF: Primary care consultations about medically unexplai-
     ned symptoms: how do patients indicate what they want?
     J Gen Intern Med. 2009;24:450
     Salmon P, Wissow L, Carroll J, Ring A, Humphris GM,
     Davies JC, Dowrick CF: Doctors' attachment style and
     their inclination to propose somatic interventions for
     medically unexplained symptoms. Gen Hosp Psychiatry.
     2008;30:104
     Salmon P, Humphris GM, Ring A, Davies JC, Dowrick
     CF: Primary care consultations about medically unexplai-
     ned symptoms: patient presentations and doctor respon-
     ses that influence the probability of somatic intervention.
     Psychosom Med. 2007;69:571
118  Lamberg L: »If I work hard(er), I will be loved.« Roots of
     physician stress explored. JAMA, 1999;282:13

119 Tamblyn R, Abrahamowicz M, Dauphinee D, Wenghofer
    E, Jacques A, Klass D, Smee S, Blackmore D, Winslade
    N, Girard N, Du Berger R, Bartman I, Buckeridge DL,
    Hanley JA: Physician scores on a national clinical skills
    examination as predictors of complaints to medical
    regulatory authorities. JAMA. 2007;298:993

120 McDaniel SH, Beckman HB, Morse DS, Silberman J,
    Seaburn DB, Epstein RM: Physician self-disclosure in
    primary care visits: enough about you, what about me?
    Arch Intern Med. 2007;167:132

121 Lyons M: Do classical origins of medical terms endanger
    patients? Lancet. 2008;371:1321

122 Reid S, Wessely S, Crayford T, Hotopf M: Medically
    unexplained symptoms in frequent attenders of secondary
    health care: retrospective cohort study. BMJ.
    2001;322:767

123 McCraty R, Atkinson M: The effects of emotions on
    short-term power spectrum analysis and heart rate
    variability. Am J Cardiol. 1995;76:1089

124 van Tilburg MA, Chitkara DK, Palsson OS, Turner M,
    Blois-Martin N, Ulshen M, Whitehead WE: Audiorecor-
    ded guided imagery treatment reduces functional abdomi-
    nal pain in children: a pilot study. Pediatrics. 2009;
    124:e890

125 Servan-Schreiber D: Die neue Medizin der Emotionen.
    Stress, Angst, Depression: Gesund werden ohne Medika-
    mente. München 2004

126 Stickgold R: EMDR: A putative neurobiological mecha-
    nism. Journal of Clinical Psychology. 2002;58:61
    Stickgold R, Hobson JA: Sleep, learning and dreams:
    Offline memory reprocessing. Science 2001;294:1052

127 Wilson S, Becker L: Eye movement desentization and
    reprocessing (EMDR) treatment for psychologically
    traumatized individuals. Journal of Consulting and

Clinical Psychology. 1995;63:928

Wilson S, Becker L: Fifteen-month follow up of eye
movement desentization and reprocessing (EMDR)
treatment for posttraumatic stress disorder and psychological trauma. Journal of Consulting and Clinical Psychology. 1997;65:1047

128  Fowler JH, Christakis NA: Dynamic spread of happiness
in a large social network: longitudinal analysis over 20
years in the Framingham Heart Study. BMJ.
2008;337:a2338

129  Christakis NA, Fowler JH: The spread of obesity in a
large social network over 32 years. N Engl J Med.
2007;357:370

130  Die Hinweise sind überarbeitete und ergänzte Empfehlungen aus meinem Buch: Bartens W: Sprechstunde.
Woran die Medizin krankt – Was Patienten wollen – Wie
man einen guten Arzt erkennt. München 2008

# Literatur

Im Folgenden sind die Fachartikel und Bücher in alphabetischer Reihenfolge angegeben, aus denen ich zitiert habe – und einige hilfreiche Literaturhinweise mehr. Die große Mehrzahl aller hochwertigen medizinischen Untersuchungen wird in englischsprachigen Zeitschriften veröffentlicht, viele davon sind mittlerweile frei zugänglich. Zu finden sind diese Texte auf verschiedene Weise. Besonders ergiebig ist die National Library of Medicine der USA, die allein mehr als 19 Millionen medizinische Fachartikel bereithält. Von den meisten ist eine kurze Zusammenfassung kostenlos online erhältlich, bei etlichen kann sogar der gesamte Artikel unentgeltlich heruntergeladen werden. Die Abkürzung der Literaturhinweise folgt international üblichen Standards. Die Angabe »Müller M, Meier M, Schmidt S: Where it hurts. N Engl J Med. 2007;357:970« bedeutet beispielsweise, dass ein (fiktiver) Artikel von Müller, Meier und Schmidt in der weltweit wohl angesehensten Fachzeitschrift für Ärzte erschienen ist, dem New England Journal of Medicine. Er findet sich dort im Jahr 2007, im Band 357 der Zeitschrift und beginnt auf Seite 970.

Allen K, Blascovich J, Mendes WB: Cardiovascular reactivity and the presence of pets, friends, and spouses: the truth about cats and dogs. Psychosom Med. 2002;64:727

Allison PJ, Guichard C, Fung K, Gilain L. Dispositional optimism predicts survival status 1 year after diagnosis in head and neck cancer patients. J Clin Oncol. 2003;21:543

Als H, Lawhon G, Duffy FH, McAnulty GB, Gibes-Grossman R, Blickman JG: Individualized developmental care for the very low-birth-weight preterm infant. Medical and neurofunctional effects. JAMA. 1994;272:853

Antonawich FJ, Melton CS, Wu P, Davis JN: Nesting and shredding behavior as an indicator of hippocampal ischemic damage. Brain Res 1997;764:249

Appels A, Mulder P: Fatigue and heart disease. The association between ›vital exhaustion‹ and past, present and future coronary heart disease. J Psychosom Res. 1989;33:727

Appels A, Mulder P: Excess fatigue as a precursor of myocardial infarction. Eur Heart J. 1988;9:75

Assefi SL, Garry M: Absolut memory distortions: alcohol placebos influence the misinformation effect. Psychol Sci. 2003;14:77

Baker B, Szalai JP, Paquette M, Tobe S: Marital support, spousal contact and the course of mild hypertension. J Psychosom Res. 2003;55:229

Barefoot JC, Larsen S, von der Lieth L, Schroll M: Hostility, incidence of acute myocardial infarction, and mortality in a sample of older Danish men and women. Am J Epidemiol. 1995;142:477

Bartels A, Zeki S: The neural correlates of maternal and romantic love. Neuroimage. 2004;21:1155

Bartels A, Zeki S: The neural basis of romantic love. Neuroreport. 2000;11:3829

Bartens W: Sprechstunde. Woran die Medizin krankt – Was Patienten wollen – Wie man einen guten Arzt erkennt. München 2008

Belz EE, Kennell JS, Czambel RK, Rubin RT, Rhodes ME: Environmental enrichment lowers stress-responsive hormones in singly housed male and female rats. Pharmacol Biochem Behav 2003;76:481

Benedetti F, Amanzio M, Vighetti S, Asteggiano G: The biochemical and neuroendocrine bases of the hyperalgesic nocebo effect. J Neurosci. 2006;26:12014

Benedetti F, Pollo A, Colloca L: Opioid-mediated placebo responses boost pain endurance and physical performance: is it doping in sport competitions? J Neurosci. 2007;27: 11934

Blanchflower DG, Oswald AJ: Is well-being U-shaped over the life cycle? Soc Sci Med. 2008;66:1733

Bond TL, Neumann PE, Mathieson WB, Brown RE: Nest building in nulligravid, primigravid and primiparous C57BL/6J and DBA/2J mice (Mus musculus). Physiol Behav 2002;75:551

Bröckling U: Das unternehmerische Selbst. Soziologie einer Subjektivierungsform. Frankfurt 2007

Buske-Kirschbaum A, Geiben A, Wermke C, Pirke KM, Hellhammer D: Preliminary evidence for Herpes labialis recurrence following experimentally induced disgust. Psychother Psychosom. 2001;70:86

Buske-Kirschbaum A, Kern S, Ebrecht M, Hellhammer DH: Altered distribution of leukocyte subsets and cytokine production in response to acute psychosocial stress in patients with psoriasis vulgaris. Brain Behav Immun. 2007;21:92

Carragee EJ: Clinical practice. Persistent low back pain. N Engl J Med. 2005;352:1891

Carragee EJ, Alamin TF, Miller JL, Carragee JM: Discographic, MRI and psychosocial determinants of low back pain disability and remission: a prospective study in subjects with benign persistent back pain. Spine 2005;5:24

Carragee EJ, Barcohana B, Alamin T, van den Haak E: Prospective controlled study of the development of lower back pain in previously asymptomatic subjects undergoing experimental discography. Spine 2004;29:1112

Champagne FA, Meaney MJ: Transgenerational effects of social environment on variations in maternal care and behavioral response to novelty. Behav Neurosci 2007;121:1353

Champagne FA, Meaney MJ: Stress during gestation alters postpartum maternal care and the development of the offspring in a rodent model. Biol Psychiatry. 2006;59:1227

Chandola T, Britton A, Brunner E, Hemingway H, Malik M, Kumari M, Badrick E, Kivimaki M, Marmot M: Work stress and coronary heart disease: what are the mechanisms? Eur Heart J. 2008;29:640

Cherkin DC, Sherman KJ, Avins AL, Erro JH, Ichikawa L, Barlow WE, Delaney K, Hawkes R, Hamilton L, Pressman A, Khalsa PS, Deyo RA: A randomized trial comparing acupuncture, simulated acupuncture, and usual care for chronic low back pain. Arch Intern Med. 2009;169:858

Christakis NA, Fowler JH: The spread of obesity in a large social network over 32 years. N Engl J Med. 2007;357:370

Chugani HT, Behen ME, Muzik O, Juhász C, Nagy F, Chugani DC: Local brain functional activity following early deprivation: a study of postinstitutionalized Romanian orphans. Neuroimage. 2001;14:1290

Cornwell EY, Waite LJ: Social disconnectedness, perceived isolation, and health among older adults. J Health Soc Behav. 2009;50:31

Cox JJ, Reimann F, Nicholas AK, Thornton G, Roberts E, Springell K, Karbani G, Jafri H, Mannan J, Raashid Y, Al-Gazali L, Hamamy H, Valente EM, Gorman S, Williams R, McHale DP, Wood JN, Gribble FM, Woods CG: An SCN9A channelopathy causes congenital inability to experience pain. Nature. 2006;444:894

Coyne JC, Pajak TF, Harris J, Konski A, Movsas B, Ang K, Watkins Bruner D; Radiation Therapy Oncology Group: Emotional well-being does not predict survival in head and neck cancer patients: a Radiation Therapy Oncology Group study. Cancer. 2007;110:2568

Cui SS, Bowen RC, Gu GB, Hannesson DK, Yu PH: Prevention of cannabinoid withdrawal syndrome by lithium: involvement of oxytocinergic neuronal activation. J Neurosci 2001;21:9867

Davidson KW, Rieckmann N, Lespérance F: Psychological theories of depression: potential application for the prevention of acute coronary syndrome recurrence. Psychosom Med. 2004;66:165

Deacon RM: Assessing nest building in mice. Nat Protoc 2006;1:1117

De Kloet ER, Derijk R: Signaling pathways in brain involved in predisposition and pathogenesis of stress-related disease: genetic and kinetic factors affecting the MR/GR balance. Ann N Y Acad Sci 2004;1032:14

De Kloet ER, Oitzl MS, Schobitz B: Cytokines and the brain corticosteroid receptor balance: relevance to pathophysiology of neuroendocrine-immune communication. Psychoneuroendocrinology 1994;19:121

De Kloet ER, Vreugdenhil E, Oitzl MS, Joels M: Brain corticosteroid receptor balance in health and disease. Endocr Rev 1998;19:269

Detillion CE, Craft TK, Glasper ER, Prendergast BJ, DeVries AC: Social facilitation of wound healing. Psychoneuroendocrinology 2004;29:1004

De Vogli R, Chandola T, Marmot MG: Negative aspects of close relationships and heart disease. Arch Intern Med. 2007;167:1951

DeVries AC, Craft TK, Glasper ER, Neigh GN, Alexander JK: 2006 Curt P. Richter award winner: Social influences on stress responses and health. Psychoneuroendocrinology 2007;32:587

Diaz-Cabiale Z, Olausson H, Sohlstrom A, Agnati LF, Narvaez JA: Long-term modulation by postnatal oxytocin of the alpha 2-adrenoceptor agonist binding sites in central autonomic regions and the role of prenatal stress. J Neuroendocrinol 2004;16:183

Ditzen B, Hoppmann C, Klumb P: Positive couple interactions and daily cortisol: on the stress-protecting role of intimacy. Psychosom Med. 2008;70:883

Ditzen B, Neumann ID, Bodenmann G, von Dawans B, Turner RA, Ehlert U, Heinrichs M: Effects of different kinds of couple interaction on cortisol and heart rate responses to stress in women. Psychoneuroendocrinology. 2007;32:565

Ditzen B, Schaer M, Gabriel B, Bodenmann G, Ehlert U, Heinrichs M: Intranasal oxytocin increases positive communication and reduces cortisol levels during couple conflict. Biol Psychiatry. 2009;65:728

Donaldson ZR, Young LJ: Oxytocin, vasopressin, and the neurogenetics of sociality. Science 2008;322:900

Dorn SD, Palsson OS, Thiwan SI, Kanazawa M, Clark WC, van Tilburg MA, Drossman DA, Scarlett Y, Levy RL, Ringel Y, Crowell MD, Olden KW, Whitehead WE: Increased colonic pain sensitivity in irritable bowel syndrome is the result of an increased tendency to report pain rather than increased neurosensory sensitivity. Gut. 2007;56:1202

Dörner K: Gesundheitssystem: In der Fortschrittsfalle. Dtsch Arztebl 2002;99:A-2462

Doulalas AD, Rallidis LS, Gialernios T, Moschonas DN, Kougioulis MN, Rizos I, Tselegaridis TS, Kremastinos DT: Association of depressive symptoms with coagulation factors in young healthy individuals. Atherosclerosis 2006;186:121

Drossman DA: The functional gastrointestinal disorders and the Rome III process. Gastroenterology. 2006;130:1377

Eluvathingal TJ, Chugani HT, Behen ME, Juhász C, Muzik O, Maqbool M, Chugani DC, Makki M: Abnormal brain connectivity in children after early severe socioemotional deprivation: a diffusion tensor imaging study. Pediatrics. 2006;117:2093

Eskandari F, Martinez PE, Torvik S, Phillips TM, Sternberg EM, Mistry S, Ronsaville D, Wesley R, Toomey C, Sebring NG, Reynolds JC, Blackman MR, Calis KA, Gold PW, Cizza G; Premenopausal, Osteoporosis Women, Alendronate, Depression (POWER) Study Group: Low bone mass in premenopausal women with depression. Arch Intern Med. 2007;167:2329

Fowler JH, Christakis NA: Dynamic spread of happiness in a

large social network: longitudinal analysis over 20 years in the Framingham Heart Study. BMJ. 2008;337:a2338

Friedmann E, Thomas SA: Pet ownership, social support, and one-year survival after acute myocardial infarction in the Cardiac Arrhythmia Suppression Trial (CAST). Am J Cardiol. 1995;76:1213

Gallitano-Mendel A, Izumi Y, Tokuda K, Zorumski CF, Howell MP, Muglia LJ, Wozniak DF, Milbrandt J: The immediate early gene early growth response gene 3 mediates adaptation to stress and novelty. Neuroscience 2007;148:633

Gallus S, Tavani A, La Vecchia C: Pizza and risk of acute myocardial infarction. Eur J Clin Nutr. 2004;58:1543

Geiser F, Meier C, Wegener I, Imbierowicz K, Conrad R, Liedtke R, Oldenburg J, Harbrecht U: Association between anxiety and factors of coagulation and fibrinolysis. Psychother Psychosom. 2008;77:377

Giltay EJ, Geleijnse JM, Zitman FG, Hoekstra T, Schouten EG: Dispositional optimism and all-cause and cardiovascular mortality in a prospective cohort of elderly Dutch men and women. Arch Gen Psychiatry. 2004;61:1126

Glaser R, Kiecolt-Glaser JK, Marucha PT, MacCallum RC, Laskowski BF, Malarkey WB: Stress-related changes in proinflammatory cytokine production in wounds. Arch Gen Psychiatry 1999;56:450

Glasper ER, Devries AC: Social structure influences effects of pair-housing on wound healing. Brain Behav Immun 2005;19:61

Gouin JP, Kiecolt-Glaser JK, Malarkey WB, Glaser R: The influence of anger expression on wound healing. Brain Behav Immun. 2008;22:699

Gould SJ: Illusion Fortschritt. Die vielfältigen Wege der Evolution. Frankfurt a. M. 1998

Guzowski JF, McNaughton BL, Barnes CA, Worley PF: Environment-specific expression of the immediate-early gene

Arc in hippocampal neuronal ensembles. Nat Neurosci 1999;2:1120

Haake M, Müller HH, Schade-Brittinger C, Basler HD, Schäfer H, Maier C, Endres HG, Trampisch HJ, Molsberger A: German Acupuncture Trials (GERAC) for chronic low back pain: randomized, multicenter, blinded, parallel-group trial with 3 groups. Arch Intern Med. 2007;167:1892

Henningsen P, Zimmermann T, Sattel H: Medically Unexplained Physical Symptoms, Anxiety, and Depression: A Meta-Analytic Review. Psychosom Med 2003;65:528

Henningsen P, Zipfel S, Herzog W: Management of functional somatic syndromes. Lancet. 2007;369:946

Hill LE, Nunn AJ, Fox W: Matching quality of agents employed in »double-blind« controlled clinical trials. Lancet. 1976;1(7955):352

Holst S, Uvnas-Moberg K, Petersson M: Postnatal oxytocin treatment and postnatal stroking of rats reduce blood pressure in adulthood. Auton Neurosci 2002;99:85

Hontschik B: Körper, Seele, Mensch. Versuch über die Kunst des Heilens. Frankfurt a. M. 2006

Hontschik B: Herzenssachen. So schön kann Medizin sein. Frankfurt a. M. 2009

Horwitz AV, Wakefield JC: The loss of sadness. How psychiatry transformed normal sorrow into depressive disorder, Oxford 2007

Hughes ME, Waite LJ: Health in household context: living arrangements and health in late middle age. J Health Soc Behav. 2002;43:1

Imbierowicz K, Egle UT: Childhood adversities in patients with fibromyalgia and somatoform pain disorder. Eur J Pain. 2003;7:113

Iseri SO, Gedik IE, Erzik C, Uslu B, Arbak S: Oxytocin ameliorates skin damage and oxidant gastric injury in rats with thermal trauma. Burns 2008;34:361

Israel S, Lerer E, Shalev I, Uzefovsky F, Riebold M, Laiba E, Bachner-Melman R, Maril A, Bornstein G, Knafo A, Ebstein RP: The oxytocin receptor (OXTR) contributes to prosocial fund allocations in the dictator game and the social value orientations task. PLoS One. 2009;4:e5535

Jacobs KW, Nordan FM: Classification of placebo drugs: effect of color. Percept Mot Skills. 1979;49:367

Jacobson L, Sapolsky R: The role of the hippocampus in feedback regulation of the hypothalamic-pituitary-adrenocortical axis. Endocr Rev 1991;12:118

Jones TF, Craig AS, Hoy D, Gunter EW, Ashley DL, Barr DB, Brock JW, Schaffner W: Mass psychogenic illness attributed to toxic exposure at a high school. N Engl J Med. 2000;342:96

Kaptchuk TJ, Kelley JM, Conboy LA, Davis RB, Kerr CE, Jacobson EE, Kirsch I, Schyner RN, Nam BH, Nguyen LT, Park M, Rivers AL, McManus C, Kokkotou E, Drossman DA, Goldman P, Lembo AJ: Components of placebo effect: randomised controlled trial in patients with irritable bowel syndrome. BMJ. 2008;336:999

Katz LF, Gottman JM: Buffering children from marital conflict and dissolution. J Clin Child Psychol. 1997;26:157

Kenn K, Hess MM: Vocal cord dysfunction: an important differential diagnosis of bronchial asthma. Dtsch Arztebl Int. 2008;105:699

Kiecolt-Glaser JK, Dura JR, Speicher CE, Trask OJ, Glaser R: Spousal caregivers of dementia victims: longitudinal changes in immunity and health. Psychosom Med 1991;53:345

Kiecolt-Glaser JK, Loving TJ, Stowell JR, Malarkey WB, Lemeshow S: Hostile marital interactions, proinflammatory cytokine production, and wound healing. Arch Gen Psychiatry 2005;62:1377

Kirkley A, Birmingham TB, Litchfield RB, Giffin JR, Willits KR, Wong CJ, Feagan BG, Donner A, Griffin SH, D'Ascanio LM,

Pope JE, Fowler PJ: A randomized trial of arthroscopic surgery for osteoarthritis of the knee. N Engl J Med. 2008;359:1097

Kirsch I, Deacon BJ, Huedo-Medina TB, Scoboria A, Moore TJ, Johnson BT: Initial severity and antidepressant benefits: a meta-analysis of data submitted to the Food and Drug Administration. PLoS Med. 2008;5:e45

Kodama A, Horikawa T, Suzuki T, Ajiki W, Takashima T, Harada S, Ichihashi M: Effect of stress on atopic dermatitis: investigation in patients after the great hanshin earthquake. J Allergy Clin Immunol. 1999;104:173

Kovacs GL, Sarnyai Z, Szabo G: Oxytocin and addiction: a review. Psychoneuroendocrinology 1998;23:945

Koyama T, McHaffie JG, Laurienti PJ, Coghill RC: The subjective experience of pain: where expectations become reality. Proc Natl Acad Sci U S A. 2005;102:12950

Ladwig KH, Marten-Mittag B, Deisenhofer I, Hofmann B, Schapperer J, Weyerbrock S, Erazo N, Schmitt C: Psychophysiological correlates of peritraumatic dissociative responses in survivors of life-threatening cardiac events. Psychopathology. 2002;35:241

Ladwig KH, Marten-Mittag B, Löwel H, Döring A, Koenig W: C-reactive protein, depressed mood, and the prediction of coronary heart disease in initially healthy men: results from the MONICA-KORA Augsburg Cohort Study 1984-1998. Eur Heart J. 2005;26:2537

Lahmann C, Loew T, Tritt K, Nickel M: Efficacy of functional relaxation and patient education in the treatment of somatoform heart disorders: A randomized, controlled clinical investigation. Psychosomatics 2008;49:378

Lahmann C, Nickel M, Schuster T, Sauer N, Ronel J, Noll-Hussong M, Tritt K, Nowak D, Röhricht F, Loew T: Functional relaxation and guided imagery as complementary therapy in asthma: A randomized, controlled clinical trial. Psychotherapy and Psychosomatics 2009;78:233

Lamberg L: »If I work hard(er), I will be loved.« Roots of physician stress explored. JAMA 1999;282:13

Lapiz MD, Fulford A, Muchimapura S, Mason R, Parker T: Influence of postweaning social isolation in the rat on brain development, conditioned behavior, and neurotransmission. Neurosci Behav Physiol 2003;33:13

Levenson RW, Carstensen LL, Gottman JM: Long-term marriage: age, gender, and satisfaction. Psychol Aging 1993;8: 301

Levine JB, Leeder AD, Parekkadan B, Berdichevsky Y, Rauch SL: Isolation rearing impairs wound healing and is associated with increased locomotion and decreased immediate early gene expression in the medial prefrontal cortex of juvenile rats. Neuroscience 2008;151:589

Levine JB, Youngs RM, MacDonald ML, Chu M, Leeder AD: Isolation rearing and hyperlocomotion are associated with reduced immediate early gene expression levels in the medial prefrontal cortex. Neuroscience 2007;145:42

Levy RL, Olden KW, Naliboff BD, Bradley LA, Francisconi C, Drossman DA, Creed F: Psychosocial aspects of the functional gastrointestinal disorders. Gastroenterology 2006;130: 1447

Li X, Morrow D, Witkin JM: Decreases in nestlet shredding of mice by serotonin uptake inhibitors: comparison with marble burying. Life Sci 2006;78:1933

Linde K, Witt CM, Streng A, Weidenhammer W, Wagenpfeil S, Brinkhaus B, Willich SN, Melchart D: The impact of patient expectations on outcomes in four randomized controlled trials of acupuncture in patients with chronic pain. Pain. 2007;128:264

Liu D, Diorio J, Tannenbaum B, Caldji C, Francis D: Maternal care, hippocampal glucocorticoid receptors, and hypothalamic-pituitary-adrenal responses to stress. Science 1997;277: 1659

Lown B: Die verlorene Kunst des Heilens. Anstiftung zum Umdenken. Stuttgart 2002

Lucchelli PE, Cattaneo AD, Zattoni J: Effect of capsule colour and order of administration of hypnotic treatments. Eur J Clin Pharmacol. 1978;13:153

Lyons M: Do classical origins of medical terms endanger patients? Lancet. 2008;371:1321

Lyons KS, Stewart BJ, Archbold PG, Carter JH: Optimism, pessimism, mutuality, and gender: predicting 10-year role strain in Parkinson's disease spouses. Gerontologist. 2009;49:378

Marshall BJ, Goodwin CS, Warren JR, Murray R, Blincow ED, Blackbourn SJ, Phillips M, Waters TE, Sanderson CR: Prospective double-blind trial of duodenal ulcer relapse after eradication of Campylobacter pylori. Lancet. 1988;2(8626): 1437

Marucha PT, Kiecolt-Glaser JK, Favagehi M: Mucosal wound healing is impaired by examination stress. Psychosom Med 1998;60:362

Matsunaga M, Sato S, Isowa T, Tsuboi H, Konagaya T, Kaneko H, Ohira H: Profiling of serum proteins influenced by warm partner contact in healthy couples. Neuro Endocrinol Lett. 2009;30:2

Matthews KA, Owens JF, Kuller LH, Sutton-Tyrrell K, Jansen-McWilliams L. Are hostility and anxiety associated with carotid atherosclerosis in healthy postmenopausal women? Psychosom Med. 1998;60:633

Matthews KA, Raikkonen K, Sutton-Tyrrell K, Kuller LH. Optimistic attitudes protect against progression of carotid atherosclerosis in healthy middle-aged women. Psychosom Med. 2004;66:640

McCraty R, Atkinson M: The effects of emotions on short-term power spectrum analysis and heart rate variability. Am J Cardiol. 1995;76:1089

McDaniel SH, Beckman HB, Morse DS, Silberman J, Seaburn

DB, Epstein RM: Physician self-disclosure in primary care visits: enough about you, what about me? Arch Intern Med. 2007;167:132

McGowan PO, Sasaki A, D'Alessio AC, Dymov S, Labonté B, Szyf M, Turecki G, Meaney MJ: Epigenetic regulation of the glucocorticoid receptor in human brain associates with childhood abuse. Nat Neurosci. 2009;12:342

Meador CK: Hex death: voodoo magic or persuasion? South Med J. 1992;85:244

Meaney MJ, Diorio J, Francis D, Weaver S, Yau J, Chapman K, Seckl JR: Postnatal handling increases the expression of cAMP-inducible transcription factors in the rat hippocampus: the effects of thyroid hormones and serotonin. J Neurosci 2000;20:3926

Medalie JH, Goldbourt U: Angina pectoris among 10,000 men. II. Psychosocial and other risk factors as evidenced by a multivariate analysis of a five year incidence study. Am J Med. 1976;60:910

Medalie JH, Stange KC, Zyzanski SJ, Goldbourt U: The importance of biopsychosocial factors in the development of duodenal ulcer in a cohort of middle-aged men. Am J Epidemiol. 1992;136:1280

Menard JL, Champagne DL, Meaney MJ: Variations of maternal care differentially influence ›fear‹ reactivity and regional patterns of cFos immunoreactivity in response to the shock-probe burying test. Neuroscience. 2004;129:297

Mercado AM, Quan N, Padgett DA, Sheridan JF, Marucha PT: Restraint stress alters the expression of interleukin-1 and keratinocyte growth factor at the wound site: an in situ hybridization study. J Neuroimmunol 2002;129:74

Mercado AM, Padgett DA, Sheridan JF, Marucha PT: Altered kinetics of IL-1 alpha, IL-1 beta, and KGF-1 gene expression in early wounds of restrained mice. Brain Behav Immun 2002;16:150

Moriceau S, Sullivan RM: Neurobiology of infant attachment. Dev Psychobiol 2005;47:230

Morone NE, Lynch CS, Greco CM, Tindle HA, Weiner DK: »I felt like a new person.« the effects of mindfulness meditation on older adults with chronic pain: qualitative narrative analysis of diary entries. J Pain. 2008;9:841

Morriss R, Gask L, Dowrick C, Dunn G, Peters S, Ring A, Davies J, Salmon P: Randomized trial of reattribution on psychosocial talk between doctors and patients with medically unexplained symptoms. Psychol Med. 2009;2:1

Moseley JB, O'Malley K, Petersen NJ, Menke TJ, Brody BA, Kuykendall DH, Hollingsworth JC, Ashton CM, Wray NP: A controlled trial of arthroscopic surgery for osteoarthritis of the knee. N Engl J Med. 2002;347:81

Moussavi S, Chatterji S, Verdes E, Tandon A, Patel V, Ustun B: Depression, chronic diseases, and decrements in health: results from the World Health Surveys. Lancet. 2007;370: 851

Müller-Nordhorn J, Binting S, Roll S, Willich SN: An update on regional variation in cardiovascular mortality within Europe. Eur Heart J. 2008;29:1316

Nemery B, Fischler B, Boogaerts M, Lison D: Dioxins, Coca-Cola, and mass sociogenic illness in Belgium. Lancet 1999;354:77

Nemery B, Fischler B, Boogaerts M, Lison D, Willems J: The Coca-Cola incident in Belgium, June 1999. Food Chem Toxicol. 2002;40:1657

Newcomer JW, Hennekens CH: Severe mental illness and risk of cardiovascular disease. JAMA. 2007;298:1794

Nickel R, Egle UT, Hardt J: Are childhood adversities relevant in patients with chronic low back pain? European Journal of Pain 2002;6:221

Orth UR, Kahle LR: Intrapersonal variation in consumer susceptibility to normative influence: toward a better understanding of brand choice decisions. J Soc Psychol. 2008;148:423

Pacheco-López G, Engler H, Niemi MB, Schedlowski M: Expectations and associations that heal: Immunomodulatory placebo effects and its neurobiology. Brain Behav Immun. 2006;20:430

Padgett DA, Marucha PT, Sheridan JF: Restraint stress slows cutaneous wound healing in mice. Brain Behav Immun 1998;12:64

Patel SM, Stason WB, Legedza A, Ock SM, Kaptchuk TJ, Conboy L, Canenguez K, Park JK, Kelly E, Jacobson E, Kerr CE, Lembo AJ: The placebo effect in irritable bowel syndrome trials: a meta-analysis. Neurogastroenterol Motil. 2005;17: 332

Pedersen CA: Biological aspects of social bonding and the roots of human violence. Ann N Y Acad Sci. 2004;1036:106

Petersson M, Eklund M, Uvnas-Moberg K: Oxytocin decreases corticosterone and nociception and increases motor activity in OVX rats. Maturitas 2005;51:426

Petersson M, Hulting AL, Uvnas-Moberg K: Oxytocin causes a sustained decrease in plasma levels of corticosterone in rats. Neurosci Lett 1999;264:41

Petersson M, Uvnas-Moberg K: Systemic oxytocin treatment modulates glucocorticoid and mineralocorticoid receptor mRNA in the rat hippocampus. Neurosci Lett 2003;343:97

Petrak F, Hardt J, Kappis B, Nickel R, Egle UT: Determinants of health-related quality of life in patients with persistent somatoform pain disorder. European Journal of Pain 2003; 7:463

Phillips ML, Gregory LJ, Cullen S, Coen S, Ng V, Andrew C, Giampietro V, Bullmore E, Zelaya F, Amaro E, Thompson DG, Hobson AR, Williams SC, Brammer M, Aziz Q: The effect of negative emotional context on neural and behavioural responses to oesophageal stimulation. Brain. 2003;126:669

Plassmann H, O'Doherty J, Shiv B, Rangel A: Marketing actions can modulate neural representations of experienced pleasantness. Proc Natl Acad Sci U S A. 2008;105:1050

Pollo A, Carlino E, Benedetti F: The top-down influence of ergogenic placebos on muscle work and fatigue. Eur J Neurosci. 2008;28:379

Quirk GJ, Garcia R, Gonzalez-Lima F: Prefrontal mechanisms in extinction of conditioned fear. Biol Psychiatry 2006;60: 337

Rauch SL, Shin LM, Phelps EA: Neurocircuitry models of posttraumatic stress disorder and extinction: human neuroimaging research – past, present, and future. Biol Psychiatry 2006;60:376

Regnante RA, Zuzek RW, Weinsier SB, Latif SR, Linsky RA, Ahmed HN, Sadiq I: Clinical characteristics and four-year outcomes of patients in the Rhode Island Takotsubo Cardiomyopathy Registry. Am J Cardiol. 2009;103:1015

Reid S, Wessely S, Crayford T, Hotopf M: Medically unexplained symptoms in frequent attenders of secondary health care: retrospective cohort study. BMJ. 2001;322:767

Reynolds P, Boyd PT, Blacklow RS, Jackson JS, Greenberg RS, Austin DF, Chen VW, Edwards BK: The relationship between social ties and survival among black and white breast cancer patients. National Cancer Institute Black/White Cancer Survival Study Group. Cancer Epidemiol Biomarkers Prev. 1994;3:253

Ring RH, Malberg JE, Potestio L, Ping J, Boikess S, Luo B, Schechter LE, Rizzo S, Rahman Z, Rosenzweig-Lipson S: Anxiolytic-like activity of oxytocin in male mice: behavioral and autonomic evidence, therapeutic implications. Psychopharmacology (Berl) 2006;185:218

Rodin J, Langer EJ: Long-term effects of a control-relevant intervention with the institutionalized aged. J Pers Soc Psychol. 1977;35:897

Rosengren A, Hawken S, Ounpuu S, Sliwa K, Zubaid M, Almahmeed WA, Blackett KN, Sitthi-Amorn C, Sato H, Yusuf S; INTERHEART investigators: Association of psychosocial risk factors with risk of acute myocardial infarction in 11119 cases and 13648 controls from 52 countries (the INTERHEART study): case-control study. Lancet. 2004;364: 953

Rozanski A, Blumenthal JA, Kaplan J: Impact of psychological factors on the pathogenesis of cardiovascular disease and implications for therapy. Circulation 1999;99:2192

Saint- Exupéry, A de: Wind, Sand und Sterne. Düsseldorf 1999

Salmon P, Humphris GM, Ring A, Davies JC, Dowrick CF: Primary care consultations about medically unexplained symptoms: patient presentations and doctor responses that influence the probability of somatic intervention. Psychosom Med. 2007;69:571

Salmon P, Ring A, Humphris GM, Davies JC, Dowrick CF: Primary care consultations about medically unexplained symptoms: how do patients indicate what they want? J Gen Intern Med. 2009;24:450

Salmon P, Wissow L, Carroll J, Ring A, Humphris GM, Davies JC, Dowrick CF: Doctors' attachment style and their inclination to propose somatic interventions for medically unexplained symptoms. Gen Hosp Psychiatry. 2008;30:104

Scheier MF, Matthews KA, Owens JF, Schulz R, Bridges MW, Magovern GJ, Carver CS: Optimism and rehospitalization after coronary artery bypass graft surgery. Arch Intern Med. 1999;159:829

Schivelbusch W: Geschichte der Eisenbahnreise. Zur Industrialisierung von Raum und Zeit im 19. Jahrhundert. Frankfurt am Main 1977

Schmid-Ott G, Jaeger B, Boehm T, Langer K, Stephan M, Raap U, Werfel T: Immunological effects of stress in psoriasis. Br J Dermatol. 2009;160:782

Selye H: Confusion and controversy in the stress field. J Human Stress. 1975;1:37

Selye H: Stress and distress. Compr Ther. 1975;1:9

Servan-Schreiber D: Die neue Medizin der Emotionen. Stress, Angst, Depression: Gesund werden ohne Medikamente. München 2004

Shenassa ED, Daskalakis C, Liebhaber A, Braubach M, Brown M: Dampness and mold in the home and depression: an examination of mold-related illness and perceived control of one's home as possible depression pathways. Am J Public Health. 2007;97:1893

Shirtcliff EA, Coe CL, Pollak SD: Early childhood stress is associated with elevated antibody levels to herpes simplex virus type 1. Proc Natl Acad Sci. 2009;106:2963

Siegel JM: Stressful life events and use of physician services among the elderly: the moderating role of pet ownership. J Pers Soc Psychol. 1990;58:1081

Simpson J: Sturz ins Leere. Ein Überlebenskampf in den Anden. München 1994/2007

Spangler L, Scholes D, Brunner RL, Robbins J, Reed SD, Newton KM, Melville JL, Lacroix AZ: Depressive symptoms, bone loss, and fractures in postmenopausal women. J Gen Intern Med. 2008;23:567

Stickgold R: EMDR: A putative neurobiological mechanism. Journal of Clinical Psychology. 2002;58:61

Stickgold R, Hobson JA: Sleep, learning and dreams: Offline memory reprocessing. Science 2001;294:1052

Streeck U: Die generalisierte Heiterkeitsstörung – Diagnose, Differentialdiagnose, Therapie. Forum der Psychoanalyse, 2000;16:116

Strike PC, Kesson M, Brydon L, Edwards S, McEwan JR, Steptoe A: Exaggerated platelet and hemodynamic reactivity to mental stress in men with coronary artery disease. Psychosom Med 2004;66:492

Surtees PG, Wainwright NW, Luben RN, Wareham NJ, Bing-ham SA, Khaw KT: Depression and ischemic heart disease mortality: evidence from the EPIC-Norfolk United Kingdom prospective cohort study. Am J Psychiatry. 2008; 165:515

Tamblyn R, Abrahamowicz M, Dauphinee D, Wenghofer E, Jacques A, Klass D, Smee S, Blackmore D, Winslade N, Girard N, Du Berger R, Bartman I, Buckeridge DL, Hanley JA: Physician scores on a national clinical skills examination as predictors of complaints to medical regulatory authorities. JAMA. 2007;298:993

Tarrier N, Gregg L, Edwards J, Dunn K: The influence of pre-existing psychiatric illness on recovery in burn injury patients: the impact of psychosis and depression. Burns 2005;31:45

van Tilburg MA, Chitkara DK, Palsson OS, Turner M, Blois-Martin N, Ulshen M, Whitehead WE: Audiorecorded guided imagery treatment reduces functional abdominal pain in children: a pilot study. Pediatrics. 2009; 124:e890

Tindle HA, Chang YF, Kuller LH, Manson JE, Robinson JG, Rosal MC, Siegle GJ, Matthews KA: Optimism, Cynical Hostility, and Incident Coronary Heart Disease and Mortality in the Women's Health Initiative. Circulation 2009;120: 656

Turner EH, Matthews AM, Linardatos E, Tell RA, Rosenthal R: Selective publication of antidepressant trials and its influence on apparent efficacy. N Engl J Med. 2008;358:252

Tyas SL, Snowdon DA, Desrosiers MF, Riley KP, Markesbery WR: Healthy ageing in the Nun Study: definition and neuropathologic correlates. Age Ageing. 2007;36:650

Uexküll T: Psychosomatische Medizin. Modelle ärztlichen Denkens und Handelns. München 2008

Vandenberghe J, Dupont P, Van Oudenhove L, Bormans G, Demyttenaere K, Fischler B, Geeraerts B, Janssens J, Tack J:

Regional cerebral blood flow during gastric balloon distention in functional dyspepsia. Gastroenterology. 2007;132: 1684

Vidi V, Rajesh V, Singh PP, Mukherjee JT, Lago RM, Venesy DM, Waxman S, Pyne CT, Piemonte TC, Gossman DE, Nesto RW: Clinical characteristics of tako-tsubo cardiomyopathy. Am J Cardiol. 2009;104:578

Volke W: Hugo von Hofmannsthal: Mit Selbstzeugnissen und Bilddokumenten. Reinbek 2000

von Känel R, Mills PJ, Fainman C, Dimsdale JE: Effects of psychological stress and psychiatric disorders on blood coagulation and fibrinolysis: a biobehavioral pathway to coronary artery disease? Psychosom Med 2001;63:531

Waber RL, Shiv B, Carmon Z, Ariely D: Commercial features of placebo and therapeutic efficacy. JAMA. 2008;299:1016

Wager TD, Scott DJ, Zubieta JK: Placebo effects on human mu-opioid activity during pain. Proc Natl Acad Sci U S A. 2007;104:11056

Wang Z, Aragona BJ: Neurochemical regulation of pair bonding in male prairie voles. Physiol Behav. 2004;83:319

Weaver SA, Diorio J, Meaney MJ: Maternal separation leads to persistent reductions in pain sensitivity in female rats. J Pain. 2007;8:962

Wessely S, Nimnuan C, Sharpe M: Functional somatic syndromes: one or many? Lancet. 1999;354:936

Williams LE, Bargh JA: Experiencing physical warmth promotes interpersonal warmth. Science 2008;322:606

Williams LJ, Pasco JA, Jacka FN, Henry MJ, Dodd S, Berk M: Depression and bone metabolism. A review. Psychother Psychosom. 2009;78:16

Wilson S, Becker L: Eye movement desentization and reprocessing (EMDR) treatment for psychologically traumatized individuals. Journal of Consulting and Clinical Psychology. 1995;63:928

Wilson S, Becker L: Fifteen-month follow up of eye movement desentization and reprocessing (EMDR) treatment for post-traumatic stress disorder and psychological trauma. Journal of Consulting and Clinical Psychology. 1997;65:1047

Yagwer NS: Emotions as a cause of rapid and sudden death. Archives of Neurology and Psychiatry, 1936;36:875

Yamaguchi S, Hale LA, D'Esposito M, Knight RT: Rapid pre-frontal-hippocampal habituation to novel events. J Neurosci 2004;24:5356

Young DC, Hade EM: Holidays, birthdays, and postponement of cancer death. JAMA. 2004;292:3012

Yusuf S, Hawken S, Ounpuu S, Dans T, Avezum A, Lanas F, McQueen M, Budaj A, Pais P, Varigos J, Lisheng L; INTER-HEART Study Investigators: Effect of potentially modifiable risk factors associated with myocardial infarction in 52 countries (the INTERHEART study): case-control study. Lancet. 2004;364:937

Zhou X, Vohs KD, Baumeister RF: The symbolic power of money: reminders of money alter social distress and physical pain. Psychol Sci. 2009;20:700

# Register

## A

Arthrose 157
Arthroskopie 91
Arzt 95 f., 217, 220–226,
232 f.
Arztbesuch 87 f., 99 f., 104 f.,
218, 225, 232 f., 237, 253 ff.
Ärztelatein 32, 34 ff., 44,
226 ff., 233
Asch, Solomon 86
Aschersleben, Gisa 115
Asthma 170–174, 179, 216
Atemnot 33, 64, 170–175
Atemtechniken 175, 240
Atemtherapie 175, 179
Atemwegsleiden 179
Äthylismus 228
Atmung 16, 52, 73, 173, 175,
182, 210 f., 241
Aufmerksamkeit 50, 64, 241
Aufmerksamkeitsdefizit und
Hyperaktivität (ADHS)
116 f., 196 ff.
Augustin, Matthias 167
Auseinandersetzung 12, 23,
54, 62 f.
Ausgrenzung 103, 129, 202
Autismus 113
Autogenes Training 241 ff.

B

Babys 51, 112, 114, 116, 127,
199
Bagatellverletzung 220

Bakterien 120, 161 f., 164
Balint, Michael 206
Balneotherapie 228
Bandscheibe 149 f., 153 ff.,
159
Bartels, Andreas 50
Bartl, Reiner 157
Bauchschmerzen 161 ff., 179,
238, 242 f.
Bausch, Joe 95
Beckman, Howard 225
Bedeutungserteilung 131
Beecher, Henry 96 f.
Befindlichkeitsstörungen 200,
213, 230
Behandlungserfolg 88, 204
Behandlungsfehler 227
Behinderung 208
Beipackzettel 29 ff.
Belastung 12, 15, 109
Belastungsstörung, posttrau-
matische 185
Belastungstest 56
Belohnungssystem 53, 66,
108
Belohnungszentrum 89
Benedetti, Fabrizio 31, 87 ff.,
92, 94 f.
Bergman, Stephen 222
Bergwühlmäuse 53
Berührung 55 ff., 112 ff., 123,
165, 236 ff.
Beschimpfungen 61
Beta2-Microglobulin 55

Gewalt 152, 217
Gewichtszunahme 239, 251
Gieler, Uwe 165, 168 f.
Glaeske, Gerd 197
Glassmann, Alexander 141
Glattechse 108
Gleichgewicht 101, 174
Gleichgültigkeit 228
Globus hystericus 174
Glück 14 f., 19 ff., 101 f.,
 249 ff.
Glücksboten 19
Glückshormon 20, 31, 44, 52,
 105, 108
Glücksnester 250
Glukokortikoide 173
Goethe, Johann Wolfgang von
 47
Gómez-Aracena, Jorge 58
Gould, Stephen Jay 79
Grenzen des Machbaren 190
Griffiths, Charmaine 46
Grippaler Infekt 49, 78, 107
Großhirnrinde 50
Grübeln 190, 199, 212
Guillaumet, Henri 81 f.
Gyrus cinguli 50

# H

Halle, Martin 189
Hals 18
Halsbeschwerden 120, 161,
 171, 174, 177, 237

Hamsterrad-Führungskräfte
 183
Händeschütteln 54
Handyattrappen 92
Harmonie 64, 249
Hartnäckigkeit 148
Hass 26, 64, 117 f.
Haustiere 49, 66
Haut 164–170
Hautkrebs 165
HDL-Cholesterin 136, 144
Heilerfolg 78, 80, 88, 100
Heilige Sieben der Psychoso-
 matik 216
Heilungsprozess 78, 217, 233
Heinen, Florian 196 ff.
Heiserkeit 49, 66
Hektik 135, 169
Helicobacter pylori 161 f.
Hennekens, Charles 141 f.
Henningsen, Peter 33, 71, 73,
 109 f., 113 f., 137, 173,
 177, 186, 191 f., 215 f.,
 219, 238
Hernandez-Reif, Maria 114
Herpes-Simplex-Viren 42,
 120 f., 179
Herschbach, Peter 178
Herz 73, 76, 135–144, 240 ff.
 –, gebrochenes 12 ff.
Herzbeschwerden 47, 60 f.,
 64, 68 ff., 74, 135, 137,
 140, 143, 183, 212, 238
Herzinfarkt 11, 18, 34 f., 40,

*Überleben mit ernsthafter,*
*eingebildeter und ganz ohne Krankheit*

Werner Bartens

# Medizin und Wahnsinn
Geschichten vom gelben Sofa

Der Arzt und Journalist Werner Bartens ist der Freund aller Patienten, sogar wenn es sich um Kollegen handelt. Bei der Süddeutschen Zeitung weiß man das und setzt sich auf sein gelbes Sofa, wenn man Beulen am Kopf oder Schlieren vor den Augen hat. Kein Krankheitsbild, keine Wahnvorstellung ist dem Autor fremd: So mancher Meniskus-Katarrh erweist sich als Morgensteifigkeit, aus einem seltenen Fall von Pest wird ein harmloser Mückenstich und der »Gemütstumor« nimmt zum Glück einen guten Verlauf.

DROEMER